造血干细胞移植
临床护理手册

主　审　颜　霞
主　编　方　云　毛　靖
副主编　解文君　朱霞明　金爱云　柴燕燕
编　委（按姓氏笔画排序）
　　　　　毛　靖（华中科技大学同济医学院护理学院）
　　　　　方　云（华中科技大学同济医学院附属协和医院）
　　　　　朱霞明（苏州大学附属第一医院）
　　　　　刘　娅（华中科技大学同济医学院附属协和医院）
　　　　　刘敏杰（华中科技大学同济医学院附属协和医院）
　　　　　张伟伟（华中科技大学同济医学院附属协和医院）
　　　　　金爱云（浙江大学医学院附属第一医院）
　　　　　柴燕燕（南方医科大学南方医院）
　　　　　高　磊（华中科技大学同济医学院附属协和医院）
　　　　　曹兰艳（华中科技大学同济医学院附属协和医院）
　　　　　程　斯（华中科技大学同济医学院附属协和医院）
　　　　　谢　辰（华中科技大学同济医学院附属协和医院）
　　　　　解文君（中国医学科学院血液病医院）

人民卫生出版社
·北京·

图书在版编目（CIP）数据

造血干细胞移植临床护理手册/方云，毛靖主编
.—北京：人民卫生出版社，2023.10
ISBN 978-7-117-35102-7

Ⅰ.①造…　Ⅱ.①方…②毛…　Ⅲ.①造血干细胞 –
干细胞移植 – 护理 – 手册　Ⅳ.①R473–62

中国国家版本馆 CIP 数据核字（2023）第 143747 号

人卫智网	www.ipmph.com	医学教育、学术、考试、健康，购书智慧智能综合服务平台
人卫官网	www.pmph.com	人卫官方资讯发布平台

造血干细胞移植临床护理手册
Zaoxue Ganxibao Yizhi Linchuang Huli Shouce

主　　编：方　云　毛　靖
出版发行：人民卫生出版社（中继线 010-59780011）
地　　址：北京市朝阳区潘家园南里 19 号
邮　　编：100021
E - mail：pmph @ pmph.com
购书热线：010-59787592　010-59787584　010-65264830
印　　刷：天津科创新彩印刷有限公司
经　　销：新华书店
开　　本：710 × 1000　1/16　印张：22　插页：1
字　　数：407 千字
版　　次：2023 年 10 月第 1 版
印　　次：2023 年 11 月第 1 次印刷
标准书号：ISBN 978-7-117-35102-7
定　　价：65.00 元

序

20世纪50年代初期,造血干细胞移植的兴起和发展,为各种血液系统恶性疾病及某些实体瘤的治疗提供了有力支持。近半个世纪来,造血干细胞移植的基础与临床研究迅猛发展,造血干细胞移植已经成为治疗多种人类疾病的一种规范化治疗手段。造血干细胞移植的核心是使干细胞在受者体内形成良好的功能进而治愈疾病,移植物抗宿主病和复发的防治、预处理方案等技术的成熟和规范,促进了规范化造血干细胞移植体系的形成,使移植的适应证更广,疗效更好,生存质量更高,加速"个性化移植时代"的到来。如何最大限度地提高移植治疗效果,促进患者早日康复、回归正常生活,是血液科医师和护士的重要任务。

护理学作为一门独立的学科在生命科学中占据重要地位,近几十年来,护理专业理论、知识、技能和内涵都得到极大丰富和空前发展。人类健康观念的转变、信息技术的高度普及、国际交流与合作的日益扩大等,为护理学专业朝着更加深入化和专业化发展提供了广阔的平台。造血干细胞移植相关医疗技术的不断更新,也对护理人员的专科知识和专业实践能力提出了新的要求。"三分治疗,七分护理",造血干细胞移植治疗与康复具有复杂性和长期性,护理质量的高低在一定程度上与患者的健康结局密切相关。因此,集结教育、临床、研究等不同领域的医学工作者的智慧,编写一本符合临床需要的造血干细胞移植临床护理手册以满足护理人员的学习和求知需求迫在眉睫。

本书以造血干细胞移植的几个主要阶段为主线,以国内外造血干细胞移植护理领域的热点为主题,内容贴合临床,又不失新颖。纵观本书,其特色之处包括多个方面。首先,主线明确,结构清晰。本书第二章介绍了造血干细胞移植病房的环境管理、规章制度和工作流程,使读者对层流病房的整体工作有了进一步了解;自第三章起,依次介绍了移植前、移植过程中和移植后,移植团队成员尤其是护理人员需要关注的各类问题,脉络清晰,符合临床思维习惯,便于不同地区移植中心的成员进行沟通和交流。其次,重点突出,内容丰富。本书对造血干细胞移植前后的一些重要护理问题,如造血干细胞移植病房的标准化管理、皮肤移植物抗宿主病的结构化护理、造血干细胞移植患者营养管理流程、移植后急性期和康复期的健康教育等,进行了总结和梳理,为临床造血干细胞移植护理专科化提供了视角。最后,编写团队阵容强大、实力雄厚。本书的主审、主编、副主编集结了国内知名的造血干细胞移植护理专家,他们具有丰富的移植管理经验和深厚的学术造诣;编者均为造血干细胞移植临床护理骨干,具有丰富的临床护理经验,使得本书具有很强的科学性、专科性和实用性。

《造血干细胞移植临床护理手册》的出版,为我国造血干细胞移植患者的护理与康复提供了丰富的信息资源。本书不仅可以作为专科护士培训的有益工具,也可以作为提升护理人员临床实践能力的得力助手,是一部具有较高学术价值的专科著作,希望能使从事造血干细胞移植的医务工作者从中受益。

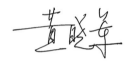

北京大学人民医院血液病研究所所长
国家血液系统疾病临床医学研究中心主任
中国医师协会血液病医师分会会长
2023 年 4 月

前言

　　白血病、淋巴瘤和多发性骨髓瘤等恶性血液疾病是危害我国人民身体健康的重大疾病,其发病率呈逐年上升趋势。造血干细胞移植是治疗多种恶性血液疾病、部分实体瘤以及自身免疫性疾病的重要方法。1968年造血干细胞移植技术成功应用于人类,成为现代医学发展的重要里程碑。此后,在全球范围内每年接受移植治疗的患者数量不断上升。

　　移植技术的不断发展使患者生存率上升、生存周期不断延长,新技术、新业务的不断发展亦对临床造血干细胞移植相关医务人员提出了更高的要求,护士作为移植医疗团队的核心成员之一,也将面临各种各样的挑战。

　　为满足临床造血干细胞移植护理与康复相关群体的需求,我们编写了本书。根据造血干细胞移植的一般流程,本书介绍了造血干细胞移植病房的标准化管理、移植前准备流程、造血干细胞的动员、处理方案及常用药物的护理、移植相关并发症的评估与护理、静脉血管通路的管理,移植患者的饮食与营养、运动锻炼、生活质量以及移植不同阶段患者的心理护理等内容。本书以临床中常见的护理问题为依托,以国内外造血干细胞移植关注的护理主题为导向,广泛检索造血干细胞移植相关循证资料,同时参考国内造血干细胞移植护理专家的意见,根据移植各个阶段的特点,通过图片、表格的形式梳理了移植护理的重点知识,尤其是临床常见的症状护理,内容力求新颖,注重实用性。希望本书能够帮助读者轻松获取移植护理相关知识,掌握移植患者整体护理的核心内容。

　　本书在编写过程中,各位编者付出了辛勤的劳动,在此表示衷心的感谢。由于时间仓促和经验不足,谬误难免,恳请各位专家、学者和护理同仁批评指正。

方云　毛靖

2023 年 4 月

目 录

第 一 章

概　述

造血干细胞移植（hematopoietic stem cell transplantation，HSCT）是指对受者进行全身照射、化学治疗和免疫抑制预处理后，将正常供体或自体的造血干细胞（hematopoietic stem cell，HSC）经静脉输注给受者，使之重建正常造血和免疫功能的治疗技术。HSCT 已经广泛应用于治疗造血功能异常、免疫功能缺陷、血液系统恶性肿瘤和急性放射病等疾病，在世界范围内均取得了良好的进展。

▶ 第一节　国际造血干细胞移植发展简史和现况

一、异基因造血干细胞移植发展简史

1. **1949—1956 年骨髓移植的起源时期**　1949 年 Jacobson 的小鼠实验证实，用铅箔屏蔽脾脏后，给予致死性剂量照射小鼠仍可存活。随后，Lorenz 等报道了输注同窝小鼠脾脏或骨髓细胞也可达到此效果。此时，涉及此效应的机制尚未明确，即骨髓的恢复是体液机制还是细胞机制。1954 年 Barnes 和 Loutit 的实验表明，脾脏和骨髓细胞输注带来的造血重建能力可能来源于活的细胞，支持了细胞假说。1956 年，Barnes 等报道了经高剂量照射后进行骨髓输注治疗小鼠白血病的效果。

2. **1956—1959 年骨髓移植的早期努力**　1957 年 Toomas 等首次尝试使用全身放射治疗（放疗）、化学治疗（化疗）和序贯骨髓移植来治疗患者。1959 年该团队又报道了采用骨髓移植治疗 2 例进展期白血病患者的经验：尽管获得了短暂的骨髓植入，但患者最终都死于疾病复发。早期的动物模型实验使骨髓移植的研究取得一些进展，但在人体上的所做的异体移植尝试几乎都失败了。而且在动物实验中发现的移植物抗宿主病（graft versus host disease，GVHD）现象，也发生在人类异基因 HSCT 受者中。

3. 1968年成功实施第一例异基因骨髓移植 1968年3例先天性免疫缺陷婴儿进行了人类白细胞抗原（human leukocyte antigen，HLA）遗传型相合同胞的骨髓移植，不仅成功植入，免疫功能得到恢复，还成长为健康成人。

4. 1973年成功实施第一例非亲缘骨髓移植 早期HSCT都采用HLA严格全相合的亲缘供者的骨髓细胞。1973年零星报道了HLA相合无关供者移植成功的案例，但因人类HLA的多态性，无关供者的来源非常有限。20世纪70年代末至80年代中期，全世界建立了很多骨髓移植中心，并创立了骨髓捐献者登记库。大型供者平台的建立和发展，促进了无关供体移植的应用。

5. 1989年首次脐血干细胞移植并获得成功 1989年首例脐血干细胞移植取得成功，多项研究证实了富含造血祖细胞的脐血也可能是异基因HSCT的良好细胞来源。尽管脐血采集数量有限，且移植后造血重建缓慢，但因其移植物随时可以使用，无须筛选供体进行配型和细胞采集，脐血干细胞移植也在临床广泛应用。迄今为止，全世界多个国家均建立了脐血登记处和脐血库，促进了脐血干细胞移植的蓬勃发展，尤其在儿童移植领域。

二、自体造血干细胞移植发展简史

1. 1959—1962年第一例自体造血干细胞移植治疗淋巴瘤 早期患者因高剂量照射和使用大剂量抗肿瘤药物后，对细胞回输的需求带来了自体HSCT的研究。1959—1962年，世界范围内首次报道了淋巴瘤患者行自体HSCT治疗的情况（大多数患者造血功能得到恢复）。

2. 1978—1995年自体造血干细胞移植时代的开端 1978年，Appelbaum等报道了行卡莫司汀、阿糖胞苷、环磷酰胺以及硫鸟嘌呤四联方案处理后，采用自体移植治疗非霍奇金淋巴瘤患者的情况：移植患者血细胞恢复迅速，部分患者获得持续缓解。另一组环磷酰胺、卡莫司汀和依托泊苷联合方案也成功应用于霍奇金淋巴瘤患者，并得以广泛使用。行常规治疗失败的淋巴瘤患者，自体移植成为挽救性治疗手段。

3. 1986年第一例外周血干细胞移植取得成功 外周血干细胞移植自1986年开始应用于自体和异体的移植，6个移植中心成功报道了自体外周血干细胞移植的情况。根据国际血液和骨髓移植研究中心（Center for International Blood and Marrow Transplantation Research，CIBMTR）数据，每年自体外周血干细胞移植的数量已超过骨髓移植（bone marrow transplantation，BMT）的数量。

三、国际造血干细胞移植中心及组织

1. 国际血液和骨髓移植研究中心 国际血液和骨髓移植研究中心（CIBMTR）于2004年由威斯康星医学院的国际骨髓移植登记处（IBMTR）与美

国国家骨髓捐献计划（NMDP）合并成立。截至2008年，该研究中心已经有来自包括52个国家的400多个移植中心在内的志愿者，共同致力于HSCT临床研究的发展。CIBMTR设立18个研究小组，其研究方向分别是：急性白血病、慢性白血病、淋巴瘤、再生障碍性贫血、先天性代谢异常性疾病、自身免疫性疾病、实体肿瘤、儿科癌症、非恶性骨髓疾病、浆细胞病、移植物来源及处理、预处理毒性和支持治疗、免疫生物学、感染和免疫重建、GVHD、移植晚期并发症及生活质量、捐献者健康和安全、医疗服务和精神心理问题。CIBMTR储存了大量移植患者的数据资料，总结了各种移植治疗经验，对全世界范围内HSCT的发展起到了积极指导和推动作用。

2. 美国血液和骨髓移植协会　美国血液和骨髓移植协会（American Society for Blood and Marrow Transplantation, ASBMT）于1993年9月7日在哥伦比亚特区正式成立，旨在推进细胞治疗和血液骨髓移植领域的教学发展和临床研究。ASBMT定期发布造血和骨髓移植用于特定疾病如非霍奇金淋巴瘤、多发性骨髓瘤以及急性淋巴细胞白血病等疾病的循证学报告，建立了血液和骨髓移植设施和专业培训的相关准则。ASBMT与国际细胞治疗协会合作，创立了细胞治疗认证委员会（Foundation for the Accreditation of Cell Therapy, FACT）。

3. 细胞治疗认证委员会　FACT于1995年成立。ASBMT提出的细胞采集临床标准，与国际细胞治疗协会（International Society for Cellular Therapy, ISCT）建立的细胞处理标准合并构成了第1版FACT标准的基础。FACT标准是关于造血干细胞采集、处理和移植的标准，不仅适用于所有来源的造血干细胞以及从任何组织分离的祖细胞，而且适用于细胞的采集、处理、储存和应用。FACT与国际脐血库组织（NetCord）合作，于2000年发布了第1版NetCord-FACT脐血采集、处理、检测、储存、筛选和发放的国际标准。FACT还与欧洲血液和骨髓移植学会（European Society for Blood and Marrow Transplantation, EBMT）、ISCT合作，成立了ISCT与EBMT联合认证委员会（the Joint Accreditation Committee for ISCT and EBMT, JACIE）。JACIE是一个非营利性组织，专门从事HSCT的评估和认证工作。JACIE采纳了FACT标准，于2006年发布了第三版联合制定的标准，即"FACT和JACIE细胞治疗产品的采集、处理和移植的国际标准"。

4. FACT-JACIE 国际标准　JACIE国际标准为HSCT及细胞治疗相关个人和机构提供基本指南信息，并且要求所有HSCT相关的临床及细胞采集、处理机构均要有详细的质量管理计划。该标准对血液和骨髓移植项目的各个方面，如HSCT相关设施、操作过程的标准以及人员要求，捐献者的评估、筛选、资格及同意，细胞产品治疗管理指南，临床研究和伦理审查委员会（Institutional Review Board, IRB）批准方案的管理等，都提出了详细的质量要求。其中，实验室标准涵盖了人员资格审查、过程控制、目录管理、器材供应、试剂和设备的认证、资质、标签标识、存储、运输和记录等各个方面的内容。

5. **欧洲血液和骨髓移植学会** 1974 年,Van Rood 和 Speck 教授组织发起建立欧洲骨髓移植协作组(European for Bone and Marrow Transplantation,EBMT)。1989 年,新的组织设立了欧洲骨髓移植组织,保留了 EBMT 的英文简称。1995 年,其组织名称被确定为"欧洲血液和骨髓移植组织",再次保留了 EBMT 的英文简称。EBMT 每年会举行年会,以促进血液和骨髓移植领域不同层面的研究人员进行数据交流和沟通,致力于促进 HSCT 相关基础和临床研究、专业人员培训、移植质量控制和移植单位资质认证等,不断提升 HSCT 效果。

6. **亚太血液和骨髓移植协会** 亚太血液和骨髓移植协会(Aisa-Pacific Blood and Marrow Transplantation,APBMT)于 1990 年在北京成立,现已包括 22 个国家和地区,目的是为亚太地区从事 HSCT 的工作者提供基础、临床研究数据分享和经验交流平台。APBMT 自 2004 年起,每年举办一次会议,交流国际及本地区 HSCT 的进展和经验,对亚太地区 HSCT 基础和临床研究的发展起到了重要的推动作用。2006 年起,APBMT 每年对协作组成员的移植病例进行登记。2009 年,APBMT 修订了协作组章程,成为世界血液和骨髓移植网络(WBMT)的创始成员之一。

7. **弗雷德·哈金森癌症研究中心** 美国西雅图的弗雷德·哈金森癌症研究中心(Fred Hutchinson Cancer Research Center)于 1956 年正式挂牌成立,是专门从事癌症及致命传染病研究的机构,也是美国及世界上最大的 HSCT 中心。世界上第 1 例骨髓移植由该中心的第 1 位诺贝尔生理学或医学奖获得者 Thomas 教授提出并付诸实践。在 HSCT 领域,该中心有许多创新性的研究成果,如非亲缘 HLA 相合 HSCT 的研究、GVHD 的分级标准以及环孢素联合甲氨蝶呤预防 GVHD 等。

▶ 第二节 国内造血干细胞移植的现状

随着 HSCT 技术的不断发展,其适用的病种从最初的急、慢性白血病拓展到以急性白血病为主,综合治疗淋巴瘤、多发性骨髓瘤(multiple myeloma,MM)、再生障碍性贫血、多种遗传性疾病、实体瘤及周围血管疾病、肝脏疾病及神经系统疾病等领域,移植的例数逐年上升。截至 2022 年 6 月,我国在中华骨髓库管理中心备案的造血干细胞移植、采集医院总计达 211 家。

一、国内造血干细胞移植发展简史

1. 1964 年"中国骨髓移植奠基人"陆道培院士完成了亚洲第 1 例、全球第

4 例 HSCT。

2. 1981 年北京大学血液病研究所成立,陆道培院士带领团队完成第 1 例异基因骨髓移植。1981—1985 年,该团队为 8 例白血病患者进行了异基因骨髓移植,其中 7 例患者实现持久性植活且无白血病复发,为中国异基因骨髓移植成功的首批病例。

3. 1995 年我国开始开展 HLA 配型不全相合的 HSCT。

4. 1999 年我国大规模开展了 HLA 配型半相合、相合移植。

5. 2004 年北京大学人民医院黄晓军教授带领团队创建首例非体外去 T 单倍型相合 HSCT 体系,被世界骨髓移植协会命名为"北京方案"。这一方案使骨髓移植的供者范围从直系血亲扩大到叔表亲属,解决了供者来源匮乏这一世界性难题。如今,"北京方案"已经覆盖中国 95%、全球 50% 以上半相合移植病例,成为目前全球治疗白血病的主流方案,造福全世界的血液病患者。

二、国内造血干细胞移植的现状

1. **中国骨髓移植登记组**(Chinese Blood and Marrow Transplantation Regist,CBMTR) CBMTR 于 1984 年由中华医学会血液学分会干细胞应用学组组长陆道培教授牵头成立。2007 年中华医学会血液学分会造血干细胞移植学组组长黄晓军重新启动了移植登记工作,至今已经连续登记 10 余年,移植参加登记的单位超过 100 家,移植例数和疾病类型也不断增加。基于大数据、HSCT 相关证据资料和专家意见,中华医学会血液学分会干细胞应用学组制订了具有中国特色的 HSCT 专家共识,包括《中国异基因造血干细胞移植治疗血液系统疾病专家共识(Ⅰ)——适应证、预处理文案及供者选择(2014 版)》《中国异基因造血干细胞移植治疗血液系统疾病专家共识(Ⅱ)——移植后血液病复发(2016 版)》《中国异基因造血干细胞移植治疗血液系统疾病专家共识(Ⅲ)——急性移植物抗宿主病(2020 版)》,对 HSCT 适应证、供者选择、预处理、移植后复发的管理以及急性 GVHD 的管理进行了规范,为我国移植技术的进一步发展提供了指导性意见,也为各移植中心之间的沟通交流奠定了良好基础。

2. **中国造血干细胞捐献者资料库**(China Marrow Donor Program,CMDP) 又称"中华骨髓库",2001 年在政府有关部门支持下,中国红十字会重新启动了建设资料库的工作。2001 年 12 月,中央机构编制委员会办公室批准成立中国造血干细胞捐献者资料库管理中心,统一管理和规范开展志愿捐献者的宣传、组织、动员等工作。CMDP 是为患者检索配型相合的捐献者并提供移植相关服务的公益性数据库,截至 2021 年 6 月底,其库容已达 2 956 216 人份,累计捐献干细胞 11 583 例,70%~80% 的查询者初配成功。

3. **公共脐血库** 脐血是指新生婴儿脐带在被结扎后存留在脐带和胎盘中的血液,所含造血干细胞可以重建人体造血系统和免疫系统,主要用于儿童HSCT,近年来随着脐血扩增及双份脐血移植(cord blood transplantation,CBT)的开展,CBT也应用于成人的恶性及非恶性血液病的治疗。目前,我国主要有包括北京、上海、广州、天津、四川、广东、山东等地的7家公共脐血库。

▶ 第三节 干细胞移植的生物学基础

一、造血干细胞来源

HSC是存在于造血组织中的多能干细胞,是各种血液细胞与免疫细胞的起始细胞。HSC具有以自我复制方式增生,在一定条件下向特定方向分化的特点,是目前能安全有效地用于临床移植治疗的成体干细胞。最初的HSC来源于骨髓,目前则可从骨髓、外周血及脐血中获取。因此,移植与一系列术语相关,如骨髓移植(BMT)、外周血干细胞移植(peripheral blood stem cell transplantation,PBSCT)和脐血移植(cord blood transplantation,CBT)。

1. **骨髓移植**(BMT) BMT是将正常骨髓由静脉输注入患者体内,以取代病变骨髓的治疗方法,主要包括异基因骨髓移植和自体骨髓移植。

2. **外周血干细胞移植**(PBSCT) PBSCT是通过细胞分离技术将被动员到外周血的HSC采集后输入受者体内,以取代病变骨髓重建正常造血和免疫功能的治疗技术。PBSCT可由自体或异体供给,采集前给予重组人粒细胞集落刺激因子,增加释放到外周血的HSC数,用血细胞分离机采集满足移植需要的HSC量后,经静脉输注给经预处理的受者。

3. **脐血移植**(CBT) CBT是将含有较多HSC的脐血输入受者体内,以取代病变骨髓重建正常造血和免疫功能的治疗技术。脐血中含有较多的HSC,输注给受者后,可以取代病变骨髓重建正常造血和免疫功能。但因干细胞总数较少,大龄儿童和成人移植时,造血重建速度较慢。

二、造血干细胞移植的免疫学基础

HSCT技术的快速发展,丰富了移植免疫理论,移植免疫研究的进展又促进了HSCT的临床实践。HSCT的诸多问题,如GVHD、移植物抗白血病、免疫耐受等,均有其免疫的机制。

1. **移植抗原** 组织相容性(histocompatibility)是指在个体与个体之间,器官组织移植时受者与供者相互接受的程度。移植物赖以成活的基础由供者和受者细胞表面抗原所决定,若能接受,则被移植的组织器官在受者体内成活下来,反之则发生排斥反应。这种引起移植物排斥反应的抗原称为移植抗原,亦称组织相容性抗原(histocompatibility antigen)。根据其免疫原性强弱和诱发排斥反应程度,分为主要组织相容性抗原(major histocompatibility antigen)和次要组织相容性抗原(minor histocompatibility antigen)。

(1)主要组织相容性抗原:又称人类白细胞抗原(HLA)。HLA 系统是至今所知的人类最高度多态性的遗传系统,构成人体生物学的"身份证"。每个个体的免疫活性细胞都以 HLA 抗原为识别"自己"和"非己"的标志,从而通过免疫反应排除"非己",保持个体的完整性。

(2)次要组织相容性抗原:是一组由人类主要组织相容性复合体(major histocompatibility complex,MHC)之外的编码区编码的一类细胞膜同种抗原,又称为非 HLA 抗原,在宿主能引起同种细胞免疫反应。它们能够体外诱导 T 淋巴细胞增殖并产生溶细胞活性,也参与体内移植排斥反应或移植物抗宿主病。

2. **固有免疫反应和适应性免疫反应** 异基因 HSCT 同时激活固有免疫和适应性免疫反应,固有免疫可针对病原做出即刻反应,构成抵御微生物入侵的第一道屏障,当微生物入侵时,固有免疫激活适应性免疫反应抵抗微生物的入侵;适应性免疫细胞反应慢,需要几天的时间,可识别非己的外源性"表位"。此外,屏障器官,如消化道、皮肤、肺等具有高度复杂的机制来调节固有免疫和适应性免疫系统的相互作用,抑制病原微生物的入侵,避免造成局部破坏。

3. **造血干细胞移植免疫中的免疫学问题**

(1)急性 GVHD:通常在移植后 2~5 周发生,取决于供体和受体的组织相容性植入的 T 细胞数目,供体和受体的生物学特征以及采用的 GVHD 预防方案。皮肤、肝脏和胃肠道是急性 GVHD 作用的主要靶器官,其他受累的器官包括黏膜、呼吸道、造血和免疫系统、眼等,其病理生理学过程包含三个连续的阶段:①宿主的微环境损伤,导致危险信号释放(传入期);②供体 T 细胞激活、增殖和分化(效应期);③细胞和炎症反应对靶组织的攻击(传出期)。

1)第一阶段——宿主微环境的损伤:预处理造成的组织损伤,释放细胞因子,如肿瘤坏死因子 -α(TNF-α)、白细胞介素 -1(IL-1),直接激活宿主抗原提呈细胞,导致 GVHD 的发生。宿主抗原提呈细胞失活或中和 TNF-α、IL-1 等细胞因子可以预防 GVHD。

2)第二阶段——供体 T 细胞激活、增殖和分化:同种异体免疫应答开始于供体 T 细胞的受体结合到宿主抗原提呈细胞的主要组织相容性抗原多肽复合物上。在适当共刺激信号如 CTLA-4/B7、CD28/B7 存在的情况下,T 细胞的一些基因转录被激活,如 NF-κB 和激活 T 细胞核因子。激活的供体 T 细胞开始增殖和分化,分泌一些以 IL-2 为代表的细胞因子,可以预示 GVHD 的发生。

但是,一些同种异体反应性供体 T 细胞能通过诱导免疫耐受的途径被清除,从而调节免疫应答的强度。CD4⁺/CD25⁺ Treg 能抑制同种异体反应性供体 T 细胞扩增,是调节 GVHD 反应的另一重要途径。

3)第三阶段——细胞和炎症效应阶段:活化的 T 细胞分化形成效应细胞,通过直接细胞毒作用或产生炎症因子造成器官损伤。急性 GVHD 的效应细胞主要是细胞毒 T 淋巴细胞,其在激活后进行扩增,然后迁徙到靶组织,造成靶器官损害。自然杀伤(natural killer,NK)细胞也参与 GVHD 的过程。

(2)慢性 GVHD:异基因 HSCT 后期的主要并发症,严重影响患者的生活质量,并成为导致移植后非复发相关死亡的主要原因。

1)慢性 GVHD 中,器官特异性自身免疫性疾病的发生是由于 Th2 细胞对自身抗原发生免疫应答。通过释放 IL-4、IL-5、IL-6 和 IL-10 等细胞因子,诱导 B 细胞增殖分化产生自身抗体,发挥体液免疫效应,造成靶器官损害。慢性 GVHD 的发生需要 CD4⁺ T 细胞协助 B 细胞增殖和产生抗体,故被称为 Th2 疾病。

2)慢性 GVHD 是多系统的疾病,临床表现多样化,具有自身免疫性疾病的特征,其发病机制目前并不完全清楚,异体反应性和自体反应性在慢性 GVHD 的发病机制中的作用仍存在争论。一些学者考虑慢性 GVHD 是急性 GVHD 的后期表现,是由于次要组织相容性抗原识别所致。然而更多学者则认为自体反应性在慢性 GVHD 发病机制中更为重要,这表现在慢性 GVHD 的临床表现往往与自身免疫性疾病相似,并常能在慢性 GVHD 患者体内检出自身抗体。

(3)移植物抗白血病效应:异基因 HSCT 治愈疾病不仅依赖预处理对肿瘤细胞的杀伤力,而且依赖于移植物介导的抗肿瘤效应。移植物抗白血病效应(graft-versus-leukemia effect,GVL)是一个复杂的、多步骤的过程,包括功能正常的抗原提呈细胞呈递抗原来刺激活化供者 T 细胞,使活化的 T 细胞扩增并分化成辅助性或杀伤性 T 细胞,从而发挥抗白血病作用。

1)CTL 通过穿孔素、Fas/FasL、粒酶等途径杀伤肿瘤细胞。

2)细胞毒 CD4⁺ T 细胞可直接抑制白血病克隆形成,但 CD4⁺ T 细胞更多发挥辅助作用,通过释放细胞因子如 IL-2、IFN-γ 等,激活单核巨噬细胞、B 细胞,并诱导扩增白血病相关抗原或次要组织相容性抗原特异性细胞毒性 CD8 T 淋巴细胞,杀伤白血病细胞。

3)NK 细胞具有 GVL 作用,NKT 细胞(natural killer T cell)是同时表达 Va24TCR 和 CD161 的一群 CD3⁺ T 细胞,可以通过穿孔素、Fas/FasL 等途径杀伤肿瘤细胞,经 IFN 和 CD3 单抗活化后,NKT 也可分泌 IFN-γ 杀伤白血病细胞。

(4)免疫重建:源于免疫缺陷的移植后感染给 HSCT 带来不利影响,移植后固有免疫和适应性免疫系统几乎所有组分都存在着缺陷。粒细胞缺陷被认为是移植后第 1 个月内发生感染的首要原因，而 CD4$^+$ T 细胞和 B 细胞缺陷则可能会促使原发恶性疾病复发或第二肿瘤发生。移植后时间、供 / 受体组织相容性、移植物抗宿主病（GVHD）和 / 或其治疗措施等因素都会影响免疫缺陷的程度。

1）固有免疫的重建：固有免疫由两个部分组成。①造血细胞：包括中性粒细胞、巨噬细胞和 NK 细胞。②非造血成分：包括物理屏障，如皮肤和黏膜表面。尽管非造血成分可能受到包括化疗和放疗在内的 HSCT 预处理的影响，但它们在移植后会迅速恢复。然而，在 GVHD 的情况下，物理屏障包括皮肤和黏膜尤其会被攻击。HSCT 后第 1 个植入的细胞是单核细胞，接着是粒细胞、血小板和 NK 细胞。中性粒细胞计数在 2~4 周内恢复正常，但从功能上来说，它们在移植后的短时间内可能仍然不是最理想的。虽然巨噬细胞不会因移植预处理而显著耗尽，但在移植后的最初几个月，它们逐渐被供者来源的巨噬细胞取代。在功能上，单核细胞可能保持长达 1 年的最佳状态。NK 细胞在 HSCT 后的最初几周内在数量和功能上恢复。

2）适应性免疫的重建：尽管淋巴细胞对负面刺激极为敏感，但是它们具有非凡的内源性再生能力，能够在感染、休克或细胞减灭疗法后更新免疫能力。然而，适应性免疫系统，特别是 T 细胞的恢复是缓慢的，这反映为幼稚 T 细胞的长期缺陷和功能降低。通过（记忆）T 细胞的外周扩增或内源性 T 细胞发育，可以使 T 细胞数量恢复。尽管在非 T 细胞去除的移植物的 HSCT 受者中存在 T 细胞的外周扩增，但这最终导致 T 细胞受体池缩小和适应性免疫受损。因此，有效重建 T 细胞受体池的多样性和功能需要有功能性的胸腺。

（5）改善免疫重建的治疗策略：在临床研究中已经开发了几种 HSCT 后免疫重建的方法，这些策略包括给予外源性重组细胞因子或生长因子、激素疗法和细胞疗法。

1）细胞因子和生长因子：角质形成细胞生长因子（keratinocyte growth factor，KGF）、IL-7、Flt-3 配体和生长激素的外源性给药已显示出其帮助重建潜力的前景，是最有希望的免疫增强疗法之一。

2）激素疗法：由于性激素与胸腺生成、B 淋巴细胞生成和早期淋巴前体细胞的退化有关，性激素消融（sex steroid ablation，SSA）已被证实有增强胸腺和免疫重建的潜力。

3）细胞疗法：某些免疫重建的延迟与移植的 HSC 发育成幼稚淋巴细胞所需的时间有关。一些研究小组试图通过分离和供移植骨髓来源的淋巴前体细胞来增强免疫重建。然而，这种方法受到淋巴祖细胞供应的严重限制。使用 Notch-1 刺激产生 T 细胞的体外系统的出现，提供了可用于过继治疗的大量 T

系前体细胞。将 T 细胞前体细胞过继转移到致死性放疗的异基因 HSCT 受者中可明显增强胸腺细胞生成和嵌合状态,从而转化为增强的外周 T 细胞重建。此外,最近的研究表明,即使没有胸腺,前体 T 细胞也可以发育成功能性 T 细胞。除了它们对移植后免疫重建的显著益处外,体外产生的前体 T 细胞还可以进行遗传工程修饰以获得肿瘤特异性,随后用于肿瘤靶向免疫治疗。重要的,前体 T 细胞可以通过 MHC 屏障并发育成宿主耐受和完全相容的 T 细胞。

三、造血干细胞的生物学特性

1. 造血干细胞的迁移、归巢、动员

(1) HSC 的迁移:人体发育过程中,HSC 在骨髓和身体的其他部位之间有着动态的迁移运动。趋化因子(chemokine)——基质细胞衍生因子 -1(stromal cell-derived factor-1,SDF-1)和其受体 CXCR4 的相互作用促进这种迁移运动。生理情况下,许多基质细胞如成骨细胞、脂肪细胞、成纤维细胞和内皮细胞等都能分泌 SDF-1,其受体 CXCR4 表达于神经元、上皮细胞、内皮细胞、许多淋巴系和髓系细胞,以及成熟和不成熟的造血细胞。

(2) HSC 的归巢:HSC 由静脉输入,经外周血液循环进入受体,必须在骨髓内准确地识别和定位,并与造血微环境相结合后进行增殖、分化,才能发挥重建宿主造血和免疫功能,这一过程称为归巢(homing)。静脉输注后,HSC 会在 24h 内归巢。HSC 归巢的基本路径:① HSC 借助自身特异性表达的细胞黏附分子(cell adhesion molecules,CAMs)与髓窦微血管内皮细胞接触,并穿越内皮孔径进入其血管外间隙的骨髓造血微环境。② HSC 进一步通过细胞黏附分子与细胞因子间作用,结合并定植于骨髓造血微环境的基质细胞和细胞外基质(extracellular matrix,ECM),并在它们所分泌的细胞因子调控下增殖和分化。尽管现在通过静脉回输干细胞已经成熟,但动物实验表明这种方式相对来说效率不高,只有很少的一部分 HSC 成功归巢。

(3) HSC 的动员:HSC 的动员(mobilization)包括细胞与细胞间、细胞与基质间以及细胞内的信号传导途径之间的相互作用,它们影响着 HSC 的增殖、分化、迁移和凋亡。HSC 的动员主要分为 4 个阶段。①动员剂和细胞因子直接或间接地激活整个体系。②激活信号作用于造血干 / 祖细胞,使其发生表型的改变并增殖。③造血原始细胞因其与骨髓基质细胞相互黏附作用的减弱以及在化学诱导改变的作用下,穿越血管内皮细胞层,进入外周血。④动员后细胞表面物质的表达发生了改变,能够更好地适应新的生存环境,凋亡和归巢的趋向性都大大减弱。HSC 归巢和动员的条件相互矛盾,前者需要造血干 / 祖细胞对骨髓的黏附能力增加而后者则要求这种能力降低。

2. 造血干细胞的植入和造血重建

（1）造血干细胞的植入

1）HSC植入的影响因素：异基因HSCT成功的前提和关键环节是HSC的植入。目前，HLA全相合和单倍体相合移植后植入失败（graft failure，GF）的发生率约为2%。动物实验表明：NK细胞和T细胞都可介导GF，NK细胞介导的排斥不需要免疫预激且多发生在移植后的1~2d。NK细胞生存期不足1周，对放疗不敏感。T细胞介导的GF需要预激或移植前输血诱导的免疫致敏。效应T细胞的生存期显著长于NK细胞，且较NK细胞对放疗敏感。T细胞、NK细胞单独或两种细胞联合均可导致GF。GF风险增加与输血诱导的免疫致敏相关，也与输血或妊娠导致的受者对供者同种免疫反应的产生有关。致敏后，预处理后残存的受者记忆T细胞或抗体介导的供者细胞破坏所致GF。由于放疗可以杀灭受者体内的效应T细胞，所以移植前给予高剂量的全身放疗可以降低GF风险。

2）HSC植入成功后的效应：克服移植排斥后，供者HSC植入受者体内发育成熟为具有功能的各种免疫细胞后，可分别针对受者的非造血组织细胞、造血组织血细胞和异常细胞（如白血病细胞或其他恶性肿瘤细胞）发动免疫攻击，进而导致以下几种效应：①对三类受者细胞均发挥作用，即GVHD效应和GVL效应共存。②仅对受者的非造血组织细胞和/或造血组织细胞发挥作用，即为GVHD效应。③仅对白血病或其他恶性肿瘤细胞发挥作用，即GVL效应。

（2）造血重建：HSC植入后，血象的恢复至少需要10d。为了植入成功，HSC必须同时克服免疫屏障和非免疫屏障。良好的免疫环境是亲缘异体移植最重要的一个因素，占优势的供者T细胞最终会促进供者干细胞的植入。HSCT能够被循环中的宿主抗体、异体反应性NK细胞、供者特异的细胞毒T细胞封闭。由于自体干细胞经历过化疗和放疗，有可能导致造血功受损，所以自体HSCT成功与否依赖于自体HSC自身的强壮程度。如果骨髓充满了恶性肿瘤细胞或被纤维化或化疗损坏，干细胞植入有可能会失败。一旦成功植入，随后HSC就可以维持造血。

3. 造血微环境　是HSC赖以生存的场所，主要包括微血管系统、神经成分、基质细胞和多种造血生长因子，对HSC的自我更新、定向分化、增殖、归巢和定位起着重要作用。来源于间充质干细胞的成骨细胞、血窦内皮细胞和窦间网状细胞，以及其细胞外基质共同构成造血微环境的主体。它们通过生成细胞因子、黏附因子和细胞表面受体与HSC相互作用，调节HSC的增殖分化和迁移，以及成熟血细胞释放。髓腔中血窦与骨内外血管系统的沟通，交感神经纤维与血窦间网状细胞表面受体的直接接触与信号传递，又形成了造血微环境反映外环境变化的通道。此外,从骨髓腔中央到骨内膜表面逐渐增高的钙离子梯度和逐渐降低的氧分压梯度,对 HSC 归巢、定位和代谢方式的选择有至关重要的作用。

四、组织分型

1958 年第一个 HLA 抗原被发现后,人们对 HLA 系统的基因结构和生物学功能的兴趣与日俱增。为了给各实验室交换试剂和未发表的数据提供一个交流平台,1964 年成立了国际 HLA 协作组。

1. **血清学方法**　在聚合酶链反应(polymerase chain reaction,PCR)技术出现前,HLA-I 类抗原是由补体依赖的微量细胞毒试验和一些含有 HLA 抗体的抗血清检测。这些抗血清都具有 HLA 特异性,通常从经产妇的外周血提取获得。使用血清学方法检出的 HLA 抗原存在交叉反应现象。因为交叉反应抗原之间的免疫原性较接近,所以早期的非亲缘移植在没有找到 HLA 全和的供者时,具有交叉反应抗原的供者会被优先选入。

2. **细胞学方法**　体外混合淋巴细胞培养技术(mix lymphocyte culture,MLC)用于检测供受者间 HLA-D 抗原的相容性。如果供受者间 HLA-D 抗原不相容,则 MLC 方法中淋巴细胞将被活化并产生增殖,增殖程度与个体的 HLA-D 抗原的不相容程度成正比。MLC 有两种方法。

(1)双向 MLC:两个个体淋巴细胞不做任何处理,直接混合培养,这时双方相互识别,均被激活。

(2)单向 MLC:一个细胞不做处理,另一个细胞用丝裂霉素 C 或照射处理,使其不能活化增殖,但具有刺激能力。由于 MLC 不能预测重度急性 GVHD 的发生风险,随着分子分型技术的发展,DNA 分型技术逐渐取代了 MLC 技术在 2 类分子分型中的应用。

3. **DNA 分型技术**　20 世纪 80 年代后期,PCR 技术的发明将 HLA 的分型技术带入了 DNA 分型研究阶段。目前只有三种主要的 DNA 分型技术应用于临床及科研:列特异性引物(sequence-specific primer,SSP)方法、序列特异性寡核苷酸探针(sequence-specific oligonucleotide probe,SSOP)杂交、DNA 序列测定(sequence-based typing,SBT)。其中 SSP 方法是一种简单、低成本的用于 HLA 低、中分辨分型的方法,而 SSOP 和 SBT 是两种 HLA 高分辨、大通量的分型方法。这些技术在研究及临床应用的增多,促使新 HLA 等位基因的发现。

(朱霞明　曹兰艳)

第 二 章

造血干细胞移植病房的管理

造血干细胞移植(HSCT)是一项涵盖多项医疗技术、风险程度较高的治疗手段,配置有血液/肿瘤病房的机构均可尝试建立 HSCT 中心,开展移植相关项目。但是,新的 HSCT 中心的建立,需要经过大量的思考和详细的规划。HSCT 病房的管理需要综合考虑:结构要素,如环境建设、人员管理、制度管理和各项流程等方面;过程要素,如人员物品的入室流程,以及日常工作中的各项流程等;定期分析病房管理结果,如年移植例数、植活率、院内感染发生率、患者生活质量以及患者满意度等。通过加强病房环境建设、完善人力资源配置、积极推进人员的教育与培训、优化工作流程、重视敏感性结局指标等,不断完善 HSCT 病房的管理质量,提高 HSCT 的成功率。

▶ 第一节 空气层流无菌病房的环境管理

空气层流无菌病房包括患者所处无菌空间及链接工作操作系统的整个外部环境;空气层流洁净室主要指前者。HSCT 患者经过大剂量化疗、放疗等预处理,其骨髓抑制严重、免疫力低下,极易并发感染。感染是导致移植失败的重要原因之一,严重威胁患者的生命。如何加强空气层流无菌病房的管理,为患者创造良好的无菌环境,预防各种类型的感染是保障移植成功的重要内容。

一、空气层流无菌病房的设置及功能分区

1. 空气层流洁净室的工作原理　空气层流洁净室(lamiar air flow room,LAFR)是通过空气净化设备(层流洁净设备)保持室内无菌。为保持室内无菌,进入空气层流洁净室的物品须经无菌处理,环境及空气需每日消毒,进入该室也应有相应的规定。

(1)层流洁净设备:空气层流洁净室也称无菌层流病房,其空气净化主

要依靠层流洁净设备,通过高、中、初三效过滤器清除99.97%以上直径大于0.3μm的尘埃和细菌,使空气中浮游的微生物控制在一定范围内,使患者处于基本无菌的生活空间,过滤器的基本原理见图2-1。

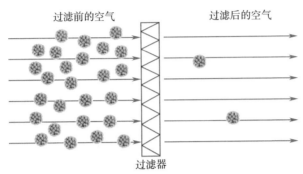

图2-1 过滤器基本原理图

(2)层流方式:过滤器根据空气气流方向的不同分为水平式与垂直式两种,水平式过滤器安装于患者床头侧墙壁,垂直式过滤器安装于屋顶。LAFR的送风方向一般为垂直单向流,上送下排。

(3)压力设置:LAFR需保持一定的正压,即内部压力(静压)高于外部压力(静压),静压差应不小于1mmHg;洁净空间压力高于非洁净空间,静压差应不小于0.5mmHg;相通的房间门要开向洁净度低的房间。

(4)各病房的洁净空调系统采用独立的双风机并联,互为备用,24h运行。

2. 空气层流无菌病房的分区、布局及通道路线

(1)空气层流无菌病房的分区:完备的空气层流无菌病房一般包括四室。其中,4室为百级空气层流洁净室,为患者移植时居住病房,高效过滤器装于此病室内;3室为千级空气层流洁净室,用作治疗室和过渡病房;2室、1室为缓冲区。由于各医院移植室的条件不同,其作用不同,一般2室为配药室、超净台及无菌物品放置室;1室为办公室、药浴室、值班室等。各室洁净度:4室>3室>2室、1室,依次为100级、1 000级、10 000级。洁净度越高,含尘量越少;反之含尘量高。空气层流无菌病房内各用房的分级和基本设置见表2-1。

表2-1 空气层流无菌病房内各用房的分级和基本设置

层流洁净级别	功能	基本设置
百级	4室(空气层流洁净室)	床、床头柜、电视机、便器、体重秤等
千级	3室(空气层流洁净室过渡区)	心电监护仪、输液泵、治疗车等

续表

层流洁净级别	功能	基本设置
万级	2室(医疗用房)	治疗室、监护站、抢救车、急救物品及设备、无菌库房、洁净操作台、生物安全柜、冰箱
万级或无级别	1室	换鞋区、更衣室、工作人员卫生间、浴室、示教室、值班室等

（2）空气层流无菌病房的布局：空气层流洁净室的建筑布局和净化空调系统有密切关系。净化空调系统要服从建筑总体布局，建筑布局也要符合净化空调系统，这样才能充分发挥相关功能的作用。净化空调的设计者不仅要了解建筑布局以考虑系统的布置，而且要给建筑布局提出要求，使其符合空气层流洁净室原理。其平面布置一般有以下几种方式：

1）外廊环绕式：外廊可以有窗和无窗，如有窗则必须是双层密封窗，兼作参观和放置设备用。

2）内廊式：空气层流洁净室设在外围，而走廊设在内部，这种走廊的洁净度级别一般都较高，甚至和洁净室同级。

3）两端式：空气层流洁净室设在一边，另一边设辅助区。

4）核心式：为了节约用地或缩短管线等，可以洁净区为核心，上下左右被各种辅助用房和隐蔽管道的空间包围起来。这种方式可避开室外气候对洁净区的影响，减少冷热能耗，利于节能。

（3）空气层流无菌病房的通道路线：人物流线的设计须遵守洁污分流原则，主要包括5个通道路线，即患者通道、医护人员通道、器械和药品等消毒产品的传递通道、污物传递通道以及应急通道。

二、空气层流无菌病房的管理

1. **日常环境管理**　空气层流无菌病房是一个相对封闭的治疗环境，各类人员及物品的大量流动对病区环境易造成污染，为确保病室内环境持续洁净，必须采取必要的管理措施、制订相关的管理制度预防外界污染物通过人员及物品的流动进入层流洁净区域。

（1）病房基本环境要求：病房内环境要求干净、舒适、安静，明亮度和温湿度适宜，骨髓移植护理单元房间空调设计参数见表2-2。

（2）空气层流无菌技术：为了保持LAFR在患者入住过程中的无菌状态，除了高效过滤器的正常运作，还须做好病房日常环境的清洁与消毒，并采取其

表2-2 骨髓移植护理单元房间空调设计参数

分区	房间名称	用房级别	与邻室的相对静压差	最小换气次数/(次·h⁻¹)			室内温度/℃		室内相对湿度/%		室内噪声/dB(A)
				新风	送风	排风	冬	夏	冬	夏	
4区	骨髓移植病房	5	+10Pa(+向邻室定向流动)	3	按主送风装置送风面风速	—	24	26	40	60	夜≤45,白天≤49
	骨髓移植病房内卫生间	5	—(病房向卫生间定向气流)	—	18	21	—	—	—	—	≤50
3区	骨髓移植病房前室	7	+10Pa	2	18	—	22	26	30	60	≤60
2区	病房内走廊	8	+10Pa	2	8	—	22	26	35	60	≤52
	护士站	8	+10Pa	2	8	—	23	26	35	60	≤52
	无菌物品库	8	+10Pa	2	10	—	21	27	30	60	≤60
	治疗室(或换药室)	8	+10Pa	2	8	—	21	27	30	60	≤60
	药品间	8	+10Pa	2	8	—	21	26	30	60	≤60
1区	值班室(外)	8.5	+5Pa	2	6	—	22	26	30	60	≤50
	医护人员卫生通过(含卫生间、更鞋更衣、淋浴)	8.5	+5Pa	—	6	—	24	28	30	60	≤50

续表

分区	房间名称	用房级别	与邻室的相对静压差	最小换气次数/(次·h⁻¹)			室内温度/℃		室内相对湿度/%		室内噪声/dB(A)
				新风	送风	排风	冬	夏	冬	夏	
1区	库房	8.5	+5Pa	2	4	2	—	—	30	60	≤60
	办公室	8.5	+5Pa	2	6	—	22	28	30	60	≤50
	探视走廊或探视间	8.5	+5Pa	2	4	—	20	28	30	60	≤52
	患者排泄物处置间	—	—	—	—	10	—	—	—	—	≤60
	便器清洗、烘干、消毒间	—	—	—	—	10	—	—	—	—	≤60
	卫生洁具间	—	—	—	—	10	—	—	—	—	≤60
	污物暂存	—	—	—	—	10	—	—	—	—	≤60
	污物污具清洗	—	—	—	—	10	—	—	—	—	≤60

注:1. 表中"—"表示无明显规定,视需要与设备状况确定。
2. 温湿度范围下限为冬季最低值,上限为夏季的最高值。

他保持无菌环境的措施和方法。

1）空气洁净度测试：空气洁净度是指环境中空气的含尘（微粒）量。空气层流洁净室启用前均须进行洁净度测试，细菌培养合格才可使用，空气层流洁净室洁净度技术指标见表 2-3。

表 2-3　空气层流洁净室洁净度技术指标　　　　　　　　单位：粒 /m³

级别	≥0.5μm 粒子	≥5.0μm 粒子
百级	<3 500	0
千级	<35 000	<293
万级	<352 000	<2 930
十万级	<3 520 000	<29 300

2）空气层流洁净室的日常清洁与消毒：①清洁。病房需每日进行彻底清洁，使用清水清洗房间内的灰尘和污垢，各室清洁顺序为 4 室、3 室、2 室、1 室，室内清洁顺序为天花板、四周墙壁、家具物品、设备和地面；风机内泡沫塑料可用吸尘器或清水冲洗。②消毒。用 1 000mg/L 含氯消毒液擦洗天花板、墙壁、家具（物品柜、床、床头柜、电视柜、桌子、椅子等）、仪器设备、物表（紫外线灯、输液架、治疗车、血压计及听诊器等）和地面，2 次 /d；采用 1 000mg/L 含氯消毒液浸泡拖鞋，时间为 30min；每日采用紫外线灯消毒各室，3 次 /d，每次 60min。③喷雾。摆放好所有物品后，打开柜门、抽屉及容器，确认风机等通风装置已关闭，采用 0.8% 的过氧乙酸 30mL/m³ 进行喷雾，密闭 24h 后进行第二次喷雾，密闭 30min 后开机通风；开封后采用 75% 乙醇溶液擦拭所有设施及物品。④通风。时间为 24h，直至室内无刺激性气味。空气层流洁净室常用消毒、灭菌方法见表 2-4。

表 2-4　空气层流洁净室常用消毒、灭菌方法

常用消毒、灭菌方法	适用范围	注意事项
压力蒸汽灭菌法	耐高温高湿的器械及物质，如布类、不锈钢用品等	不能用于凡士林等油类和粉剂的灭菌
环氧乙烷气体灭菌法	大多数不宜用一般方法消毒的物品均可用，如书籍、塑料制品、内镜等	
微波灭菌法	食品	餐具避免选择不吸收微波的金属制品

续表

常用消毒、灭菌方法	适用范围	注意事项
紫外线消毒法	室内空气、物体表面、水和其他液体的消毒	消毒适宜温度为 20~40℃，湿度应低于 80%，否则应延长消毒时间，距离 1~1.5m，消毒部位须充分暴露，照射时间 >30min
含氯消毒剂擦拭法	大件物品或其他不能用浸泡法消毒的物品	对金属有腐蚀性，对织物有漂白性
75% 乙醇溶液擦拭法	皮肤、环境表面及医疗器械，如心电监护仪、输液泵等	易挥发、不稳定
氯己定（洗必泰）擦拭法	皮肤、黏膜	严禁用于医疗器械的灭菌

3）病房清洁与消毒的注意事项：①地面和物体表面（物表）须采取湿式清洁；擦拭不同区域、房间地面及物表的布巾，要及时更换，用后集中清洗、消毒、晾干。②确保各消毒仪器、设备等处于功能运作状态，风机启动后不可停机，避免任何通道同时开启两扇门，造成气流紊乱或污染空气流入。③使用等离子空气消毒机消毒时，室内需保持封闭、正压状态，切记关闭风机等通风装置，以免影响消毒效果。

4）微生物的监测：①按照规定的时间和方法对空气、环境、物表、患者（体表、分泌物、排泄物）及医务人员（手、口咽部、外耳道）等进行微生物监测。②对各种消毒试剂进行有效浓度监测。③送检要求：为避免样品的再污染和腐败变性，必须尽快进行检测试验，送检时间不得超过 6h；若样品保存于 0~4℃，则送检时间不得超过 24h。常用的微生物采样技术见表 2-5。

表 2-5 常用的微生物采样技术

采样点	采样方法
空气	（1）布点：室内面积≤30m² 时，设对角线连线的内、中、外三点，内外点距墙体 1m；室内面积 >30m² 时，设 5 点，分别为四角点及中央点，四角点分别距墙体 1m；采样高度均为 1.5m （2）采样时间：消毒后和操作前 2 次采样 （3）采样方法：采用自然沉降法，将直径为 9cm 的普通琼脂培养皿打开皿盖并放置在相应的采样点，暴露 5min 后盖好盖子送检
物表	（1）采样时间：消毒处理后 4h 内进行 （2）采样方法：被采样表面 <100cm² 时，取全部面积；被采样表面≥100cm² 时，取 100cm²；将标准灭菌规格板（5cm×5cm）放在被检物体的表面，用一支浸泡有无

续表

采样点	采样方法
物表	菌洗脱液(含相应中和剂)的棉拭子在规格板内横竖均匀涂抹各 5 次,并随之转动棉拭子,连续采样 1~4 个规格板面积,将手接触的部分剪去,用无菌方法将棉拭子剩下部分放入含有 10mL 相应中和剂的密封试管内送检;门把手等小型不规则物表用棉拭子直接涂擦采样
手	(1)采样时间:接触患者、从事医疗活动前 (2)采样方法:被检者五指并拢伸平,将浸有含相应中和剂的无菌棉拭子在双手手指曲面从指根到指端来回涂擦各 2 次,涂擦过程中转动采样棉拭子,将手接触过的部分剪去后投入含有 10mL 相应中和剂的封闭式无菌洗脱液试管内,及时送检

2. 人员及物品的流动管理

(1)人员的流动管理

1)进入洁净区的人员必须身体健康,有发热、感冒、哮喘、咳嗽、表面创伤、传染病者不得入内。

2)严格执行单向运行,不得逆行,同一时间入室人员不得超过 2 人。

3)进入洁净区的人员不得化妆和佩戴饰物。

4)工作人员入室流程:换鞋、更换专用工作服、手卫生、戴口罩帽子、穿鞋套,进入缓冲间;经过千级洁净走廊后手卫生,穿消毒隔离衣,戴无菌手套,换鞋,进入百级空气层流洁净室。工作人员入室流程见图 2-2。

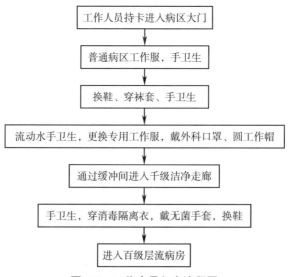

图 2-2　工作人员入室流程图

5）患者入室流程：入室前剃头、修剪指甲、沐浴、洗头，入万级空气层流洁净室药浴间行药浴、更换无菌裤，方可经千级空气层流洁净室过渡区进入百级空气层流洁净室。患者入室流程见图2-3。

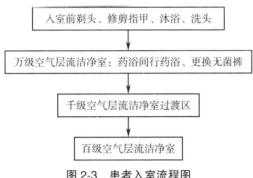

图2-3 患者入室流程图

6）其他参观人员和未经培训的人员不得随意进入，特殊情况确须进入的，应有专人对个人卫生、更衣等事项进行指导。

（2）物品的流动管理

1）进出空气层流无菌病房的物品必须遵守规定的线路和要求，不得随意更改。

2）物品的入室流程：所有物品必须经消毒处理后方可拿入4室，物品采用双层包布包裹，经高压灭菌后，经2室、3室逐步打开包布递入4室。首选压力蒸汽灭菌法灭菌，不耐压力蒸汽灭菌的物品可选环氧乙烷消毒，无法使用环氧乙烷消毒的物品用1 000mg/L含氯消毒液浸泡消毒，不能浸泡的物品采用75%乙醇溶液擦拭后带入。物品的入室流程见图2-4。

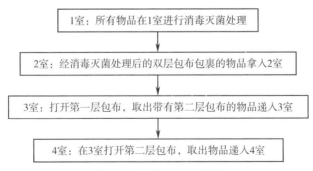

图2-4 物品入室流程图

3）空气层流无菌病房内的清洁物品、污染物品的送出线路分开，上方为清洁物品送出口，下方为污染物品送出口。各室的清洁物品从清洁出口直接递出。患者使用过的已被污染的物品,按照医疗垃圾分类法发放入相应的垃圾袋内,系好袋口,标明物品的分类,从污物口传出,送入清洗间进行针对性消毒处理。患者的呕吐物及排泄物留取标本,做好记录后放入一次性污物袋内从污物口送出。

3. 医疗废物的管理

(1)打包:遵循《医疗废物管理条例》及其配套文件的要求,使用医疗垃圾专用包装袋进行分类包装,垃圾袋或容器外部必须有明确的标识,包括分类、时间、科室等,采用有效的封口方式封闭包装物或者容器的封口。

(2)运送:防止医疗废物的流失、泄漏和扩散,专业人员通过专用通道运送医疗垃圾至指定位置处理。

(3)污水处理:患者的体液、排泄物及引流液等,可直接排入具有消毒处理功能的污水处理系统;无污水消毒处理设施或不能达标排放的,应按照国家规定先进行消毒处理,达到国家规定的排放标准后方可排入污水处理系统。

三、空气层流无菌病房的物品管理

1. 空气层流无菌病房的物品配置

(1)医疗仪器和器械类:洁净工作台、无菌物品柜、器械柜、洁净工作台、急救车、心电监护仪、呼吸机、负压吸引器、氧气瓶、输液架、输液泵、治疗车、治疗盘、弯盘。

(2)诊疗用品类:血压计、听诊器、治疗碗等。

(3)清洁、消毒、灭菌物品:含氯消毒剂、含氯消毒湿纸巾、葡萄糖酸氯己定、醋酸氯己定、75%乙醇溶液、臭氧床单元消毒机、高锰酸钾消毒片、紫外线灯、微波炉等。

(4)无菌物品:输液器、棉签、留置针、采血针、真空采血管、延长管、串联管、棉签等,无菌物品须放置于专门的无菌柜内。

(5)急救车:各类急救药品、呼吸气囊、听诊器、手电筒、压舌板、氧气和负压吸引装置等。

(6)布类

1)床单位:枕芯、枕套、床单、被褥、被套、橡胶单、中单。

2)隔离衣和防护服。

3)包布和抹布。

(7)纸张:病历、护理记录单、体温单、口服单。

(8)生活用物及其他:电视机、电话机、电脑、冰箱、微波炉、热水器、插线板、体重秤、口罩、帽子、手套、塑料盆、塑料桶、垃圾袋、鞋套、拖鞋等。

2. 空气层流无菌病房的物品管理

（1）医疗器械及诊疗用品

1）一次性医疗器械：使用完毕后按医疗废弃物处置要求经由污物通道送医院废弃物处理中心统一处理。

2）重复使用的器械、器具和物品：经 1 000mg/L 的含氯消毒液擦拭后，送供应中心行压力蒸汽灭菌后备用，如治疗盘、弯盘等。

3）接触完整皮肤的器械：心电监护仪、血压计、听诊器、体温计、口服药杯等接触患者皮肤的器械专人专用，防止院内交叉感染。不能浸泡的器械如心电监护仪、血压计、听诊器等每日使用 75% 乙醇溶液擦拭消毒，可浸泡的器械如体温计、口服药杯选用 1 000mg/L 的含氯消毒液浸泡 30min 以上，经由冷开水冲净后备用。

4）呼吸机、呼吸机管路等：呼吸机一般采用 75% 乙醇溶液擦拭，其管路使用环氧乙烷灭菌后按要求定期进行更换。

（2）空气过滤器

1）病区建立设备维护记录本，每天专人负责监测，记录病区内空气温度、湿度、压差等，保持病区恒温、恒湿及风机正常运转。

2）记录初、中、高效过滤棉清洗、更换或使用时限，根据人员流动情况及空气细菌培养等情况清洗、消毒过滤棉，保证回风口处空气过滤网至少每月清洗或更换一次。

3）病区各通道始终处于关闭状态，保证病室空气压力差。

（3）无菌物品

1）无菌物品经由清洁物品通道运送至病区后放置于距离地面 20~25cm，距离天花板 50cm，距离墙壁 >5cm 的搁物架上。

2）抽出和配制好的无菌液体，放置时间 ≤2h，启封抽吸的溶酶 ≤24h。

3）无菌纱布和棉球灭菌包装一经打开，使用时间 ≤24h。

4）碘伏、乙醇等皮肤消毒剂开启需注明开瓶日期或失效日期，使用时间 ≤7d。

5）性能不稳定的消毒剂如含氯消毒溶液，配制后使用时间 ≤24h。

（4）床单元

1）直接接触患者的床上用品一人一更换。

2）同一患者使用的床上用品要定期清洁与消毒，遇污染时及时进行更换、清洁和消毒。

3）患者出仓须行终末处理，空气层流洁净室终末处理流程见图 2-5。

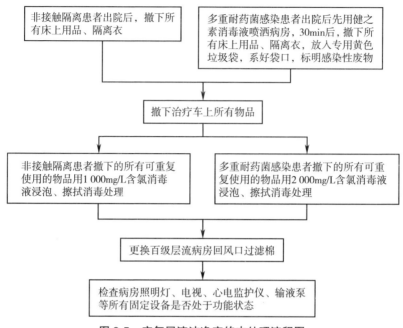

图2-5 空气层流洁净室终末处理流程图

（5）药品的管理

1）病房根据病种备有一定数量的药品,便于临床紧急情况下抢救使用,工作人员不得擅自挪用。

2）病房备用药品应分类定点、定基数放置,标明药品的名称、剂量、有效期,用后及时补充放回原处。定期清点,检查药品的数量和质量,若发生沉淀、变质、过期、标签模糊或涂改,及时更换,保证备用药品时刻处于功能状态。

3）患者每天常规用药根据药品种类与性质（如针剂、内服、外用等）分类定点放置,并标明患者床号、姓名、住院号,以便每班工作人员使用和查对。

4）抢救药品必须固定基数,存放在抢救车内,每周清点检查,用后及时补充。

5）毒麻药品和第一类精神药品,定基数、定点放置,加锁保管,班班交接。

6）摆药杯每天清洗、消毒,在超级空气净化工作台内进行摆药,摆好药品及时给予患者口服;瓶装液体使用消毒液擦拭后,放置于超级空气净化工作台内备用。为确保无菌操作,每周对超级空气净化工作台进行一次细菌监测,如达不到要求及时检修。

7）静脉用药液的配制需要在超级空气净化工作台上进行,配制过程中的注意:①摆放和配制化疗药物,在专用的净化台上进行,工作人员穿戴严密的隔离衣、口罩、帽子和手套,以保护工作人员免受化疗药物的损害;②静脉药液要在每次输注前配制,配后立即使用;③严格遵守无菌操作原则配制静脉用药液。静脉用药液配制流程见图2-6。

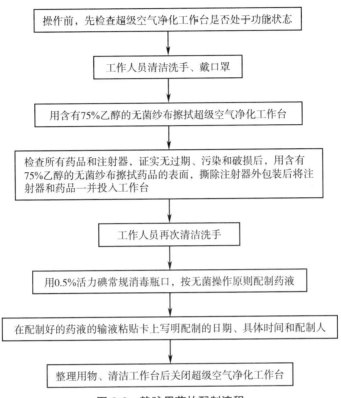

图 2-6 静脉用药的配制流程

（6）患者生活卫生用品的管理

1）患者所有物品均要经过消毒灭菌,首选压力蒸汽灭菌,其次为环氧乙烷,再次使用浸泡消毒,最后擦拭消毒。

2）相对固定时间接受外来物资,物品外包装不得进入洁净区域,分类储存,标识清楚。

3）患者出院、转院、转科或死亡后须进行终末消毒。

3. 空气层流无菌病房物品管理的注意事项

（1）使用的医疗器械、器具与诊疗物品等,均应符合相关清洁、消毒和灭菌要求。

（2）根据物品的性质选择正确的清洁和消毒方法。

（3）使用的消毒产品需符合国家相关规定,使用前需进行有效浓度监测,合格后方可使用。

（4）空气层流洁净室内的物品需定点存放,数量固定,专人负责,用过的物品及器械要及时检查、清理、更换及消毒。

（5）进出空气层流无菌病房的物品必须遵守规定的线路和要求,具体见图 2-4。

第二节　造血干细胞移植病房的人员管理

一、专业技术人员配置的基本要求

国家卫生计生委办公厅 2017 年印发的《造血干细胞移植技术管理规范》中,对 HSCT 相关医务、技术专业人员提出了基本要求。

1. 造血干细胞移植技术医师

（1）专业背景:取得医师执业证书,执业范围为内科或儿科专业,且为本医疗机构的在职医师。

（2）工作经验:具有 10 年以上血液内科或儿科领域的临床诊疗工作经验,5 年以上 HSCT 的临床工作经验,具备 HSCT 合并症的诊断和处理能力。

（3）技术职称:负责 HSCT 治疗工作的医师应当具有副主任医师以上的专业技术职务任职资格;负责异基因 HSCT 工作的医师应当具有高级专业技术职务任职资格。

（4）培训与考核:经过省级卫生行政部门指定的培训基地关于 HSCT 技术相关系统培训,具备开展 HSCT 技术临床应用的能力。

2. 医护人员配比

（1）百级空气层流洁净室床位数 <10 张的科室:需配置 3 名以上经过 HSCT 技术培训合格的执业医师,按照护士与床位比 2:1 配备护士。

（2）百级空气层流洁净室床位数 ≥10 张的科室:需配置 5 名以上经过 HSCT 技术培训合格的执业医师,按照护士与床位比 1.7:1 配备护士。

3. 其他卫生专业技术人员

（1）经过 HSCT 治疗技术相关专业系统培训。

（2）满足开展 HSCT 治疗技术临床应用所需的相关条件。

二、工作人员的管理

1. 工作人员的组织管理

（1）工作人员入室基本要求

1）所有工作人员应该接受卫生部门要求的培训,建立人员卫生操作规程,最大限度降低人员对环境造成污染的可能。

2）进出空气层流无菌病房的工作人员严格遵守规章制度,个人物品严格控制,避免污染病房环境。

3）非本室工作人员不得进入,特殊情况确需进入的,应有专人对个人卫生、更衣等事项进行指导。

4）任何进入洁净区的人员要严格做好自身净化工作,按照规定进行手卫生、换鞋、更换专用工作服、戴口罩帽子等,接触百级空气层流洁净室内的物品除了手卫生和消毒,还要戴无菌手套。

5）控制入室人数,避免多次进出,同一时间进入病室的人数不超过2~3人,出内走廊后再次进入者,重新更换无菌衣帽和鞋。

6）进入洁净区的人员须身体健康,有发热、感冒和其他传染病者不得进入。定期对其做口咽部及鼻前庭的拭子细菌培养,带菌者须治愈后方可进入该病室工作。

7）进入洁净区的人员不得化妆、佩戴饰物,个人物品不可带入。

8）人员出病区时脱下的衣服须存放于指定地点。

（2）工作人员流动性的管理:见人员流动的管理的内容。

2. 护理人员的管理 护理人员作为 HSCT 临床护理工作的主体,在整个 HSCT 过程中发挥着重要的作用。HSCT 事业的飞速发展,对护理工作的理论和技术不断提出新的要求,为了适应新医学模式下护理工作的要求,为患者提供最佳的护理服务,必须不断加强对护理人员的培训及管理。

（1）护理人员资质

1）应当具有护士执业证书。

2）接受至少 3 个月的系统培训,考核合格。在临床带教老师的指导下,参加至少 2 例同种异基因 HSCT 患者的全过程护理工作,包括环境准备、患者入院、预处理的护理、造血干细胞采集物的输注、低谷期及细胞植入期护理等,考核合格。

（2）护理人员必备素质

1）心理素质:护理人员要有良好的精神面貌、健康的心理素质、积极乐观的生活态度,为患者提供良好的人文关怀服务。工作过程中,不仅要能虚心学习新方法和新技术,取众之长,补己之短,面对困难和复杂的环境还要能沉着应对,临危不惧。

2）专业技术方面的素质:①有扎实的专业理论知识,掌握各种常见病的症状、体征和护理要点,能及时准确地制订护理计划。②掌握 HSCT 最新的护理理论和信息,积极开展和参与护理科研。③有娴熟的护理操作技能。熟练的护理操作技术是一个护士应具备的基本条件,除了常规的医疗护理技术外,还应精通 HSCT 专科护理技术。④熟练掌握急救仪器设备及药品的使用,能配合医生完成急危重症的抢救。

3）职业道德方面的素质：具备良好的职业道德，对患者认真负责，对工作细致严谨。

4）身体方面的素质：护理工作是脑力劳动与体力劳动相结合的一个特殊职业，HSCT病区的护理工作兼具身体、心理、社会及一般生活护理，因此要求护理人员要有健康的身体，以保证护理工作的顺利开展。

5）语言文化方面的素质：护理人员除了要有丰富的医学知识和精通护理专业知识外，还要加强自身的语言文化修养，与患者进行有效交流沟通，获得更多有关患者病情的信息，了解患者的需要，及时解决患者的问题；能用通俗易懂的语言向患者和家属解释病症的原因、治疗护理原则、注意事项，并进行饮食、生活的健康指导，与患者建立良好的护患关系。

（3）护理人员必备的护理操作技能

1）用药护理：①化疗药物的护理。HSCT治疗过程中涉及多种、多类的化疗药品，因此护理人员不仅要了解其药理作用和使用过程中的注意事项，还要密切观察用药后的不良反应，积极配合医生采取相应的护理措施，减轻患者的痛苦。②免疫抑制剂的护理。HSCT病区常用的免疫抑制剂主要有环孢素、他克莫司、吗替麦考酚酯、兔抗人胸腺细胞免疫球蛋白（ATG）或猪抗人胸腺淋巴细胞免疫球蛋白（ALG）、巴利昔单抗等。③常用抗生素的护理。HSCT患者经过预处理后由于骨髓抑制而继发各种感染，在粒细胞缺乏期间可能使用不同抗生素。

2）放射治疗的护理：放射治疗不同程度的毒性反应，给患者带来一系列心理生理上的问题，护理人员要了解患者的病情、治疗计划，通过耐心细致、科学有效的护理措施，帮助患者减轻放射治疗反应。

3）无菌环境准备及维护能力。

4）密切观察病情变化及基础护理操作技能。

5）危重患者抢救技术。

（4）护理人员人力资源配置：合理的护理人员排班可确保医疗需要、患者安全、护理质量，同时又能兼顾护理人员意愿，实行能级对应及人性化弹性排班。

1）HSCT病房的护理项目：国内HSCT护理专家的调研结果显示，HSCT病房包括98项护理项目，其中直接护理项目为68项，间接护理项目30项；每位患者24h所需的护理工时为730.86min；研究所支持的理论床护比为1∶2.2。HSCT病房直接护理措施的内容见表2-6。

表 2-6 造血干细胞移植病房直接护理措施

护理措施	护理活动	护理措施	护理活动
入院护理	收集病史和资料	静脉穿刺	外周静脉穿刺
	建立病历		中心静脉置管
	入院评估	静脉输液治疗	配药
	入院介绍		更换液体
交班报告	床边交接班		使用输液泵/微量泵
环境管理	整理床单位	输血	静脉输血
	发放病员服		骨髓血回输
感染预防	出入空气层流洁净室		外周血干细胞回输
	药浴	静脉通路装置维护	外周静脉留置针维护:冲管、封管、拔管
	环境的清洁、消毒和灭菌处理	CVC维护:更换敷贴、更换输液接头、冲管、封管、拔管
	食物安全处理		PICC维护:更换敷贴、更换输液接头、冲管、封管、拔管
	终末处理		输液港维护:更换敷贴、更换无损伤针、更换输液接头、冲管、封管
生命体征监测	监测血压、脉搏、体温和呼吸	给药:皮内	皮内注射
	使用生命体征监测装置	给药:肌肉	肌内注射
	定期检查监测设备的准确性	给药:静脉	静脉注射
体重管理	测量体重	给药:吸入	雾化吸入
体液管理	监测24h出入量	给药:皮下	皮下注射
	测量腹围	给药:口腔	口服给药
血糖管理	测血糖	给药:皮肤	皮肤表面涂抹药物
眼部护理	协助滴眼药水	给药:直肠	栓剂塞肛门至直肠壁
耳部护理	外耳道护理	用药协调	比较患者入院、出院、转科时的用药情况
维持口腔健康	协助患者漱口	氧疗	给予氧气吸入
	口腔护理		监测血氧饱和度
鼻部护理	鼻腔护理	皮肤刺激	物理降温

续表

护理措施	护理活动	护理措施	护理活动
协助自理	协助维持个人卫生、穿衣、修饰、如厕、进食	穿刺取血	采血、静脉血标本、动脉血标本
喂食	营造就餐环境	标本管理	采集尿、粪便、痰、咽拭子标本
	协助进食	协助检查	协助摆放体位
会阴部护理	会阴冲洗		协助使用器械
	温水坐浴	出院	出院指导
膀胱冲洗	膀胱冲洗		办理出院
排便管理	监测排便次数		办理转诊
	肛周护理		随访

注:CVC(central venous catheter),中心静脉导管;PICC(peripherally inserted central catheter),经外周静脉置入中心静脉导管。

2)HSCT 病房排班原则:HSCT 病区护理人员配置除了达到《造血干细胞移植技术管理规范(2017 版)》所规定的床护比外,排班还应遵循以下原则:①以患者需要为中心,确保 24h 连续护理,按照护理工作 24h 不间断的特点,合理安排各班次,保证相互衔接,尽量使各人员的工作互不干扰重叠,提高工作效率的同时又体现对患者的人文关怀。②根据患者数量、疾病危重情况、护理人员数量、层级和护理水平等进行有效组合,做到层级搭配合理、优势互补,保证患者安全,防范护理纠纷。③掌握工作规律,保持各班工作量均衡,工作量以白天多、夜晚少,工作日多、节假日少为特征,应根据工作规律,合理安排人力,弹性排班,保持各班工作量均衡。④保持公平原则,适当照顾人员的特殊需求,排班时应以一视同仁的态度爱护、体谅所有护理人员,使护理人员产生公平感和满意感。⑤有效运用人力资源,充分发挥个人专长,通过按职上岗,将护理人员的专长、优势与患者的护理需要相结合,提高工作成就感和满意度。

(5)护理人员的培训与继续教育

1)培训基地要求:①三级甲等医院,符合 HSCT 技术管理规范要求。②百级空气层流洁净室床位数不少于 10 张。③近 3 年累计完成同种异基因 HSCT 不少于 150 例,每年完成各类同种异基因 HSCT 不少于 50 例。④本医疗机构具有开展同种异基因 HSCT 相关实验室及检测条件。⑤有至少 4 名具有护理同种异基因 HSCT 能力的临床带教老师,其中至少 2 名为主管护师。⑥有与开展同种异基因 HSCT 技术护理培训工作相适应的人员、技术、设备和设施等条件。⑦举办过全国性的与 HSCT 技术相关的专业学术会议或者承担过 HSCT 技术国家级继续医学教育项目。

2）护理培训工作基本要求：①培训大纲和培训计划满足培训要求，课程设置包括理论学习、临床实践。②保证接受培训的护理人员在规定时间内完成规定的培训。③培训结束后，对接受培训的护理人员进行理论考试、操作技能考核，并出具是否合格的结论及颁发准入证。④为每位接受培训的护理人员建立培训及考试、考核档案。

三、患者及家属的管理

1. **患者管理**　患者进入空气层流洁净室并非意味着进入"万能保险箱"，多级组合的空气过滤器也不是保持空气洁净度的唯一条件，患者配合科学的消毒管理措施也是其中重要的一环。LAFR 的患者管理见表 2-7。

表 2-7　空气层流洁净室的患者管理

内容	具体措施
饮食管理	进食清淡、易消化的高蛋白、高维生素饮食 烹饪方式以炖煮为宜,忌油炸、腌制和熏烤 少量多餐 饭后避免立即平卧 饮食的加工处理应遵循食品安全原则
餐具选择	可微波炉加热的带孔盖的密封盒和勺子
个人卫生	手卫生 口腔卫生 皮肤卫生 会阴部卫生 肛周卫生
中心静脉导管	做好中心静脉导管的日常维护,并发症预防和处理
眼鼻管理	眼部:常规观察,使用妥布霉素滴眼液等滴眼 鼻部:常规观察,使用红霉素眼膏等涂抹鼻黏膜
服药管理	强调遵医嘱用药的重要性
功能锻炼	鼓励患者进行适当的功能锻炼,如呼吸功能锻炼、握力训练、踝泵运动以及床边活动等
患者安全管理	预防跌倒 预防烫伤

（1）饮食管理：进食清淡、易消化的高蛋白、高维生素饮食，如猪瘦肉、新鲜牛肉、剔刺的鱼、剔骨的排骨、剔骨的鸡肉、鸡蛋、豆浆、果汁等，烹饪方式以炖、煮为宜，忌油炸。进食时少量多餐，进食以七八分饱为宜，饭后不要立即平卧，可坐或半卧 30min 后再平卧。告知营养对疾病恢复的重要性，如恶心可少量进食，但不可不进食。为患者制作饮食时严格手卫生。

（2）餐具选择：选择可微波炉加热的带孔盖的密封盒和勺子。

（3）个人卫生管理

1）手卫生：患者手卫生与医务人员手卫生同等重要，指导患者加强饭前饭后、便前便后、服药前正确洗手。

2）口腔卫生：HSCT 患者口腔黏膜炎（oral mucositis，OM）发生率极高，保持口腔清洁可一定程度上减少 OM 的发生，从而减轻患者的痛苦。①正确刷牙：指导患者使用软毛牙刷刷牙，频率为 2~4 次 /d（晨起、睡前或晨起、三餐前后），注意刷牙动作轻柔，避免口腔黏膜受损。使用碳酸氢钠与复方硼砂漱口液交替含漱口腔，8~15 次 /d（晨起、三餐前后、睡前）。②有效漱口的方法：取少量漱口水含在口腔内 2~3s，然后鼓腮让漱口水反复左右来回几次在腮部晃动，漱几次之后仰漱，清洁咽喉深部，避免吞咽漱口水，最后让漱口水回到口腔中间，把舌头从上牙齿左边的最里面开始慢慢一边漱口一边转圈搅动，到下牙齿左边的最里面为止结束，最后吐出漱口水，使牙齿表面的食物残渣脱落并吐出。

3）皮肤卫生：患者入室当日使用 2% 葡萄糖酸氯己定等皮肤消毒液药浴 15~20min，药浴时注意皮肤皱褶处，之后以 1∶2 000 醋酸氯己定溶液擦洗全身 1 次 /d。

4）会阴部卫生：每日注意患者主诉并检查患者会阴部皮肤颜色、清洁状况、黏膜是否完整等，根据患者会阴卫生状况决定擦洗次数。

5）肛周卫生：由于皱褶多，肛周黏膜易损伤，便后不易清理干净，加之预处理的不良反应，致使肛周极易感染，加强其清洁卫生尤其重要。患者使用 1∶5 000 高锰酸钾溶液坐浴，1 次 /d；便后观察粪便的颜色、性状、量，有无肛周疼痛等不适，温开水清洗干净后涂抹保护性软膏（如红霉素软膏），有痔疮者可用痔疮膏。

（4）中心静脉导管的管理：加强 HSCT 患者中心静脉导管的管理，内容详见第八章造血干细胞移植患者血管通路的选择和管理。

（5）眼、鼻及外耳道的管理

1）眼部：每日应观察有无充血、黄染及分泌物增多等情况，有异常情况及时配合医生处理；日常使用妥布霉素滴眼液等滴眼，4 次 /d，预防眼部感染。

2）鼻腔：每日观察黏膜有无干燥出血、分泌物增多等情况，注意患者主诉，日常使用红霉素眼膏等涂抹鼻黏膜，防止鼻黏膜干燥、预防感染。

3）外耳道:①保持耳及其周围皮肤的清洁,不得乱掏耳朵。②洗澡、洗头时,用无菌棉球堵塞外耳道,避免污水进入耳内。③外耳道瘙痒时,不得搔抓,可以用食盐水滴在瘙痒处(浓度以达到止痒为标准)。④多与患者交流,及时了解患者的需求。

(6)服药的管理:告知患者口服药的作用(肠道灭菌、护肝、抗真菌、补钾、抗排异等)及重要性,提高患者依从性。

(7)功能锻炼:指导患者进行功能锻炼,如呼吸功能锻炼、握力训练、踝泵运动以及床边活动等,内容详见第十章造血干细胞移植患者身体活动与运动锻炼。

(8)患者安全的管理

1）预防跌倒:①指导患者如厕时使用坐便器及马桶,排便时间不宜过久,以免晕厥。②协助患者掌握起床三步法,指导配合其正确使用防护栏。③使用特殊药物(如降压药、利尿药、镇静催眠药等)者,严防跌倒。

2）预防烫伤:因所有饮食均需要微波消毒,故饭菜端入后应先放置5~10min 再进食,避免烫伤。

3）非计划性拔管:①为患者选择合适的导管插管。②有效固定导管,保证患者的舒适度。③不能配合的患者给予适当的镇静和约束。④严格无菌操作,定期维护,敷贴有松脱或污染应随时更换。⑤加强巡视,重视交接班,多与患者交流,及时了解患者的需求。⑥加强医护人员的技术培训和管理,规范操作,有效提高非计划性拔管的防范意识和防范能力。

2. 家属的管理

(1)家属探视:移植期间,家属可以通过特定设备,在病房指定的时间探视患者。在此期间,家属不得随意进入病房,探视需设专用路线,不得与医护人员的路线交叉;不具备探视外走廊条件时,探视人员应使用闭路电视或对讲设备与患者交谈。

(2)健康教育:做好家属的健康教育指导,告知其患者移植期间的照护事宜,帮助患者顺利完成移植治疗。

1）饮食准备:①预处理前为患者准备高蛋白、高维生素、营养丰富的饮食,如瘦肉、牛肉、剔除骨刺的鱼肉、剔骨的排骨等。②化疗期间及移植早期(移植后 1 个月以内)准备清淡、少渣、易消化和少刺激性,避免油腻、粗糙和带刺的食物,患者有口腔溃疡或血小板计数低于 20×10^9/L 时,应给予流质饮食,如牛奶(腹泻时禁食)、米汤、粥、面条等。③移植后期(移植 1 个月以后至半年)为患者准备食物时应注意饮食卫生和营养需求,逐渐增加进食量,避免进食不易消化吸收的食物,以免引起腹泻而诱发移植物抗宿主病。④烹饪食物时注意手卫生,选取新鲜食物,烹饪方法以蒸煮为主,生熟分开。

2）用物准备：家属严格按照入室前的用物清单准备用物，不得随意更改，装食物用的餐具必须选用微波炉专用的。

3）家属健康：家属应注意个人卫生，克服不良生活习惯，加强身体锻炼，劳逸结合，避免劳累，保证身体健康，如有身体不适，如感冒、发热、咳嗽等，请更换其他身体健康家属负责患者的饮食。

（柴燕燕　曹兰艳）

第 三 章

造血干细胞移植前的准备

▶ 第一节　医务人员的准备

　　拟行造血干细胞移植（HSCT）前,移植团队首先需要按照特定的流程对受者、供者进行全面的身体评估,以确定患者是否为合适的受者及最佳供者。其次,还需完善一系列准备工作,如移植前谈话、签署知情同意书、制订受者及供者治疗计划、患者移植前宣教等,从而让医患双方做好充分准备,保障移植的顺利进行。

一、受者的选择和评估

1. 受者的选择

（1）受者应具备的条件

1）年龄 <55 岁,自体移植年龄可超过 60 岁。

2）全身一般健康状况良好。

3）无心、肺、肝、肾疾病及重要脏器损害。

4）无严重未控制的感染。

5）无严重的精神障碍史。

（2）移植时机

1）急性淋巴细胞白血病高危组和急性非淋巴细胞白血病在第一次完全缓解（the first complete remission,CR1）后。

2）低危组急性淋巴细胞白血病在第二次完全缓解（the second complete remission,CR2）后。

3）慢性粒细胞性白血病在慢性期的早期（发病 1 年以内）。

4）重型再生障碍性贫血应尽早移植。

5）其他恶性肿瘤主张在肿瘤负荷最小时进行,如在手术切除肿瘤组织、化疗缓解后或放疗后。

（3）移植类型选择：根据 HSCT 的类型，可将受者分为 3 组：适合选择清髓性预处理方案的 HSCT 受者、适合选择非清髓性或减低强度预处理方案的 HSCT 受者、适合选择自体移植者。自体移植的干细胞来源于患者本人，与异基因 HSCT 相比，自体移植适用人群广、移植相关并发症发生率和死亡率较低、移植相关费用相对较低。缺点是自体移植的干细胞来源于患者本人，植入的干细胞中可能潜藏有肿瘤细胞，缺乏移植物抗肿瘤作用，其移植后疾病复发率较高。异基因移植的干细胞来源于亲属或无关供者，包括骨髓血、外周血和脐血。HSCT 患者移植类型的选择和思考见图 3-1。

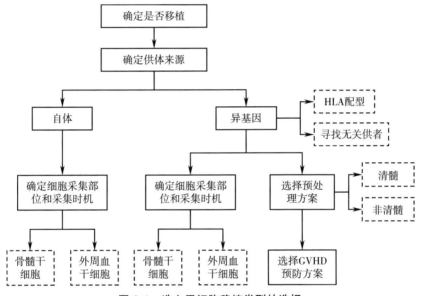

图 3-1 造血干细胞移植类型的选择

2. 受者的评估

（1）病史：原发病诊断时的情况，尤其是病理、细胞遗传学、分子标记、疾病进程以及其他髓外疾病的情况。

（2）原发病情况：门诊诊断、治疗及用药情况。

（3）机体功能状况：采用卡氏功能状态（Karnofsky performance status，KPS）评分进行评估。

（4）生育情况：女性患者询问月经史和生育史，男性患者病变有无侵犯生殖系统。

（5）营养状况：评估受者一般营养状况是否良好，有无营养不良。

（6）实验室检查：拟行 HSCT 的患者，移植团队要尽可能地获取可能影响移植过程和移植效果的信息，通知受者完善各项身体检查，做好移植前的各项评估。拟行 HSCT 的受者常规检查项目见表 3-1。

表 3-1 受者移植前推荐检查项目

项目	具体内容
常规	血常规、尿常规、粪常规、粪隐血试验及痰培养
血液检查	肝功能、肾功能、电解质、血脂、空腹血糖、凝血功能检测、ABO 血型及 Rh 血型、输血前检查、LDH、血尿淀粉酶、血 β-HCG（女性患者）
免疫功能	免疫全套、PPD 筛查
骨髓穿刺	涂片、骨髓活检、染色体、细胞学检查、流式测微小残留病变、融合基因定量（既往有融合基因异常者）
腰椎穿刺	腰椎穿刺和鞘内注射（已缓解的恶性血液病患者）
HLA 配型	高分辨配型、PRA、KIR 配型、细胞因子多态性检测
脏器功能	头部 CT、肺部 CT、肺通气 + 弥散功能检查、心功能、心电图、心脏 B 超、肝胆脾腹膜后 B 超、双肾 B 超
病毒学病原检查	CMV、EBV、梅毒螺旋体（梅毒）、弓形虫、HBV、HCV、HAV、HIV-I、HIV-II、HTLV-I、HTLV-II、HSV-I、HSV-II、VZV、TB
专科会诊	五官科检查、普通外科、妇产科
其他	镰形细胞分析测试、疾病再分期、长期及反复输血史者查铁蛋白定量

注：LDH（lactate dehydro-genase），乳酸脱氢酶；HCG（human chorionic gonadotropin），人体绒毛膜促性腺激素；PPD（tuberculin purified protein derivative），结核菌素纯蛋白衍生物；PRA（panel reactive antibody），群体反应性抗体；KIR（killer immunoglobulin-like receptor），自然杀伤细胞免疫球蛋白样受体；CMV（cytomegalovirus），巨细胞病毒；EBV（epstein-barr virus），EB 病毒；HBV（hepatitis B virus），乙型肝炎病毒；HCV（hepatitis C virus），丙型肝炎病毒；HAV（hepatitis A virus），甲型肝炎病毒；HIV（human immunodeficiency virus），人类免疫缺陷病毒；HTLV（human T-cell lymphotropic virus），人类嗜 T 淋巴细胞病毒；HSV（herpes simplex viru）单纯疱疹病毒；VZV（varicella-zoster virus），水痘 - 带状疱疹病毒；TB（tubercle bacillus），结核分枝杆菌。

（7）移植前的护理评估：HSCT 受者移植前的护理评估项目见表 3-2。

表 3-2 造血干细胞移植受者移植前的护理评估

项目	具体内容
一般情况	受者的年龄、职业、单位、职务、民族、文化程度、宗教信仰、住址、家庭成员、受者在家庭中的地位和作用
精神情感状况	受者对疾病的认知,对移植的接受程度,精神及情绪状态,人格类型,感知和辨认能力,对压力的反应,对自己目前状况的看法和自我形象概念等,家属的社会支持情况

续表

项目	具体内容
生殖系统	女性受者询问月经史、分娩史
环境状况	受者有无安全感,是否有交叉感染的环境因素
感觉状况	有无视、听、嗅、触、味觉障碍,有无恶心、呕吐
运动神经状况	行动是否方便,日常生活活动是否受到限制,关节有无畸形,肌肉有无萎缩,走路是否需要借助拐杖、轮椅等
营养状况	受者肥胖还是消瘦,有无体重增加或减轻,饮食习惯和喜好,有无偏食,胃肠道有无手术史,检查或服药对食欲有无影响
排泄状况	排便习惯与规律,目前有无改变,引起改变的可能原因,哪些方法有助于正常排泄,最近有无其他特殊问题如大小便失禁、便秘、腹泻等
水、电解质平衡状况	正常摄入及排泄情况,有无特殊方面的问题影响正常摄入,有无多饮或不饮等
循环状况	脉搏的速率、强弱、节律,心音是否正常,心率与脉率是否一致,血压是否正常,观察指甲、皮肤以了解末梢循环
呼吸状况	呼吸频率、节律、呼吸音,体位对呼吸的影响,有无肺部感染史等
体温状况	患者对体温的主诉,测量体温以了解基础体温,患者出汗的时间和方式、有无盗汗
皮肤状况	皮肤的颜色、弹性、完整性,有无出血点和瘀斑
舒适和休息状况	不舒适的原因,哪些措施可使患者感到舒适,患者睡眠是否足够,借用何种方法可以帮助睡眠

3. 受者进入空气层流无菌病房前的健康指导

(1)受者进入空气层流无菌病房前 1d,护士借助图文材料、视频等方式,向患者及其家属介绍移植团队成员,讲解空气层流无菌病房的环境、移植的流程、各项准备工作、护理配合、送餐及探视制度等。

(2)确保患者建立中心静脉通路,做好导管的维护指导。

(3)做好移植前的心理护理工作,缓解其焦虑、恐惧情绪。

二、供者的选择和评估

除了 HLA 配型情况,移植团队还需要综合考虑供者的性别、年龄、基础疾病等因素,为受者选择最佳供者,同时,也要确保供者的安全性、采集到的造血干细胞(HSC)产品的安全性以及知情同意。因此,移植团队要做好移植前供者的评估和体检,避免相关危险因素带来的不良后果。

1. 供者的选择

（1）人类白细胞抗原（HLA）配型：指供者和受者的人类白细胞抗原是否一致。HLA配型的目的就是尽量避免供者和受者的细胞之间相互攻击，避免移植后发生排斥反应和GVHD等并发症。

异基因HSCT受者与供者之间的HLA相合程度是决定HSCT成功的最重要因素，HLA是一种人的异种异体抗原，系个体性的标记，表示细胞是"自我"或"非我"的，它的抗原是人类6号染色体短臂p21区上一系列紧密相连基因复合体编码的细胞膜分子。双亲向子代遗传通过单体型进行，因此，亲缘供者中，父母子女之间的HLA基因匹配通常为半相合，同胞兄弟姐妹间约75%的概率可作为供体。目前已发现的HLA基因包括3个区域（Ⅰ、Ⅱ、Ⅲ类）仅Ⅰ、Ⅱ类基因约32个，其等位基因约155个以上，因此HLA的表现型相当复杂和庞大，推测至少在4×10^{18}以上，大大超过了整个地球人口的总和，因此，在无血缘关系的人群中找到HLA完全相合者几乎是不可能的。关于供者的选择，优先选择HLA配型相合的同胞供者；若无全相合，则选择亲缘本相合者；若无法匹配合适的亲缘供体，则在中华骨髓库无关供者中选择HLA基因匹配的位点数目较高者或选择脐血干细胞。不同受者、供者之间组织相容性相合关系见表3-3。

表3-3 不同受者、供者之间组织相容性相合关系

供者来源	HLA 抗原	HLA 抗原亚型	HLA 之外的 MHC	次要座位
孪生同胞	=	=	=	=
HLA 基因型				
相合同胞	=	=	=	25%
HLA 部分				
相合亲属	=	≠	≠	≤25%
HLA 表型				
相合无关供者	=	≠	≠	≠

注：MHC（major histocompatibility complex or system），主要组织相容性复合体。

（2）巨细胞病毒（cytomegalovirus，CMV）：若受者CMV血清学检查为阴性，则尽可能选择CMV阴性的供者；若受者CMV血清学检查为阳性，接受去除T细胞的异基因干细胞移植，因供体的CMV免疫可能有助于患者免受CMV感染，所以选择CMV血清阳性的供体可能更为适宜。

（3）ABO血型和Rh血型：对于骨髓移植，若血型不合，则需要对干细胞采

集物进行一定处理,去除红细胞,以降低血管内溶血的风险。许多研究表明,ABO 血型和 Rh 血型不合并不影响移植的结果。

(4)性别:供体及受体的性别是影响移植效果的重要因素之一。研究显示,当男性受者接受女性供者的干细胞移植时,GVHD 的风险增加,移植相关死亡率更高。

(5)孕产情况:经产妇接触过子宫内的胎儿抗原,其 HLA 特异性抗体的水平较高,因此,尽可能避免选择经产妇作为供体;孕妇和哺乳期妇女也不宜捐献 HSC。

(6)年龄:低龄是 HSCT 预后的有利因素,随着供者年龄的增长,急、慢性 GVHD 的风险更高,总体生存率更低。

(7)老年供者:老年供体存在健康问题的可能性较大,因此对于 55 岁以上的供者应进行额外检查,以减少供者来源的疾病传递给患者的风险,同时也确保供者的安全。非必要情况下,不建议选择 55 岁以上的高龄供体。

(8)自体供者:自体供者一般不存在因 HLA 差异而引起移植物抗宿主反应,主要问题是移植中应不含缺陷的 HSC,包括已恶变的肿瘤细胞或遗传性基因缺陷。

2. **供者的评估** 确定移植类型和选定合适供者后,需在移植前的 1 个月内对其进行全面的身体检查和健康评估,内容包括现病史、既往史、血液学检测、体格检查、传染病检测,免疫性疾病及肿瘤性疾病的筛查等,以及身体状况是否能耐受粒细胞集落刺激因子(G-CSF)动员、麻醉和骨髓采集等。

(1)病史:现病史、既往史、过敏史、家族史、吸烟史、饮酒史、外科手术史、献血史、输血史、疫苗接种史、目前用药情况、近期有无肺部感染情况,女性供者询问月经史、生育史。

(2)实验室检查:根据供者情况选择合适的检查项目,骨髓供者还需完善口腔、气道和髂峰的评估以及呼吸、心血管、神经和肌肉系统等的检查。HSC 供者实验室检查的推荐内容见表 3-4。

表 3-4 造血干细胞供者实验室检查内容

项目	具体内容
常规	血常规、尿常规、粪常规、粪隐血试验及痰培养
血液检查	肝功能、肾功能、电解质、血脂、空腹血糖、凝血功能检测、ABO 血型及 Rh 血型、输血前检查、血 β-HCG(女性患者)
脏器功能	肺部 CT、心功能、心电图、肝胆脾腹膜后 B 超、双肾 B 超
病毒学病原检查	CMV、EBV、梅毒螺旋体(梅毒)、HBV、HCV、HAV、HIV-I、HIV-Ⅱ

续表

项目	具体内容
其他	镰形细胞分析测试、妊娠试验、儿童供者或体重低于受者考虑行铁代谢检查（血清铁、总铁结合力、铁饱和度、铁蛋白）、营养状态

（3）护理评估

1）一般健康状况评估：HSCT 供者以年龄在 18~30 岁，身体素质较好者为宜。一般要求身体健康，精神状态正常，无严重心、肺、肝、肾疾病及血液传播性疾病，无遗传性、先天性疾病，无严重或未被控制的感染。

2）实验室检查结果：促进供者完善各项实验室检查和专科检查，评估有无异常状况。

3）心理状况评估：无关供者的心理状况与其捐赠的驱动力和目的有关，与无关供者相比，亲缘供者的情感和身体压力较大。供者心理评估主要关注其目前担忧和关心的问题，以判断其是否需要进一步的心理支持。

4）睡眠及排泄状况评估：评估供者睡眠状况和大、小便情况。

5）外周血 HSCT 供者还需评估其血管条件。

3. 动员前的健康宣教

（1）入院后的供者动员和采集的护理配合。

（2）介绍动员剂的使用方法和注意事项。

（3）根据 HSC 采集的部位，讲解相应的流程及注意事项。

（4）动员和采集过程中可能出现的不良反应及处理。

（5）采集完毕后的注意事项。

三、移植前的知情同意和临床核查

首先，移植团队要为患者及家属提供充分的信息，包括移植的原因、移植过程、移植方案、治疗安排、可能的不良反应及预后等。通过充分的沟通和解释，使其做出知情决定，签署一系列知情同意书后方可开展 HSCT。其次，移植团队可以根据自己中心的情况和工作流程，建立一系列移植前的核查表，以确保每位患者移植前准备工作均已完善。

1. 移植前受者的知情同意

（1）手术同意书，见附录一。

（2）中心静脉导管置管知情同意书，见附录二。

（3）异基因造血干细胞移植知情同意书，见附录三。

（4）自体造血干细胞移植知情同意书，见附录四。

（5）自体造血干细胞采集知情同意书，见附录五。

（6）放疗知情同意书，见附录六。

（7）输血同意书，见附录七。

2. 移植前供者的知情同意　HSC 供者在捐赠前必须提供书面的知情同意书，移植团队针对知情同意的内容对其进行沟通解释和必要的健康宣教。异基因外周血造血干细胞采集知情同意书，见附录八。

3. 移植前的临床核查　核查表的制订与实践是为了协助移植团队确保各项准备工作已准备就绪，也是保障移植过程顺利进行的重要工具。HSCT 患者移植前的核查清单见表 3-5。

表 3-5　造血干细胞移植前医务人员核查清单

编号	核查项目	是否完成	
1	受者初步治疗计划	□ 是	□ 否
2	移植的资金预算	□ 是	□ 否
3	供、受者的 HLA 配型*	□ 是	□ 否
4	初步确定的移植日期	□ 是	□ 否
5	受者的预处理方案*	□ 是	□ 否
6	供者知情同意，签字*	□ 是	□ 否
7	供者病史采集、查体和体检*	□ 是	□ 否
8	受者知情同意，签字	□ 是	□ 否
9	受者移植前各项检查	□ 是	□ 否
10	供者所用的细胞生长因子	□ 是	□ 否
11	供者的动员和采集计划 / 方案	□ 是	□ 否
12	住院时的床位安排	□ 是	□ 否
13	外周静脉置管	□ 是	□ 否
14	中心静脉置管	□ 是	□ 否
15	最终治疗方案的书面文件	□ 是	□ 否
16	主治医师共同签字	□ 是	□ 否
17	护理健康教育	□ 是	□ 否
18	确定移植方案	□ 是	□ 否
19	预先与患者进行沟通讨论	□ 是	□ 否
20	签署知情同意书	□ 是	□ 否

续表

编号	核查项目	是否完成
21	实施前面对面沟通、交流和确认	□ 是　□ 否
22	病史和体检数据的审核和确认	□ 是　□ 否

注:* 异基因移植核查项目。

▶ 第二节　移植前受者、供者及家属准备

一、供者的准备

1. **身体准备**

（1）饮食:移植前 1 个月宜进食高热量、高蛋白、高维生素饮食,以增强体质,补充机体营养。

（2）有吸烟和 / 或饮酒史者,需禁烟、禁酒。

（3）休息与活动:保持良好的生活作息和充足睡眠,适当运动锻炼,注意预防受凉和感冒。

（4）心理:保持良好的心理状态,避免紧张和焦虑情绪。

（5）根据供者机体情况,遵医嘱提前服用钙剂和维生素 D 等药物。

（6）女性供者注意避免妊娠,如遇月经期须告知医生。

2. 配合移植团队完成病史资料收集和各项身体及实验室检查。

3. 充分沟通,了解移植前谈话内容后,签署知情同意书。

4. 拟行骨髓干细胞采集术的供者,配合移植团队完成备血。

5. 完善常规入院前的一般准备,保持良好的饮食和睡眠,以轻松心态迎接移植。

二、受者的准备

1. **身体准备**

（1）排除潜在感染:完善各项专科会诊,以清除潜在的身体局部的感染灶,如沙眼、龋齿、痔疮和肛裂等。

（2）完善各项检查:按要求完成各项血清学检测和心、肺、肝、肾等重要脏器的检查和评估。

2. **皮肤准备**

（1）药浴前准备:患者入空气层流无菌病房当天修剪指、趾甲,剃净毛发,取下金银首饰、手表等非必需品,清洁洗澡后,更换干净病员衣裤,准备药浴。

（2）2% 葡萄糖酸氯己定药浴

1）将浴池清洗干净后使用 75% 乙醇溶液擦拭消毒，然后放入约 50L 2% 葡萄糖酸氯己定药浴液，水温为 38~45℃，具体温度可因人因时而定。

2）药浴前采用 0.05% 氯己定药液棉签清洁外耳道、耳郭和双侧鼻腔。

3）患者全身浸泡于药浴水中，头部敷以药浴液毛巾，交替采用仰卧、左侧卧、右侧卧和俯卧姿势以充分浸泡身体各个部位，同时注意充分清洗腋下、脐部、腹股沟及会阴部等皮肤皱褶处。

4）彻底药浴 15~20min 后更换无菌衣裤、防滑拖鞋。

5）于头部、腋下、胸前、脐部和会阴部 5 个部位进行采样培养，合格后方可进入空气层流无菌病房。

（3）药浴时的注意事项

1）药浴前嘱患者适当口服糖水，防止低血糖。

2）药浴时注意保暖，维持室温在 24~26℃，水温根据患者个体耐受情况、室温和季节的变化等调节，保证水温适宜。

3）药浴消毒要彻底浸泡患者身体各个部位，皮肤皱褶处如颈部、腋下、腹股沟等用毛巾擦拭。

4）患者若有皮肤破损、未愈合的骨髓穿刺针眼以及携带各类导管，局部可敷以无菌塑料薄膜，药浴完毕后立即更换敷料。

5）嘱患者在药浴时或药浴后，双手及身体各部位避免触摸非清洁区域。

6）告知患者呼叫器的使用方法和位置，药浴时，护理人员不能离开，注意询问患者是否有头晕、恶心等不适反应，发现问题及时处理，保障患者安全。

7）指导患者药浴结束后，要缓慢坐起，以免出现直立性低血压。

3. 中心静脉置管 至少准备 1 条中心静脉血管通路，已留置了较长时间的导管不可带入空气层流无菌病房。

4. 心理准备 HSCT 前患者需要做好心理准备。

（1）了解有关知识、正确认识疾病：患者自己对疾病要有正确的认识，要了解一些 HSCT 基础知识，认识到 HSCT 技术目前已取得了明显成效，相关疾病也不再是绝症。向患者及家属讲解 HSCT 的主要过程，适时讲解相关配合要点，使患者正确认识 HSCT。

（2）勇于面对现实，树立坚定信念：可请移植成功的患者与待移植患者沟通交流，帮助患者解除顾虑，坚定信心。

（3）提高心理素质，善于自我调节：HSCT 患者的心理状态呈阶段性变化，往往复杂且矛盾，患者既留恋美好的生活、对未来充满希望，又不堪忍受疾病的折磨和治疗的不良反应，容易失去勇气和信心。所以当患者焦虑、抑郁时，可以帮助患者寻求可能的社会支持，同时可向患者介绍医护团队的素质和业务水平,增强患者的信任感和安全感。

5. **物品准备**

(1)物品清单:患者进入空气层流洁净室后,会在无菌环境中生活较长时间,因此需要准备好生活用物。患者入室所需的物品清单见表3-6。

(2)物品消毒:患者自身用物尽可能少而精,布、瓷、金属类物品用双层包布包好,经高压蒸汽灭菌后,逐层打开包进入空气层流无菌病房;不能经高压蒸汽灭菌的物品可以采用0.05%健之素溶液浸泡消毒,或用环氧乙烷消毒,或用紫外线照射消毒。

表 3-6 HSCT 患者入室前需准备物品

物品名称	数量	特殊要求
大号不锈钢脸盆	2 个	坐浴用,直径 40cm 左右
中号不锈钢脸盆	2 个	洗脚用,大小介于大号、小号盆之间
小号不锈钢脸盆	2 个	洗脸用,直径 28cm 左右
不锈钢盆	1 个	接呕吐物用,直径 23~24cm,深度 15cm
中号毛巾	9 条	分别绣上名字及编号,以便区分用途
软毛牙刷	2 把	长度必须 <18cm,成人使用成人专用的
不锈钢中号饮水杯	2 个	饮水用
微波炉专用塑料杯	3 个	用于刷牙、漱口等
微波炉专用饭盒及勺子	数个	提前清洗、煮沸消毒
全新塑料拖鞋	1 双	质地软、无按摩功能、防滑、禁用人字拖
棉质前系扣睡衣	1 件	开衫睡衣方便中心静脉导管的管理
指甲刀	1 把	
卷筒卫生纸	10 卷	
新开水瓶	1 个	
大号背心塑料袋	数个	透明白色均可
全新电动剃须刀	1 个	男性患者按需准备
整包卫生巾	适量	女性患者按需准备
帽子、口罩、袜子	适量	

三、家属的准备

1. 做好移植期间的医护配合

(1)协助患者完成各项医学检查。

（2）负责患者移植期间的治疗沟通,协助医务人员完成必要的治疗和检查任务。

2. 做好患者的后勤保障

（1）了解病区的工作规则制度,为患者准备和传递食物和所需用物。

（2）为患者准备营养可口的食物,做好饮食的清洁与消毒工作。

（3）安慰和鼓励患者,做好患者移植期间的心理支持。

▶ 第三节　空气层流无菌病房的准备

空气层流无菌病房的建立是为了能够消除空气中的尘粒及细菌,为患者提供一个无菌化环境。因此为了给患者提供良好的无菌化环境,工作人员要提前1周对病房通风系统进行规范化处理,对病房环境、室内设施和物品进行彻底清洁和消毒,空气及物品经细菌培养检测达标后方可使用。尽管高效过滤器可以清除空气中97%以上直径大于0.3μm的尘埃粒子,有效地控制细菌和真菌数量,但没有灭菌功能。因此,要进一步进行彻底消毒和灭菌,达到基本无菌。空气层流无菌病房内的一切物品均要避免脱粒、脱屑造成环境污染,同时还要易于高效灭菌,如桌、凳、坐便器等可选用铝合金、塑料,床垫、枕垫可选用海绵材质,易于浸泡消毒。只有彻底清除了这些物体表面的微生物,才能防止它们随着医护人员的活动以及空气流动扩散,污染空气,增加患者呼吸道感染的发生率。

一、空气层流无菌病房的环境准备

1. 病房空气洁净度测试　按相关要求行空气采样合格后方可收治患者。

2. 房间及物品的消毒

（1）擦拭消毒:为认真、彻底做好病房内的清洁消毒,需要提前1d使用1 000mg/L含氯消毒液进行室内擦拭消毒,认真擦拭房间内所有墙壁、天花板、地面、门窗、桌椅、治疗车、床、电视机、电话机、探视机、呼叫设备、马桶等。拖鞋清洗干净后使用1 000mg/L含氯消毒液浸泡消毒30min后晾干。被服、隔离衣等布类物品压力蒸汽灭菌。

（2）床单位的消毒:床垫使用床单位臭氧消毒机消毒,棉絮、枕芯则选用压力蒸汽灭菌。

3. 空气及物表细菌培养　行空气和物表取样培养,符合要求方可迎接患者入住。

二、空气层流无菌病房的物品准备

1. 医疗物品准备　包括已消毒的血压计、体温计、血糖仪、血氧饱和度监测仪、体重秤、紫外线灯和微波炉;已消毒灭菌处理的止血带数根、隔离衣2件;另备3个洗脸盆和3条毛巾,打包后压力蒸汽灭菌备用;消毒剂:含氯消毒剂、氯己定溶液(洗必泰)、碘伏、75%乙醇溶液。

2. 药品准备

(1)预处理用药:根据患者预处理方案准备,如白消安、环磷酰胺、阿糖胞苷、依托泊苷、卡莫司汀、美法仑、噻替哌、氟达拉滨、硼替佐米、甲氨蝶呤、抗人胸腺细胞球蛋白(ATG)、环孢素、他克莫司、美司钠、亚叶酸钙等。

(2)抗生素类:甲复方磺胺甲噁唑、庆大霉素、盐酸莫西沙星、氟康唑、妥布霉素、红霉素等。

(3)抗病毒药:更昔洛韦等。

(4)预防 GVHD 药:甲氨蝶呤、环孢素、ATG、泼尼松、甲泼尼龙等。

(5)刺激骨髓造血细胞恢复药:注射用重组人粒细胞巨噬细胞刺激因子、重组人粒细胞刺激因子注射液等。

(6)止血药:酚磺乙胺、氨基己酸、氨甲苯酸等。

(7)预防肝静脉阻塞症的药品:前列地尔、复方丹参液、螺内酯等。

(8)其他常用药品:维生素 C、复合维生素 B、还原型谷胱甘肽、复方氨基酸、脂肪乳剂、人血丙种球蛋白、10% 氯化钾注射液、5% 碳酸氢钠、呋塞米等。

3. 患者生活物品准备　移植的时间较长,患者及家属需在患者进入空气层流无菌病房前准备好所需的生活物品,以方便患者移植期间的生活起居。造血干细胞移植患者生活物品准备清单见附录九。

(高磊　刘娅)

第 四 章

造血干细胞的动员和采集

造血干细胞(HSC)是存在于造血组织中的多能干细胞,是各种血液细胞与免疫细胞的起始细胞。骨髓曾是异基因造血干细胞移植(HSCT)的唯一移植物来源,自 1995 年,外周血祖 / 干细胞的作用逐渐显现,外周血干细胞因操作便利、造血功能恢复较快以及细胞产品受肿瘤污染风险低等优点,成为目前 HSCT 主要的干细胞来源。HSC 的采集主要来源于骨髓、外周血和脐血,不同的采集方法有其各自的优缺点。HSC 的动员和采集在移植团队、供者、受者充分沟通、知情同意后方可开始。理想的动员方案不仅需要采集到足够的目标干细胞数量,还应尽量减少采集次数、降低采集费用和避免相关并发症的发生。干细胞的采集需要有标准的流程,并建立相关质控体系,以确保所采集产品的安全性。

▶ 第一节 外周血干细胞的动员和采集

细胞治疗认证委员会(FACT)编制的《细胞治疗通用标准》为进行细胞移植和治疗的人员、程序以及设施等提供了基础的指导方针和技术服务。造血干细胞治疗的资格认证要符合造血细胞治疗产品收集、处理和应用的 FACT-JACIE 国际标准。该标准目前已更新至第 8 版,标准的核心要求所有采集和处理设施等遵循全面的质量管理计划,包括明确的组织结构、人员要求、过程和流程的制订、协议、结果分析和产品功效、审计、不良事件的管理、阳性微生物结果产品的管理、产品跟踪以及特殊情况下对关键程序、试剂、供应品、设施和设备进行验证和鉴定等。

一、外周血干细胞的动员

正常情况下,人外周血中干细胞集落形成单位含量很低,不能满足移植的需求。为了采集到足够的 HSC 数量,临床会利用一些化疗药物和 / 或造血生长因子等来增加外周血中造血干/祖细胞的数量,这一过程被称为外周血干细胞的动员。

1. 外周血干细胞的动员的机制

(1)改变或阻断造血干/祖细胞黏附分子的表达。

(2)骨髓基质或窦内皮细胞的功能完整性发生改变,这可能导致细胞跨血液骨髓屏障的迁移失去控制。

(3)增加细胞的增殖或抑制其凋亡,从而干扰造血干/祖细胞的群体动力学,使得造血干/祖细胞溢出到外周血中。

2. 外周血干细胞的动员方案 临床上外周血动员的方法包括单独或联合使用化疗药物、造血细胞生长因子、化疗联合造血细胞生长因子以及一些新型动员剂等,其中集落刺激因子是目前最为广泛应用的动员剂。

(1)化疗药物:缺乏细胞因子的年代,化疗是主要的动员方式,常用的药物有环磷酰胺、依托泊苷、阿糖胞苷等,其中环磷酰胺最为常用。化疗药物作为动员剂,其动员机制是在杀灭肿瘤细胞的同时也损害了正常 HSC,但是正常造血细胞的恢复快于肿瘤细胞,使 HSC 发生反馈性增生。大剂量化疗可以作为对化疗敏感的恶性肿瘤患者的动员方法,可单独大剂量应用某一种药物或联合应用多种药物。

(2)造血细胞生长因子:粒细胞集落刺激因子(G-CSF)、粒细胞巨噬细胞集落刺激因子(GM-CSF)是临床常用的造血细胞生长因子,以 G-CSF 最为常见,可以单药或联合使用,给药方式主要为皮下注射,也有少数采用静脉途径给药。迄今为止,尚缺乏足够证据建立造血细胞生长因子的最佳动员方案。

1)G-CSF 和 GM-CSF 的剂量:各中心差异较大,从 $3\mu g/(kg \cdot d)$ 至 $24\mu g/(kg \cdot d)$ 不等,但与静态比较都可以明显提高循环中的 $CD34^+$ 细胞数、$CD34^+$ 细胞峰值或者粒-巨噬系造血祖细胞(granulocyte-macrophage colony forming unit,CFU-GM)数量。其动员效果与剂量成正相关,高剂量 G-CSF 可以采集到更高的 $CD34^+$ 细胞数,减少采集次数。

2)G-CSF 单次给药与分次给药:健康供者每日给予的 G-GSF 总量为 $10\mu g/kg$,可每日 1 次或每日分 2 次给药,分次给药的动员效果更好,可减少单采的次数。但也有研究结果显示,单次给药和分次给药并无明显差异,因此,目前临床上采用这两种方式均可。

3)GM-CSF 动员:GM-CSF 也可以单独用于干细胞的动员,但其动员 $CD34^+$ 细胞的作用较弱,其植入时间晚于 G-CSF 动员。目前 GM-CSF 已很少单独用于健康供者的动员。

4)G-CSF 联合 GM-CSF 动员:研究证实 G-CSF 与 GM-CSF 序贯动员的方案优于同时应用 G-CSF 和 GM-CSF,也优于任意一种细胞因子单独用药,但有些研究的结果未能证实各种用药方式之间存在差异。还有尝试应用 G-CSF 联合 IL-3 或 IL-12 等细胞因子来优化动员方案的报道。但是这些细胞因子仅处于临床试验阶段,未能证实优于 G-CSF 或者 GM-CSF。

5）聚乙二醇化重组人粒细胞集落刺激因子（PEG-rhG-CSF）:PEG-rhG-CSF 是一种长效 G-CSF,主要用于儿童患者的动员。其血浆半衰期长达 33h,用一剂即可获得满意的动员效果,不像普通 G-CSF 一样每日用药。其动员效果与普通 G-CSF 没有明显差异,安全性相似,有约 1/4 患者存在动员失败的可能。

6）红细胞生成素:有研究认为红细胞生成素（erythropoietin,EPO）受体被激活后能增加抗凋亡蛋白,从而正向影响干细胞生存,因此可以增加动员效果,可考虑与 G-CSF 或 GM-CSF 联合使用,但该结论还需要更多临床研究予以证实。

（3）化疗联合细胞因子:可考虑用于异基因移植患者。化疗联合细胞因子的动员方案优于单独应用细胞因子或者单独化疗,多用于肿瘤患者,如淋巴瘤、白血病、骨髓瘤等,但化疗方案、用药剂量以及细胞因子的种类和剂量等各不相同。对于化疗后何时开始应用 GM-CSF 效果最佳,目前尚无定论,有的研究建议在化疗停止后即开始应用,也有研究建议在白细胞降至低点时再开始注射。

（4）其他细胞因子的应用:除 G-CSF 与 CM-CSF 外,其他细胞因子如人类造血干细胞因子（SCF）、FLt3 配体、重组人血小板生成素（rhTPO）、IL-1、IL-3、IL-8、人巨噬细胞炎症蛋白（MIP-Ict）等尝试用于干细胞动员,但由于动员效率较低或不良反应较大,临床应用经验较少。一些新型动员剂如 AMD-3100 也已经尝试应用于健康供者、非霍奇金淋巴瘤和多发性骨髓瘤患者。

3. 外周血干细胞再动员

（1）动员失败的标准:5%~30% 的患者初次动员失败,即采集 CD34$^+$ 细胞少于（2~2.5）× 10^6/kg,动员不佳的判断标准见表 4-1。

表 4-1　动员不佳的判断标准

确证动员不佳	预计动员不佳
外周血 CD34$^+$ 细胞峰值 <20/μL CD34$^+$ 产物 <2 × 10^6/kg	主要标准: 　曾接受细胞毒化疗 　骨髓曾接受放疗 　曾经发生采集失败 次要标准: 　疾病处于进展期 　难治性疾病

续表

确证动员不佳	预计动员不佳
	动员时骨髓广泛受累
	动员时骨髓容积 <30%
	年龄 >65 岁

（2）动员失败的处理：初次动员不佳或失败的供者，需再次动员，可采取的策略包括增加化疗药物剂量、增加造血生长因子的剂量、联合使用细胞因子、加用骨髓采集、延长末次化疗与计划动员之间的间隔时间以及应用新型动员剂等。研究表明，增加造血生长因子的剂量，没有明显增加其毒性反应。健康供者的 G-CSF 的剂量 ≥8μg/kg，每天 2 次时，会导致骨痛、头痛和乏力症状。

二、外周血干细胞的采集

采集是指任何技术或来源获取和标记细胞治疗产品的程序。

1. 外周血干细胞的采集原理　外周血干细胞的采集与成分血的采集技术类似，即用血细胞分离机将患者外周血分离成不同组分，采集其中富含动员的外周血干细胞的单个核细胞层。

2. 外周血干细胞的采集时机　外周血干细胞最佳监测和采集时机主要根据供者外周血液循环的 CD34[+] 细胞数来确定。CD34 是指由 1%~2% 的正常骨髓单核细胞表达的 115kD 糖蛋白抗原，可用标准化的 CD 分子识别特异性单克隆抗体（抗 -CD34）。移植成功的定义为移植后 14d 内，中性粒细胞和血小板恢复至足够的数量，需要采集 CD34[+] 细胞 ≥（2~2.5）× 10^6/kg 的移植物。不具备标准的外周血 CD34[+] 细胞实时监测技术者，可每日监测供者的血常规。

（1）单用细胞因子动员：采集时机相对固定，即连续用药 4~6d 后，外周血中 CD34[+] 细胞数量达到高峰，较静止期升高 15~35 倍，到第 7 天时开始逐渐下降。因此，单用细胞因子进行动员的患者多于第 4 天开始监测 CD34[+] 细胞数，第 5 天开始采集。

（2）化疗联合细胞因子动员：多于化疗结束后 2~3 周进行采集，但是由于化疗所带来的骨髓抑制期长短不等，具体采集时间常常发生变化，较难预测具体时机。目前认为最理想的采集时机为外周血 CD34[+] 细胞数量 ≥20 个 /μL。

（3）其他参考指标：①白细胞计数与 CD34[+] 细胞成显著正相关，当白细胞计数恢复至 ≥5.0 × 10^9/L 及血小板计数恢复至 ≥50 × 10^9/L 时可开始采集。②单个核细胞数也与 CD34[+] 细胞成显著正相关，当其计数上升至 ≥1.5 × 10^9/L 时可开始采集。

3. 外周血干细胞的采集量　与自体 HSCT 不同，异基因 HSCT 除与干细胞数量相关外,还与预处理方案的组成、供者与受者人类白细胞抗原(HLA)配型相合程度、移植物细胞组分和比例,以及 GVHD 预防方案等因素密切相关。关于干细胞的剂量阈,临床上常用的评价标准包括:

(1)外周血单个核细胞:一般为$(6\sim8)\times10^8/kg$,但也有输入$(1.3\sim1.9)\times10^8/kg$ 而取得移植成功的报道。意义是能较为客观地测定单个核细胞内所含 HSC 及各阶段祖细胞数,无须特殊仪器,计量方法方便简单,但由于干细胞含量高低不等,有时难以直接反映植活情况。

(2)CD34$^+$ 细胞数:目前界定的稳定植入 CD34$^+$ 细胞最低阈值范围为$(1\sim3)\times10^6/kg$,常用标准为 $2\times10^6/kg$。理想的 CD34$^+$ 细胞数为$(4\sim6)\times10^6/kg$,这一标准同样适用于儿童患者。研究证实,提高输注的 CD34$^+$ 细胞数,可以使患者获得更为迅速的中性粒细胞和血小板植入,而且能够减少输血、抗感染等支持治疗。并且,输注 CD34$^+$ 细胞数较高的患者较输注数低的患者,有更好的无病生存率和总生存时间。但也有研究认为,提高 CD34$^+$ 细胞数并不能改变中性粒细胞和血小板的中位植入时间,但可以减少延迟植入的患者比例。因此,在许多移植中心进行采集时,更倾向于达到最佳 CD34$^+$ 细胞数,而非最低标准。

(3)琼脂半固定法 CFU-GM 集落培养:CFU-GM 一般需$(15\sim50)\times10^4/kg$,但也有多至 $400\times10^4/kg$、少至 $2.3\times10^4/kg$ 的报道。巨核系集落形成单位(CFU-GEMM)有一定自我更新能力,较接近于多能 HSC,需 $10^4\sim10^6/kg$。这是一种经典、传统的评估粒单系祖细胞的方法,但因培养耗费时间长,不能及时提供临床实验结果,并且影响因素多,测定方法差异较大,目前已较少应用。

(4)健康供者:健康供者应用 G-CSF 动员后外周血 HSC 数量的个体差异较大,目前得到大多数移植中心认同的外周血单个核细胞数 $>5\times10^8/kg[(4\sim8)\times10^8/kg]$,CD34$^+$ 细胞数最低标准为$(2\sim4)\times10^6/kg$(受者体重)。输入细胞数过低,可能会增加移植的植入失败率;输入细胞数过高,可能会导致移植后 GVHD 发生率增高。

4. 外周血干细胞采集前的护理

(1)采集前的评估:评估供者的身体状况、心理状况以及血管条件,通过交谈、安慰、心理疏导等方法减轻供者的心理负担,取得供者的信任,使其在采集过程中能积极配合操作;根据患者双手肘部血管粗细及弹性选择合适的外周静脉通路,外周血管条件太差者应进行中心静脉置管。

(2)用物准备:了解患者的一般情况和身体状况,备齐采集用物、急救设备和药品,方便采集顺利进行,防止突发事件发生。

(3)健康教育:①指导供者采集前 2 周的饮食中增加富含蛋白质、维生素、铁、钙的食物,采集前 3d 及采集期间进清淡饮食,避免油腻、牛奶及刺激性食物,保证采集干细胞的数量和质量。采集前一定要避免空腹,以防采集过程中出现胃肠道不适。②因在采集时供者体内的钙会与抗凝药结合,导致供者血钙降低,严重者会发生枸橼酸钠中毒,所以从注射集落刺激因子时就需要适当补充钙剂。③向采自体干细胞的患者或供者讲解采集的方法和注意事项,取得充分配合,告知其在采集前后要注意休息,避免劳累,保证充足睡眠。

（4）采集护士采集过程中严格遵守无菌操作技术原则:包括安装干细胞管路、生理盐水和抗凝药的连接等都需要严格执行无菌操作。

5. 外周血干细胞的采集方法

（1）建立静脉通路:采集前建立流出及流入双侧静脉通道或仅建立单侧通道,但必须保证至少有一条通道循环血流速可达到 60~100mL/min。穿刺部位首选双侧肘静脉,采用 16~18G 的流出针和至少 19G 的流入针。肘部静脉条件较差或血流量小时,可经股静脉、颈内静脉或锁骨下静脉置入双腔中心静脉导管。通常成人选用 10~12F 的导管,儿童则选用 7~9F 的导管。

（2）采集程序设定:一般为淋巴细胞采集程序,输入供体的外周血单核细胞和血细胞比容数据,调整单次循环血量 7~15L（一般 150mL/kg 或总血量的 2~3 倍）,流速 50mL/min（30~70mL/min）,离心速度为 1 400r/min。

（3）采集:每次采集时间为 3~6h。可以每天分离 1 次,共 3~4 次,直到采集到满足造血功能重建所需的 HSC 数量。采集过程中,密切观察患者反应,确保管路通畅。患者出现口唇、四肢麻木等低钙血症反应时,可给予静脉补充钙剂等处理。

6. 外周血干细胞采集过程中的护理

（1）严密监测供者情况及生命体征:采集过程中给予供者持续心电监护,每 30min 监测生命体征及血氧饱和度并及时记录;观察患者有无头晕、脉速、血压下降、肢端及口周麻木等不良反应,并予以及时处理。

（2）及时处理机器报警:单采人员要全程守护在供者身边,密切观察血液分离机的运行情况,及时处理机器异常和报警。

1）血管低压报警:输入压力低,可能是由于供者或采自体干细胞患者的输入静脉细、输入管或针头阻塞,或因天气寒冷、精神紧张等因素使血管收缩、充盈度降低,出现血流不畅引起的,此时采集护士可以用热水袋热敷四肢,注意保暖,并在穿刺血管上方间断扎止血带,指导其手握拳或手捏握力球以增加血管中的压力和血量,同时降低全血输入流速设定值（如原有速度 60mL/min 可降低至 50mL/min）,直到报警消失,不再出现,必要时重新选择静脉穿刺。

2）空气报警:输入室空气报警可能是由于输入室有空气或泡沫,或离心机速度增加造成输入室塌陷,传感器没有在输入室中探测到液体,空气探测器故障引起的。回输室空气报警可能是由于回输室有空气或泡沫,传感器没有在回输室中探测到液体,空气探测器故障引起的。此时采集护士如果观察到有空气或者泡沫可以根据机器提示按下指定键,直到液体水平上升高于空气探测器及警报被消除,如果传感器没有探测到液体可以重新定位空气探测室,确保它与传感器接触良好,并且过滤器在传感器之下;如果因空气探测器故障导致警报再次出现,应中止操作程序,及时与具有相应资格的维修技术人员联系。

3)堵塞报警:回输压力高,可能是由于供者或采集自体干细胞的患者回输静脉细、回输管或回输针头阻塞引起的,此时采集护士应检查回输管是否有扭转或夹闭,回输针头的位置及回输针头有无血凝块,可降低输入泵流速,调整回输针头的位置,直到报警消失不再出现,必要时重新选择静脉穿刺。

(3)穿刺部位的皮肤护理:观察穿刺部位有无红肿、渗血渗液情况,采集过程中嘱供者穿刺侧肢体保持制动状态,避免压迫穿刺部位。

(4)心理支持:因外周血干细胞采集需要很长时间,供者可能会出现急躁的心理状态,因此在采集前要向供者交代相关的注意事项,采集过程中也要注意观察供者的心理状况,多与其沟通,如有必要可为其播放轻松的音乐,分散其注意力,安抚其紧张情绪,避免焦虑和恐惧情绪,保证采集工作顺利实施。

7. 外周血干细胞的采集结束后的护理及注意事项

(1)观察供者或患者的生命体征:继续观察血压和心率情况,观察有无其他不良反应。

(2)穿刺部位的护理:拔除留置针后应先按压穿刺点 5~10min,血小板减少或凝血功能有异常者应适当延长按压时间,穿刺点无出血后消毒并贴上无菌敷料;股静脉导管拔除后,手指按压穿刺点 20~30min,然后盐袋加压止血 3h,穿刺点无出血后消毒并贴上无菌敷料。保持穿刺点处皮肤清洁干燥,24h 内避免接触水。

(3)用药指导:指导供者根据自身情况,适当服用铁剂、叶酸、钙片等。

(4)饮食与营养指导:供者采集前后宜清淡饮食,注意补充机体营养,鼓励其进食高蛋白、高维生素以及含铁、钙丰富的饮食,同时注意补充机体水分。

(5)活动与休息指导:采集完毕后宜卧床休息 30min 后再下床活动;采集后 1 周注意休息,劳逸结合;1 个月内避免重体力劳动及剧烈运动。

(6)复查指导:采集完 1 个月后到医院复查血常规和电解质情况,有异常者随诊。

(7)其他:告知女性供者采集结束后 1 个月内避免妊娠。

8. 外周血干细胞采集的不良反应

(1)常见的不良反应为骨痛、头痛、贫血、血小板减少等,停药后可恢复。

(2)枸橼酸钠中毒:最常见的不良反应,主要表现为口周和指尖麻木、恶心、腹部不适、面色苍白、心率下降等。为预防中毒反应发生,通常需要提前3~7d 口服钙片或采集过程中静脉滴注葡萄糖酸钙溶液。

(3)低血容量反应:主要表现为血压下降、头晕、四肢无力、心悸、气短、皮肤湿冷、烦躁等。采集过程中血液进入分离夹、收集槽及分离管路中,体外血容量大,供者可能会发生低血容量反应,尤其是未成年供者和老年供者,需要特别关注,宜每 30min 测量生命体征一次,严密观察病情变化。

(4)发热反应:采集干细胞所用的管路、枸橼酸钠保养液、生理盐水等若被污染,可能会发生发热反应,重者会发生中毒性休克,所以整个采集过程必须严格遵守无菌操作技术原则。

(5)对血液成分的影响:许多自体干细胞采集的患者在采集前就存在不同程度的贫血及血小板减少,加上采集过程中红细胞及血小板的丢失,所以采集后贫血及血小板减少比较常见,需要及时输注红细胞或 / 和血小板。采集过程中白细胞数一直呈上升趋势,可能与 G-CSF 的使用有关。

(6)实验室检查异常:包括一过性血清乳酸脱氢酶、碱性磷酸酶、转氨酶、尿酸升高,血清钾、镁离子降低等。

(7)严重不良反应:为脾破裂、急性肺损伤、血栓、肺栓塞等,但发生率较低。

(8)远期并发症:可能包括恶性肿瘤如急性白血病、淋巴瘤等。

▶第二节　骨髓干细胞的采集

1. 采集术前的准备

(1)术前备血

1)儿童供者:捐献 >10mL/kg 的骨髓时,需备血 1 个单位。

2)成人供者:预计采髓量 >500mL 或 >10mL/kg 时,需备血 1 个单位;预计采髓量 <500mL 时,可不必备血。

(2)营养补充:术前进食高营养食物,避免辛辣刺激食物,适当补充叶酸、铁剂以及维生素 B_{12} 等物质。

(3)皮肤准备:嘱供者采髓前一晚沐浴,保持皮肤清洁干净。

(4)供者健康宣教

1)向供者讲解采髓的流程及注意事项,以取得其充分配合。

2)告知供者采髓前一晚 22:00 时至采髓日的中午均须禁食。

3)术日晨排空大、小便。

4)安抚供者情绪,避免过度紧张。

2. 骨髓采集

(1)采集时机:亲缘供者的骨髓于受者移植当日进行采集;非亲缘供者的

骨髓可在受者移植当日或前 1d 进行采集;自体骨髓可以冻存,因此采集时机不受限制。

（2）麻醉:骨髓采集所使用的麻醉方式包括全身麻醉、脊髓麻醉和硬膜外麻醉,国外以全身麻醉为主,国内多选择硬膜外麻醉。若供者因身体原因不能进行硬膜外麻醉,也可选择静脉诱导麻醉和局部麻醉。

（3）采集技术:骨髓采集部位一般选择髂后上棘、髂前上棘、胸骨以及胫骨（<1 岁的供者）。骨髓采集可选用普通骨穿针或 Thomas 针,采用多部位、多点穿刺,每个位点不同深度不同方向抽吸,骨髓量一般不超过 10mL。也可以采用不同深浅层面抽吸法,但抽吸量不宜过大,否则容易引起骨髓被血液稀释。一般可先采集髂前上棘 400~500mL,然后翻身,再采集髂后上棘,以减少翻身时发生休克的可能,如果采集量不大,可直接采集髂后上棘。刚采集到的骨髓血中含有骨颗粒,需要采用一定的过滤措施去除脂肪和骨髓小颗粒。国内外很多单位采用 Thomas 技术过滤,即二次钢网过滤,网孔分别为 0.307mm（62 目）和 0.201mm（88 目）,但采用该方法,骨髓处理的全过程处于开放环境中,容易污染。国内有单位采用二次针头过滤法（先采用 12 号针头过滤,然后经 9 号针头二次过滤直接注入血液采集袋中备用）,方法简便实用,且处理过程为半封闭,减少了污染机会。

（4）采集量:采集骨髓的同时要进行细胞计数,异基因移植所需的有核细胞数应不少于 1.0×10^8/kg（受者体重）,一般建议采集量达到 3.0×10^8/kg。如果所采集的骨髓要进行进一步处理,如行红细胞沉降、去除 T 细胞或者体外培养等,应根据需要调整 / 增加采集量。自体骨髓移植时,如果不进行处理,有核细胞达到 1.0×10^8/kg 体重即可,如低温保存,需分离骨髓中的单个核细胞,建议所采集的骨髓有核细胞数量不低于 2.0×10^8/kg（体重）;如果需要进行体外净化,则建议有核细胞数达到 3.0×10^8/kg（体重）以上。自体骨髓及外周 HSC 的收集细胞数在不同情况下有所差异（表 4-2、表 4-3）。

表 4-2　自体骨髓采集量

患者	非体外净化			体外净化		
	总量 /（mL·kg⁻¹）	有核细胞数 /（×10⁸·kg⁻¹）	CFU-GM/mL	总量 /（mL·kg⁻¹）	有核细胞数 /（×10⁸·kg⁻¹）	CFU-GM/mL
成人	10	>1.0	>10³	20	>1.0	>10³
儿童	7	>1.0	>10³	14	>1.0	>10³

注:CFU-GM（granulocyte-macrophage colony forming unit）,粒 - 巨噬系造血祖细胞。

表 4-3　采集骨髓数量的估计

移植类型	骨髓血 /mL	单个核细胞数 /(×10^8·kg^{-1})	CFU-GM/mL
异基因	600~1 000	≥2	>1
同基因	600~1 000	≥2	>1
自体做体外净化	1 000~1 200	≥1	>1
不做体外净化	500~1 000	≥0.5	>0.5
外周血		>2	>1.2

注：CFU-GM（granulocyte-macrophage colony forming unit），粒 - 巨噬系造血祖细胞。

（5）不良反应：骨髓采集过程中的不良反应主要为出血、感染、疼痛、一过性低血压等，严重不良反应主要源于麻醉诱导，包括室性心动过速、非致死性心脏停搏、吸入性肺炎、肺栓塞等。

（6）骨髓采集后注意事项

1）采集完毕后注意保持手术伤口干燥，嘱供者 7d 内避免淋浴，可采用擦洗的方式清洁身体。

2）适量补充营养，进食高蛋白、高维生素、易消化的食物，多食用新鲜水果和蔬菜，多饮水。

3）失血过多者可遵医嘱服用补血药物。

4）采集完后注意休息，避免劳累，有不适者随诊。

3. 骨髓干细胞采集物的处理　最初，血型相合的同种异基因骨髓采集后直接从手术室送到病房，通过中心静脉通路输注，这种情况因输注体积、所含肝素量以及细胞凝块等因素，存在一定风险。因此，细胞采集物输注前需经过一定的加工处理，以便于留取质控标本进行有核细胞计数、造血干细胞活力测定及计数、微生物检测和 ABO/Rh 血型确定。ABO 血型不合的细胞治疗产品，需说明红细胞和血浆的去除方法。

（1）减少血浆产物：如果采集物的体积输注后会引起受者液体超标，可以通过离心 HSC 去除血浆减少体积。经处理的骨髓干细胞需在合适的时间内（3~4h）输注完毕。如果供者骨髓中血浆含有针对受者血细胞成分有临床意义的抗体（即在血型不合的移植中，供者含有针对 ABO 或其他红细胞抗原的凝集素），则要去除供者血浆。

（2）红细胞去除：对于 ABO 主要不合异基因骨髓移植（受者含有针对供者红细胞抗原的凝集素），需要去除红细胞以预防急性溶血的发生。去除红细胞的方法包括：淀粉沉降、用相容的红细胞反复稀释、白膜层制备单个核细胞分离。从同种异基因或自体骨髓中去除的红细胞在采集后也可以回输给供者。

▶ 第三节　造血干细胞的储存

采集的 HSC 需要根据患者不同的移植需求,在不同的时间输注,如自体移植的患者自采集到输注可能需要数天至数月,需要选择恰当的储存方式才能保持采集的 HSC 的活性。而异基因 HSCT 时,只需在回输前进行采集,然后直接输入新鲜的 HSC,无须储存。因此,为了保证采集的 HSC 的活性,让其发挥最大的功效,就需要将细胞放置在指定位置储存,并严格按照要求分类存放,避免混淆、变质、污染和错误发放。HSC 为有核细胞,有核细胞低温保存与复苏的基本原则是细胞中加入低温保护剂、缓慢降温、快速复温(慢冻快融)。HSC 保存方法及原则见表 4-4。

表 4-4　造血干细胞保存方法及原则

方法	原则	实践
冷藏	去除不能保存的成熟血细胞	如提取"白膜层"细胞
冷冻	使细胞脱水并在冷冻状态下保存,冻存剂有渗透性和非渗透性冷冻保护剂	渗透性保护剂:能渗透到细胞内,主要包括 DMSO、甘油、乙二醇等 非渗透性保护剂:一般是大分子物质,不能渗透到细胞内,主要包括羟乙基淀粉、葡聚糖、白蛋白等
血浆蛋白	减轻冷冻损失	自体血浆或加入血浆蛋白浓缩物
溶剂	使形成细胞悬液并稀释冻存剂	盐溶液
降温	降温速度取决于细胞和所使用的冻存剂	使用 DMSO 冻存 HSC,一般每分钟降温 1~3℃
储存	储存温度需防止冰晶形成,避免损害细胞	一般储存在液氮中,采用聚合物冻存剂冷冻时,储存温度可稍提高

注:DMSO(dimethyl sulfoxide),二甲基亚砜;HSC(hematopoietic stem cells),造血干细胞。

1. 非冷冻保存　是一种比较便捷、经济的保存方式,不需要特殊设备,适合短期储存干细胞。

(1)储存温度:室温或 4℃冰箱保存。

(2)储存时长:数小时至数天。一般认为,在 4℃条件下保存 48h 内 HSC 活力无明显下降。

(3)适用条件:若为非亲缘供者的骨髓或外周 HSCT,需要经过一定时间的运输,往往 24~48h 后才能输注给受者,此时多采用这种保存方式。部分患者自体干细胞采集后,随即进行预处理,如果预处理方案短且药物半衰期短,也可选择这种方法保存干细胞。

2. 冷冻保存 为了采集目标所需的 HSC 数量,患者往往需要经过 3~5 次的分离,甚至再次动员采集,因此,每次采集到的细胞必须先经低温保存备用。在低温保存过程中,为了防止细胞内冰晶形成、渗透压改变、细胞结构紊乱等导致细胞损伤,需要使用冷冻保护剂,最常见的细胞冷冻保护剂是二甲基亚砜(dimethyl sulfoxide, DMSO)。

(1)储存温度:一般认为 $-196 \sim -80℃$ 为低温保存的标准温度。

(2)低温保存方法:程控降温、液氮冻存是目前长期保存 HSC 的有效方法,也有研究认为非程控降温方法更安全,易于操作。

1)分装:通常在每次分离后将血细胞悬液浓缩至 50mL 左右,在 4℃冰箱内预冷后,缓慢加入含 DMSO 的 RPMI 1640 营养液,使 DMSO 的终浓度为 10%,然后分装于血液冻存袋内(100mL/袋)。

2)程控降温:降温速率为 $-30 \sim 4℃$,$1 \sim 2℃$ /min;$-80 \sim -30℃$,$3 \sim 10℃$ /min;再投入液氮中($-196℃$)保存。

3)非程控降温:将产品从 4℃冰箱直接转移至 $-80℃$ 的冰箱中(至少 24h,降温速率 $<1℃$ /min),若储存时间 <6 个月,可直接保存于 $-80℃$ 的冰箱中;若储存时间在 6 个月以上,则需将产品从 $-80℃$ 冰箱转移至液氮中($-196℃$)长期储存。

(3)细胞含量:早期强调有核细胞含量不超过 2×10^7/mL,随后的研究发现 5.6×10^8/mL 的细胞含量也可很好耐受。目前,临床推荐的细胞含量为 2×10^8/mL。

(4)冷冻保存剂:DMSO 是目前最常用的细胞冷冻保护剂,具有渗透性,能够在急剧变化的条件下稳定细胞膜,在冷冻期防止细胞内冰晶形成,减轻自由基对细胞损害。室温下的 DMSO 对细胞具有毒性作用,大剂量输注可引起恶心、呕吐、腹痛等不良反应,部分患者还会出现过敏、剧烈头痛、血压升高、心率缓慢、呼吸困难等严重不良反应。因此,在行程控冷冻降温之前,于 4℃下将 DMSO 加入细胞中,并迅速进行低温保存。通常 DMSO 需与白蛋白或人血清混合,终浓度为 10%。DMSO 联合细胞外保护剂如羟乙基淀粉、右旋糖酐等也能降低 DMSO 的浓度,减少结晶物产生,有效保护细胞。

(方云 程斯)

第 五 章

造血干细胞移植预处理

▶第一节　造血干细胞移植预处理方案介绍

　　造血干细胞移植前的预处理是指患者在输注造血干细胞前对其进行的全身放射治疗（total body irradiation, TBI）和 / 或化疗药物及免疫抑制剂的联合治疗，其目的在于尽可能杀灭患者体内的异常细胞或肿瘤细胞，减少复发；破坏患者免疫系统，为造血干细胞的植入提供条件，防止移植物被排斥；为造血干细胞的植入、生长提供必要的空间。预处理方案的选择因患者疾病类型、身体状况、移植方法及治疗目的的不同而各异，可能是单一或多药联合化疗，也可联合使用或不使用 TBI 和免疫抑制剂。

一、预处理方案的分类

　　2006 年，国际血液和骨髓移植研究中心（CIBMTR）将 HSCT 的预处理方案分类为清髓性预处理（myeloablative conditioning, MAC）方案、非清髓性预处理（non-myeloablative conditioning, NMAC）方案和减低强度预处理（reduced-intensity conditioning, RIC）方案。按照是否含有 TBI，预处理方案又可分为含 TBI 方案和不含 TBI 方案。

　　1. 清髓性预处理方案　MAC 方案由烷化剂和 / 或 TBI 组成，常用的药物包括环磷酰胺（Cy）、白消安（Bu）、依托泊苷（VP-16）和氟达拉滨（Flu）等。

　　（1）以全身照射为基础的 MAC 方案：TBI 具有较强的免疫抑制作用与抗肿瘤活性，与化疗药物之间不存在交叉耐药，具有穿透中枢神经系统及睾丸等由于生理屏障造成的保护区域的潜能。常用的以 TBI 为基础的 MAC 方案：分次 TBI+ 环磷酰胺或其他化疗药物，如阿糖胞苷、依托泊苷、美法仑等方案。与高剂量化疗药物为基础的 MAC 方案相比，高剂量 TBI 为基础的 MAC 方案的抗肿瘤效应更强，但其不良反应也与增高的治疗相关死亡率（treatment related mortality, TRM）相关。TBI 的剂量过高会增加患者严重并发症的发生率，剂量过低则会增加移植排斥与疾病复发的风险。患者的年龄、并发症、既往 TBI 史和医院条件等因素限制了 TBI 的广泛使用。

（2）以高剂量化疗药物为基础的 MAC 方案：为了避免高剂量 TBI 的近期及远期不良反应，以静脉注射白消安替代 TBI 成为 MAC 方案的改良趋势。最初给予白消安 1mg/kg+ 环磷酰胺 200mg/kg（BuCy），但由于大剂量环磷酰胺的不良反应严重，因此将环磷酰胺的剂量减低至 120mg/kg，也能提高联合用药的耐受性。此外，采用其他免疫抑制剂替代环磷酰胺也是近年来改良 MAC 方案的研究趋势。

2. 非清髓性预处理方案和减低强度预处理方案　移植技术的不断发展使人们逐步意识到，对于异基因 HSCT，预处理的"清除基础性疾病功能"并不是移植成功的必需条件，有可能通过后期的免疫调节来实现。预处理的"植入功效"也可以通过"骨髓造血功能清除"和"免疫功能清除"两个角度来实现，即免疫机制在移植中介导了更为重要的作用，因此 NMAC 和 RIC 方案应运而生。

（1）NMAC 方案：具有一定程度的免疫抑制性，可以保证输注的供者淋巴细胞与造血干细胞在混合嵌合状态下植入，然后通过供者免疫细胞的作用逐步清除患者造血细胞与免疫细胞，最终形成完全嵌合状态。常用的 NMAC 方案由 2Gy TBI+ 氟达拉滨或氟达拉滨 + 环磷酰胺组成，其引起的血细胞数量减少程度最低。

（2）RIC 方案：为老年及有并发症的中 / 高危急性髓系白血病（acute myelogenous leukemia，AML）患者进行异基因 HSCT 的常用方案。最常用的为氟达拉滨 + 低剂量 TBI 或氟达拉滨 + 白消安、环磷酰胺、美法仑等。近年来，越来越多的研究者尝试将新药加入 RIC 方案，如噻替哌、曲奥舒凡等，以减低疾病复发风险，提高 HSCT 疗效。

3. 其他预处理方案

（1）去除 T 淋巴细胞的预处理方案：为了预防急、慢性移植物抗宿主病（GVHD），通常将针对 T 淋巴细胞的抗体，如抗胸腺细胞球蛋白（antithymocyte globulin，ATG）、CD52 单克隆抗体（阿伦单抗）等加入预处理方案。免疫抑制剂的使用减少了 GVHD 的发生，提高异基因 HSCT 的成功率。

（2）放射免疫疗法为基础的预处理方案：放射免疫治疗（radio-immunotherapy，RIT）是将针对肿瘤特异抗原的单克隆抗体用核素标记后，对肿瘤细胞进行的靶向治疗。RIT 既保证了肿瘤细胞接受高剂量的 TBI，又减轻了 TBI 对正常器官、组织的损伤。

二、常用预处理方案及适应证

不同的 HSCT 中心针对患者个体化情况，预处理所使用的药物组合和剂量可能会有所不同。目前,临床上较为常用预处理方案及适应证见表 5-1。

表 5-1 常用预处理方案及适应证

预处理方案	方案简写	适应证
全身照射 + 环磷酰胺	TBI+Cy	白血病 非霍奇金淋巴瘤 骨髓增生异常综合征
全身照射 + 依托泊苷	TBI+VP	白血病
白消安 + 环磷酰胺	Bu+Cy	髓系白血病 骨髓增生异常综合征
白消安 + 氟达拉滨	Bu+Fludara	白血病 骨髓增生异常综合征
卡莫司汀 + 依托泊苷 + 阿糖胞苷 + 美法仑 ± 利妥昔单克隆抗体	BEAM ± R	霍奇金淋巴瘤 非霍奇金淋巴瘤
环磷酰胺 + 卡莫司汀 + 依托泊苷 ± 利妥昔单克隆抗体	CBV ± R	霍奇金淋巴瘤 非霍奇金淋巴瘤
美法仑	Melphalan	多发性骨髓瘤
氟达拉滨 + 美法仑	Fludara+Melphalan	多发性骨髓瘤
美法仑 ± 硼替佐米	Melphalan ± B	多发性骨髓瘤
全身照射 + 氟达拉滨	TBI+Fludara	多发性骨髓瘤

▶ 第二节 预处理常用药物

移植过程中有三个阶段需要用到特殊药物:造血干细胞动员时、预处理时及维持患者免疫抑制和耐受时。预处理阶段常用的药物主要为抗肿瘤药物、免疫抑制剂以及其他辅助性用药。各种药物在治疗疾病的同时,其不良反应对机体器官组织的损害程度不同,并且几乎涵盖了全身各个脏器,如骨髓、胃、肠、肾、心、肝、肺、脑、脊髓、周围神经肌肉等,需要按照高危药品进行管理。

一、抗肿瘤药物

(一)抗肿瘤药物的分类

1. 烷化剂 抗肿瘤谱广,较少产生耐药性,最常见不良反应为骨髓抑制和胃肠道反应。

(1)白消安

1)其他名称:busulfan,Bu。

2）药物特点：磺酸甲酯类烷化剂，为周期非特异性药物，通过释放甲烷磺酸基团形成碳离子，导致 DNA 烷基化；主要作用于骨髓粒系前体细胞的非特异性药物，经肝代谢，随尿液排出。

3）用法用量：经典的预处理方案中，白消安的口服剂量一般为 16mg/kg，但现在多用静脉注射代替口服给药，输液滴注 2~3h。经典的清髓性方案中，白消安总剂量为 12.8mg/kg，共 4d；改良的清髓性方案中使用的总剂量为 9.6mg/kg，共 3d；非清髓性预处理方案中，不同的方案剂量会有所不同。

4）不良反应：①血液系统。骨髓抑制，表现为贫血、白血病和血小板减少，用药 10~30d 粒细胞数可降至最低，恢复较慢。②消化系统。常用剂量小，胃肠道反应少见，表现为恶心、呕吐、腹泻，可发生口腔炎，肝脏不良反应为厌食、肝炎和肝小静脉闭塞症（veno-occlusive disease，VOD）。③呼吸系统。引起间质性肺炎，称为"白消安肺"，表现为呼吸困难、干咳及肺纤维化。肺纤维化可发生于治疗后 4 个月至 10 年。④泌尿生殖系统。绝经前女性患者经常经历卵巢抑制和闭经，表现为绝经期症状；男性经历不育、精子缺乏和睾丸萎缩。⑤神经系统。惊厥，还可发生重症肌无力；药物通过血脑屏障可降低癫痫的阈值。⑥皮肤。皮肤干燥、色素沉着及多发性红斑。⑦其他。潜在致畸药还包括致癌、致突变作用。

5）给药的护理要点：①一旦使用过程中患者出现变态反应，立即停药。②诱发痛风者，给予碳酸氢钠碱化尿液，使用别嘌醇、秋水仙碱等抑制尿酸合成。③遵医嘱使用预防癫痫药物，如丙戊酸钠、苯妥英钠等，并定期监测血药浓度。④癫痫发作时，立即予以患者去枕平卧位，头偏向一侧，防止口腔分泌物及呕吐物误吸至肺内，引发患者窒息；将纱布包裹好的压舌板塞入患者上下白齿之间，防止舌咬伤；解开患者衣领和腰带，保持呼吸道通畅；遵医嘱给予患者高流量吸氧，合理使用镇静、抗癫痫药物。

6）用药宣教：①嘱患者用药期间多饮水，遵医嘱口服碳酸氢钠片碱化尿液，口服别嘌醇抑制尿酸的形成，防止高尿酸血症及尿酸性肾病。②若关节处出现疼痛、红肿等痛风表现，立即报告医生，检查血尿酸。③注意观察有无神经系统症状，如四肢抖动、手足轻微颤动。

（2）环磷酰胺

1）其他名称：CTX。

2）药物特点：氮芥类双功能烷化剂，细胞周期非特异性药物，可由脱氢酶转变为羧基磷酰胺而失活，失活形式和它的代谢产物丙烯醛均经肾排出，导致泌尿道毒性。

3）用法用量：可以口服，也可以静脉滴注。经典的清髓性预处理方案中，环磷酰胺总剂量为 120mg/kg，共 2d；改良的清髓性方案中，环磷酰胺总剂量为 3.6g/m², 共 2d; 非清髓性预处理方案中, 环磷酰胺总剂量一般为 2.0g/m², 共 2d, 不同治疗方案剂量会有所不同。

4) 不良反应: ①血液系统。骨髓抑制反应程度与用药剂量相关, 主要为白细胞减少。②消化系统。胃肠道反应表现为食欲减退、恶心、呕吐, 典型者在用药后 2~4h 开始, 12h 达到峰值, 停药后 2~3d 可消失; 可见轻度的口腔炎; 肝脏毒性少见。③心血管系统。大剂量使用可发生出血性心肌坏死及冠状动脉血管炎, 出血性心包炎可能引起心脏压塞; 停药后 2 周, 仍可见心力衰竭。④呼吸系统。肺毒性较为少见, 但大剂量或连续小剂量治疗时可发生间质性肺炎, 可进展为纤维化。⑤泌尿生殖系统。大剂量给药时若药物的代谢产物丙烯醛累积, 可引起出血性膀胱炎 (hemorrhagic cystitis, HC)、膀胱纤维化、肾出血、肾盂积水; 用于白血病和淋巴瘤时还可出现高尿酸血症及尿酸性肾病; 生殖性毒性表现为停经或精子缺乏。⑥免疫系统。可致中、重度免疫抑制, 偶见发热、过敏。⑦皮肤。脱发、色素沉着、药物性皮疹, 部分患者可能会出现甲面横脊。⑧其他。水中毒; 眼部的毒性反应, 表现为视物模糊; 继发性肿瘤。

5) 给药的护理要点: ①常温下需用 10mL 以上的等渗液体稀释, 持续震荡直至完全溶解。②配制好的水溶液稳定性为 2~3h, 现配现用。③宜中心静脉给药, 大剂量给药输注时间 >60min。④药物相互作用: 与噻嗪类利尿药同时使用会加重骨髓抑制反应; 与抗痛风药如别嘌醇、秋水仙碱、丙磺舒等同用, 可增加其骨髓毒性; 与曲妥珠单抗和多柔比星同用可增加心脏毒性; 大剂量巴比妥类、皮质激素类药物可影响环磷酰胺的代谢, 会增加代谢产物丙烯醛水平, 增加环磷酰胺的急性毒性。⑤大剂量给药要使用美司钠, 以预防 HC。

6) 用药宣教: ①消化道反应较为常见, 用药前 30min 遵医嘱给予镇吐药, 嘱患者进食宜清淡易消化, 注意口腔卫生。②给药期间常规监测血常规、肝肾功能、血尿酸, 进行心功能评估、心电图和超声心动图的检查。③环磷酰胺的代谢产物对尿路有刺激性, 大剂量给药需水化、利尿, 同时鼓励患者多饮水, 全天饮水量在 2 000mL 左右, 每日监测体重, 保证出入平衡。④葡萄柚可能会降低环磷酰胺药效, 用药期间需避免进食葡萄柚或含葡萄柚成分的饮料。

(3) 美法仑

1) 其他名称: 米尔法兰 (Bu)。

2) 药物特点: 细胞周期非特异性药物, 通过引起 DNA 链的断裂和交联导致编码错误和断裂而阻止细胞复制, 也可抑制蛋白质的合成。

3) 用法用量: 一般为静脉注射用, 清髓性预处理推荐剂量为 140mg/ (m²·d), 静脉滴注, 时间 >30min。

4) 不良反应: ①血液系统。白细胞、中性粒细胞、血小板和淋巴细胞计数降低, 贫血。②消化系统。常见的胃肠道症状为恶心、呕吐、腹泻, 其他可见便秘、味觉障碍以及消化不良;黏膜炎;肝功能异常较为少见。③呼吸系统。间质性肺炎和纤维化,为可逆性。④皮肤可出现皮疹。⑤其他。低钾血症、低磷血症、发热、疲劳、头晕,严重不良反应为便血、发热性中性粒细胞减少和肾衰竭。

5)给药的护理要点:①药品对光敏感,使用前避光保存。②避免将不同品牌的盐酸美法仑注射用药物混合使用。③药物配制:加入 8.6mL 的 0.9% 氯化钠注射液配制成浓度为 50mg/10mL(5mg/mL)的美法仑溶液,在冷藏温度下可保存 24h,在室温下可保存 1h。④药液外渗可导致局部组织损伤,须采用中心静脉途径给药,输注时间 >30min。⑤给药前注意观察药物有无沉淀和变色情况。⑥用药期间可给予冰盐水漱口、口含冰块等措施,以预防口腔黏膜炎。

6)用药宣教:①给药前后和给药期间常规监测血常规和肝功能。②对本药物成分过敏者禁用。

(4)噻替哌

1)其他名称:三亚胺硫磷。

2)药物特点:乙烯亚胺类烷化剂,通过鸟嘌呤碱基与 DNA 双链交联,导致 DNA 不可修复性损伤,从而阻止 DNA、RNA 和蛋白合成,为细胞周期非特异性药。

3)用法用量:静脉注射或肌内注射,常用的总剂量为 10mg/kg。

4)不良反应:①血液系统。骨髓抑制为剂量限制性毒性,表现为白细胞及血小板减少,多发生于用药后 1~6 周,停药可恢复。②消化系统。胃肠道反应表现为恶心、呕吐、食欲减退及腹泻;肝脏不良反应表现为转氨酶、胆红素升高,肝静脉闭塞性疾病。③生殖系统。男性患者无精子,女性患者停经。④大剂量给药还可出现神经系统反应,表现为癫痫、颅内出血、蛛网膜下腔出血、头痛等。⑤其他。少数患者可有发热、皮疹及局部疼痛。

5)给药的护理要点:①药物过敏者立即停止用药。②与琥珀胆碱同时应用可增加神经肌肉的阻滞作用,引起呼吸暂停延长、呼吸困难,应用琥珀胆碱前必须测定血中假胆碱酯酶水平。③用药期间要大量补液、碱化尿液,以预防高尿酸血症和尿酸性肾病。

6)用药宣教:①给药期间常规监测血常规、肝肾功能,停药后 3 周继续进行相应检查。②用药期间需大量补液、碱化尿液,防止尿酸性肾病或高尿酸血症。

(5)卡莫司汀

1)其他名称:卡氮芥、卡莫司丁。

2)药物特点:亚硝脲类烷化剂,细胞周期非特异性药;进入人体后,生理条件下经过 OH⁻ 离子的作用形成异氰酸盐,可氨甲酰化细胞蛋白并抑制 DNA 修复和 RNA 合成;脂溶性药物,能透过血脑屏障,脑脊液中的浓度为血浆浓度的 50%~70%。

3）用法用量：加入 5% 葡萄糖溶液或生理盐水 250~500mL 中，静脉滴注 1~2h。用量为 112.5mg/（m²·d），持续 4d，为 CBV 方案的一部分。

4）不良反应：①血液系统。延迟出现和逐渐加重的骨髓抑制是最常见的严重不良反应，给药后 5~6 周，白细胞和血小板计数可降至最低。②胃肠道反应。恶心、呕吐和其他胃肠道功能障碍，多在给药后 2h 开始，最常见。③肝脏。可逆性肝功能障碍。④呼吸系统。咳嗽、呼吸困难、呼吸急促及限制性通气障碍。⑤肾毒性。氮质血症、肾功能减退、肾脏缩小等。⑥其他。输液反应，表现为低血压。

5）给药的护理要点：①避免药品与皮肤接触，以免引起色素沉着和皮炎。②滴注速度不宜过慢，以免影响疗效，也不可过快，导致皮肤发红。

6）用药宣教：①给药前后和给药期间常规监测血常规、肝功能和肺功能。②用药期间注意口腔卫生，预防感染。③有延迟性骨髓抑制作用，两次给药间隔时间 >6 周。④可抑制身体免疫机制，因此化疗结束后 3 个月内不宜接种活疫苗。

2. 抗代谢药物

（1）阿糖胞苷

1）其他名称：盐酸阿糖胞苷，Ara-C。

2）药物特点：嘧啶类抗代谢性抗肿瘤药，具有细胞周期特异性，主要作用于 S 增殖期细胞，通过抑制细胞 DNA 的合成，干扰细胞的增殖。

3）用法用量：中剂量阿糖胞苷，每次 500~1 000mg/m²，静滴 1~3h，每 12h 一次，2~6d 为一个疗程；大剂量阿糖胞苷，每次 1 000~3 000mg/m²，用法同中剂量方案。在 HSCT 预处理过程中，不同治疗方案，其剂量会有所不同，如清髓性预处理 BuCy 方案使用总剂量为 2g/m²，共 1d；BuCy+ATG 方案为 4~8g/m²，共 2d。

4）不良反应：①血液系统。骨髓抑制为最主要的不良反应，表现为白细胞及血小板减少，严重者可发生再生障碍性贫血或巨幼细胞贫血。②消化系统。胃肠道反应较常见，表现为恶心、呕吐、食欲减退和腹泻；口腔炎、食管炎；部分患者可见轻度肝功能异常。③心血管系统。心肌损伤、急性心包炎和暂时性心律失常，较为罕见。④呼吸系统。大剂量给药可见肺水肿、肺功能衰竭、呼吸困难。⑤泌尿生殖系统。可发生高尿酸血症，严重者可致尿酸性肾病；男性可发生生殖功能异常。⑥皮肤。不规则斑点、皮疹、红斑及脱发。⑦中枢神经系统。偶见头晕、乏力、震颤、幻觉、精神症状和意识模糊，与所使用的剂量有关，通常停药后消退。⑧其他。阿糖胞苷综合征，多见于用药后 6~12h，表现为发热、骨痛或肌痛、咽痛、皮疹、结膜炎和全身不适等。

5）给药的护理要点：①用药期间需增加患者的液体摄入量，碱化尿液，必要时合用别嘌醇,以预防高尿酸血症和尿酸性肾病。②用含防腐剂的稀释液配制后的注射液在室温下可存放 24~48h,4℃冰箱中保存时间为 7d,不含防腐剂的稀释液配制后的注射液要现配现用。③鞘内注射用药,稀释液中应不含防腐剂。④近期接受过细胞毒性药物或放疗者慎用。⑤大剂量用药可出现眼结膜疼痛、畏光,可使用可的松眼药水滴眼以缓解症状。⑥一旦发生严重不良反应,应立即停药,报告医生及时救治。⑦大剂量用药前遵医嘱使用糖皮质激素。

6)用药宣教:①给药期间和给药前后需常规监测血常规、心功能、血清心肌酶、肝肾功能和血尿酸,行超声心动图检查。②用药期间鼓励患者多饮水,使尿液保持碱性。

(2)氟达拉滨

1)英文名称:Fludarabine。

2)药物特点:为阿糖胞苷的氟化核苷酸衍生物,药理作用与阿糖胞苷相似,可相对抵抗腺苷脱氨基酶的脱氨基作用。

3)用法用量:仅供静脉滴注,非清髓性预处理用量总剂量为 150mg/m^2,共 5d,每次输注时间 >30min。

4)不良反应:①血液系统。最常见不良反应为骨髓抑制,如白细胞、中性粒细胞和血小板减少,以及贫血等,呈剂量依赖性。②消化系统。胃肠道反应,如恶心、呕吐、腹泻、厌食较为常见;偶见肝脏和胰酶水平改变。③呼吸系统。咳嗽、肺炎。④心血管系统。心力衰竭和心律失常,罕见。⑤泌尿生殖系统。HC,罕见。⑥神经系统。外周神经病变常见,昏迷、精神错乱等罕见。⑦皮肤。药疹。⑧其他。发热、寒战、感染、不适、虚弱和疲倦等全身症状;大剂量使用可引起迟发性失明、昏迷及死亡等不可逆性中枢神经系统毒性;肿瘤溶解综合征,包括高尿酸血症、高磷酸血症、低钙血症、代谢性酸中毒、高钾血症、血尿、尿酸结晶尿症和肾衰竭。

5)给药的护理要点:①每支药品需用 2mL 注射用水配制,使配制的溶液中含有 25mg/mL 的磷酸氟达拉滨,若为静脉推注,需再用 0.9% 氯化钠溶液 10mL 稀释;若为静脉输注,需用 0.9% 氯化钠溶液 100mL 稀释,输注时间 >30min。②磷酸氟达拉滨无抗菌防腐剂,要严格无菌操作,配制好的溶液在 8h 以内使用。③配制和使用药液过程中,避免药液外漏。

6)用药宣教:①给药前后及用药期间需常规监测血常规。②肌酐清除率 <30mL/min 的肾功能不全者、失代偿性溶血性贫血者禁用。③本药所含成分过敏者禁用。④用药期间或治疗后须避免接种活疫苗。

(3)甲氨蝶呤

1)其他名称:氨甲蝶呤,MTX。

2)药物特点:抗叶酸类抗肿瘤药,主要作用于细胞周期的 S 期,细胞周期特异性药物。

3）用法用量：肌内注射或静脉给药。为了预防 GVHD，通常与环孢素联合用药，根据患者白细胞和血小板计数，每隔 5~7d 给予甲氨蝶呤 5mg 或 10mg 静脉滴注。

4）不良反应：①血液系统。最主要的不良反应为骨髓抑制，表现为白细胞和血小板减少，可见贫血，严重时可出现全血下降、皮肤或内脏出血。②消化系统。胃肠道反应表现为食欲减退、恶心、呕吐、胃炎、腹痛、腹泻及消化道出血；可见口腔炎、OM、咽炎；肝脏毒性反应表现为黄疸，丙氨酸转氨酶（ALT）、碱性磷酸酶（ALP）、γ-GGT 等升高。③呼吸系统。咳嗽、气短、肺炎、肺纤维化等。④泌尿生殖系统。大剂量应用可致肾脏损害，出现血尿、蛋白尿、尿少、氮质血症、尿毒症等；女性患者可见月经延迟及闭经，男性患者可见精子减少；妊娠早期使用可致畸胎。⑤中枢神经系统。头晕、头痛、视觉障碍、失语、惊厥和偏瘫等。⑥皮肤。色素沉着、皮肤潮红、瘙痒、皮炎、皮疹、急性剥脱性皮炎、指甲脱落和脱发。⑦其他。可影响患者的睑板腺，加重脂溢性睑缘炎，部分患者出现严重畏光、流泪。

5）给药的护理要点：①与阿糖胞苷、氟尿嘧啶、泼尼松等存在配伍禁忌。②大剂量给药时须使用亚叶酸钙解毒，监测血药浓度。③给药前监测尿液 pH，用药期间充分补液和碱化尿液。④用药期间可给予口含冰块、亚叶酸钙溶液含漱。

6）用药宣教：①给药前后及用药期间需常规监测血常规、肝肾功能和尿常规，必要时行胸部 X 线、肺功能试验、骨髓穿刺和肝活检等检查。②甲氨蝶呤及其代谢产物会沉积在肾小管，导致高尿酸性肾病，用药期间及停药后一段时间内需避免进食酸性食物。③用药后若出现严重黏膜炎、腹泻及血便，立即告知医生。④用药期间或停止治疗后 8~12 周禁止受孕。

3. 植物碱类抗肿瘤药—依托泊苷

（1）其他名称：足叶乙苷、VP-16。

（2）药物特点：鬼臼脂中分离出的木脂体类有效成分，对 S 期和 G_2 期细胞有较大的杀伤作用，细胞周期非特异性药物。

（3）用法用量：一般采用 0.9% 氯化钠溶液 500mL 配制后静脉滴注，输注时间为 1~4h，主要用于多发性骨髓瘤和淋巴瘤的预处理方案中，总剂量为 800mg/kg，共 4d。

（4）不良反应：①变态反应。静脉滴注过快可出现过敏症，如皮疹、红斑、瘙痒等，以及变态反应，如寒战、发热、支气管痉挛、呼吸困难。②血液系统。骨髓抑制明显，表现为贫血，白细胞和血小板减少，可引发感染和出血，多见于用药后 7~14d，停药 20d 左右可恢复正常；严重中性粒细胞减少为剂量限制性毒性。③消化系统。胃肠道反应表现为恶心、呕吐、食欲减退、腹泻,偶见腹痛和便秘;大剂量应用可发生口腔炎、肝炎以及代谢性酸中毒。④心血管系统。心悸、低血压和心电图改变,心律失常较为少见。⑤呼吸系统。可见间质性肺炎。⑥泌尿生殖系统。偶尔可见血尿素氮升高。⑦神经系统。偶见头痛、四肢麻木。⑧皮肤毒性。皮疹,表现为斑丘疹、结节或水疱,给药前接受过照射治疗则更容易出现;还可发生跖和掌灼热;脱发较为常见,为可逆性。⑨其他。头晕、疲乏等。

(5)给药的护理要点:①禁止用于皮下或肌内注射,以免引起局部坏死;也不可静脉推注、胸腹腔注射和鞘内注射。②依托泊苷在 5% 葡萄糖注射液中不稳定,可形成微粒沉淀,应用 0.9% 氯化钠溶液或无菌注射用水溶解稀释后立即使用。③静脉滴注时避免药液外漏。④用药前和用药期间,应仔细核查药物有无混浊和沉淀。⑤静脉滴注时间不得少于 30min,以免引起低血压和变态反应。⑥观察有无心慌、呼吸困难等变态反应,一旦发生立即停药,给予抗过敏和急救处理。

(6)用药宣教:①用药期间定期监测血常规及肝肾功能。②用药期间可能发生严重骨髓抑制,注意预防感染。

4. 其他抗肿瘤药—硼替佐米

(1)英文名称:bortezomib。

(2)药物特点:第一代蛋白酶体抑制剂。

(3)用法用量:皮下注射和静脉注射。$1.3mg/m^2$ 加入 3.5mL 的 0.9% 氯化钠注射液,2 次 / 周,持续 2 周,并停药 1 周(即第 1、4、8 和 11 天给药,第 12~21 天停药)。

(4)不良反应:①血液系统。骨髓抑制,表现为血小板减少,贫血和白细胞减少较为少见。②胃肠道反应。味觉改变、食欲减退、恶心、呕吐、消化不良、腹痛、腹泻和便秘。③心血管系统。水肿、低血压。④呼吸系统。上呼吸道感染、咳嗽、呼吸困难和肺炎等。⑤神经系统。眩晕、头痛、视物模糊、嗜睡、失眠和焦虑。⑥皮肤。瘙痒、皮疹。⑦其他。发热;虚弱、乏力和周围神经病变;骨痛、关节痛、肌肉痉挛和肌肉疼痛。

(5)给药的护理要点:①皮下注射用 0.9% 氯化钠注射液稀释至 2.5mg/mL,静脉滴注稀释至 1mg/mL。②皮下注射注意轮换注射部位,避开感染、红肿和破损部位。③静脉注射现配现用,并且快速给药,时间为 3~5s。

(6)用药宣教:①若出现变态反应,立即停止给药,通知医生予以处理。②药品可引起恶心、呕吐、腹痛、腹泻,给予镇吐药和止泻药;脱水者注意补充液体和电解质。③告知患者周围感觉异常表现为手或足麻木,疼痛及烧灼感,出现相关症状应告知医生,同时嘱其注意保暖,天凉时戴手套、穿棉袜;避免烫伤和冻伤。④药品会引起低血压和晕厥,若患者在服用降压药或有脱水症状,告知医生。⑤药品会引起疲劳、头晕和视物模糊症状,治疗期间注意预防跌倒。

（二）抗肿瘤药物的不良反应分级

药物毒性反应分级可作为药物治疗剂量调整的重要参考依据,也是反映护理成效的标准之一。目前临床常用的药物毒性反应分级主要为世界卫生组织（World Health Organization,WHO）编制的抗癌药急性及亚急性毒性分级标准、美国国立癌症研究所（National Cancer Institute,NCI）的不良事件通用术语评价标准（common terminology criteria for adverse events,CTCAE）及美国东部肿瘤协作组（Eastern Cooperative Oncology Group,ECOG）的药物毒性分级标准。

1. 抗癌药急性及亚急性毒性分级标准 由 WHO 于 1979 年建立,是临床较为常用的抗肿瘤药物急性、亚急性不良反应分级标准,分为 0~Ⅳ级。其中,0 级为无不良反应,Ⅰ~Ⅱ级为轻度不良反应,Ⅲ~Ⅳ级为重度不良反应。WHO的抗癌药急性及亚急性毒性分级标准的具体内容见附录十。

2. 美国国立癌症研究所的不良事件通用术语评价标准（NCI-CTCAE）最先应用于肿瘤临床试验不良事件报道,以了解剂量和不良反应之间的关系。NCI-CTCAE 针对每个不良事件进行了严重程度级别划分,分为 1~5 级。其中,1 级为轻度,无症状或轻微,仅为临床或诊断所见,无须治疗;2 级为中度,需要较小、局部或非侵入性治疗,与年龄相当的工具性日常生活活动（做饭、购物、打电话等）受限;3 级为严重或者具重要医学意义但不会立即危及生命,导致住院或者延长住院时间,致残:自理性日常生活活动（沐浴、穿衣、吃饭、洗漱等）受限;4 级为危及生命,需要紧急治疗;5 级为与不良事件相关死亡。

3. 美国东部肿瘤协作组的药物毒性分级标准 于 1974 年编制,1982 年完成修订,目前应用相对较少。

二、免疫抑制剂

1. 抗胸腺细胞球蛋白

（1）其他名称:ATG。

（2）药物特点:ATG 为生物制剂,通过特异性的抗原 - 抗体反应,选择性地破坏 T 淋巴细胞和其他介导细胞免疫的免疫细胞,使其活性降低,以达到免疫抑制作用。

（3）用法用量:预处理中一般使用剂量为 6~10mg/kg,更低剂量的 ATG 也尝试用于配型相合的同胞 HSCT 中。

（4）不良反应

1）发热寒战:较为常见,可减慢输注速度或暂停输入;若症状逐渐加重,可遵医嘱给予苯海拉明和退热药。

2）皮疹:皮肤瘙痒和皮疹可遵医嘱予以对症处理。

3）呼吸困难:可能为变态反应,要停止药物输注,遵医嘱给予苯海拉明、肾上腺素或氢化可的松等药物。

4）血压改变:低血压,少见,可能为变态反应。

5）血液系统:有短期反应性白细胞、中性粒细胞、红细胞下降,对症治疗后可恢复,但血小板计数下降明显或低于 $40×10^9$/L 时应停止用药。

6）血清病:可能于使用 ATG 后 8~14d 出现,表现为发热、皮疹、关节痛,可给予对症和激素治疗。

7）其他:真菌、病毒和分枝杆菌感染。

（5）给药的护理要点:①先将 ATG 250mg 加入 100mL 生理盐水中,以 50mL/h 缓慢泵入 2h,密切观察是否有不良反应发生,如果没有反应再将剩余量加入 500mL 生理盐水继续以 50/h 泵入。② ATG 须单独输注,不能与其他药品同时进行输注。③通常使用过滤孔径为 0.2~1.0μm 的输液器输注。④输注 ATG 前 30min,遵医嘱给予患者地塞米松 5mg 静脉推注,盐酸异丙嗪 25mg 肌内注射;同时输注前后,遵医嘱静脉滴注甲泼尼龙等药物。⑤ ATG 输注前 3d,严密观察患者是否有其他用药引发的迟发反应。⑥输注 ATG 时,密切观察病情变化并予以心电监护,监测其生命体征及血氧饱和度。⑦床边备气管切开包、盐酸肾上腺素等抢救用物,警惕输注 ATG 时引发过敏性休克。⑧出现寒战、发热、血压下降等症状时,立即通知医生,暂停输注,遵医嘱及时对症处理,等症状缓解后再遵医嘱缓慢滴注。⑨ ATG 治疗结束后,严密观察患者有无全身肌肉、关节疼痛等血清病症状,做到及时发现、及早处理。

（6）用药宣教:①首次输注 ATG 后会出现不相容反应,如发热和恶心,这是人体对外源蛋白的正常反应,嘱患者不必惊慌,继续输注后就会逐渐消失。②告知患者药品的不良反应,一旦出现立即告知医护人员给予处理。③用药期间注意预防感染。④药物会引起疲劳、头晕等症状,告知患者注意卧床休息,预防跌倒。

2. 环孢素

（1）其他名称:环孢素 A（cyclosporine A,CsA）。

（2）药物特点:高效 T 细胞调节剂,不仅能移植辅助 T 淋巴细胞的活性,也可抑制 B 淋巴细胞的活性,还可选择性抑制 IL-1、IL-2、干扰素的产生。

（3）用法用量:环孢素与甲氨蝶呤联合使用是目前广泛应用的预防急性 GVHD 的方案,环孢素常用剂量为 60mg/（kg·d）,静脉滴注,能口服时改为 5mg/kg,2 次 /d。

（4）不良反应

1）血液系统:偶见贫血和白细胞减少。

2）胃肠道反应:食欲减退、恶心、呕吐、腹痛等。

3）肝脏毒性:常发生于用药早期,与剂量有关,表现为转氨酶升高、胆汁淤积、高胆红素血症、乳酸脱氢酶和碱性磷酸酶升高以及低蛋白血症等。

4）泌尿生殖系统:肾毒性较为常见。不良反应和用药剂量成正相关,长期应用可致高尿酸血症、慢性肾衰竭,表现为乏力、腰酸、夜尿增多、水肿、高血压等。

5）神经系统:偶见震颤、惊厥、手足麻木、头痛和抽搐等。

6）血栓形成:环孢素可诱发血小板聚集,增加凝血因子和凝血酶活性,减少前列腺素产生,诱发血栓形成。

7）皮肤:多毛、皮肤色素沉着、痤疮。

8）其他:因其免疫抑制作用还可诱发感染。

（5）给药的护理要点

1）口服环孢素时,用药剂量要准确,服用3个月后逐渐减量。

2）静脉用药需避光,遵医嘱采用输液泵控制输注速度。

3）稀释后的药液使用时间不得超过24h。

4）定期监测血药浓度,避免一次使用2倍剂量,以免发生严重的不良反应。

5）静脉用药严禁与脂类药品一同输注。

（6）用药宣教

1）用药前需检测肾功能和肌酐,定期检测肝功能和血药浓度。

2）用药期间注意监测生命体征,尤其是血压。

3）口服制剂宜在饭前1h服用,可用牛奶、果汁稀释后滴在面包内服用,避免用葡萄汁或西柚汁稀释。

4）患者不得随意增减药品剂量,不得随意调节环孢素静脉滴注的速度,有疑问者及时向医生咨询。

5）合并水痘 - 带状疱疹等病毒感染者禁用。

6）严重肝肾损害、未控制的高血压、感染及恶性肿瘤者慎用。

3. 他克莫司

（1）其他名称:FK-506。

（2）药物特点:免疫抑制特性与环孢素相似,且效应更强,为环孢素的10~100倍。

（3）用法用量:一般为0.15~0.3mg/(kg·d),分2次服用,根据药物浓度调整剂量。

（4）不良反应:常见的有肾毒性、高血糖、高血压,其他包括感染、腹泻、高血钾、视觉及神经系统紊乱等。

（5）给药的护理要点

1）口服制剂在室温储存,注射液在25℃以下避光储存,经稀释混合后的溶液须在24h内用使用完毕。

2）采用5%葡萄糖注射液或0.9%氯化钠注射液稀释后使用。

3）避免与环孢素同时使用,以免增加毒性反应,两者若替换使用,中间要停药12~24h。

4）避免与其他药物尤其是碱性药物混合输注。

5）用药期间严密监测患者生命体征、血糖和尿量,定期监测血常规、肝肾功能、凝血功能和血药浓度。

6）用药期间注意预防感染,做好患者皮肤、口腔、肛周黏膜、呼吸道等部位的护理。

7）药品可致高钾血症,用药期间避免大量摄入钾或使用保钾利尿药。

（6）用药宣教

1）定期监测血常规、肝肾功能、凝血功能和血药浓度。

2）用药期间注意预防感染。

3）口服制剂宜空腹或餐前1h或餐后2~3h服用。

4）药品可致视觉及神经系统紊乱,嘱患者用药期间注意预防跌倒,避免驾车或操作危险机械。

5）对他克莫司或其他大环内酯类药物过敏者禁用。

6）肝肾功能不全、糖尿病、高钾血症、心室肥大、有神经毒性表现者慎用。

三、抗肿瘤辅助用药

1. 美司钠

（1）其他名称:美钠。

（2）药物特点:由于巯基(SH)可与丙烯醛结合形成无毒化合物硫醚,也可与4-OH-环磷酰胺和4-OH-异环磷酰胺结合,因而可以预防环磷酰胺或异环磷酰胺的代谢产物所致HC的发生。

（3）用法用量:静脉注射用药每次剂量为抗肿瘤药物的20%,分3次给药,即化疗时、化疗后4h和化疗后8h;持续24h静脉滴注的首次剂量为抗肿瘤药物的20%,继而在24h内静脉滴注与抗肿瘤药等量的本品,在随后的12h内继续静脉滴注60%。

（4）不良反应

1）常规剂量一般无不良反应,单剂量超过60mg/kg时,可能会出现恶心、呕吐、腹痛和腹泻等胃肠道症状。

2）偶见变态反应,极少数情形下可能会出现由急性变态反应诱发的低血压、心率加快或短暂的肝转氨酶升高等现象。

3）极少患者会出现静脉刺激症状。

（5）给药的护理要点

1）注射剂可用 0.9% 氯化钠注射液、5% 葡萄糖注射液、乳酸钠林格注射液稀释。

2）将药品用灭菌注射用水稀释至 1∶3 浓度可避免静脉并发症。

3）本品与顺铂和氮芥不相容，避免与顺铂、氮芥混合注射；避免与红霉素、四环素和氨茶碱等药物配伍使用。

（6）用药宣教

1）本品的保护作用只限于环磷酰胺对泌尿系统的损害。

2）给药期间嘱患者多饮水，以维持足够尿量；若出现血尿，应及时告知医护人员。

3）本品可引起尿酮试验假阳性。

4）对巯基化合物过敏者慎用。

2. 亚叶酸钙

（1）其他名称：5-甲基四氢叶酸钙、甲叶钙、醛氢叶酸钙、叶醛酸钙。

（2）药物特点：四氢叶酸的甲酰衍生物，本身无抗肿瘤作用，主要用作高剂量甲氨蝶呤的解毒剂，与氟尿嘧啶合用可加强其治疗作用。

（3）用法用量：口服或静脉注射给药的剂量为每次 5~15mg，每 6~8h 1 次，连用 2 天；肌内注射一般在使用甲氨蝶呤后 24h 给药，剂量为每次 9~15mg/m^2，每 6~8h 1 次，连用 2d，使甲氨蝶呤血药浓度在 5×10^{-8}mol/L 以下。

（4）不良反应

1）1~2 级不良反应主要为恶心、呕吐、腹泻、发热、感觉神经毒性、运动神经毒性、脱发、OM。

2）3 级不良反应主要为恶心、呕吐、发热和感觉神经毒性。

3）偶有皮疹、荨麻疹、哮喘等变态反应。

（5）给药的护理要点

1）使用甲氨蝶呤 24~48h 后应用本品，以免影响甲氨蝶呤的抗叶酸作用。

2）严格按照规定剂量和时间给药，不得随意更改。

3）甲氨蝶呤用药前后每 6h 检测尿液酸碱度，维持 pH>7，必要时使用碳酸氢钠碱化尿液，每日补液量 300mL/m^2。

4）甲氨蝶呤用药后每 12~24h 测定血药浓度，以及时调整用药剂量。

5）甲氨蝶呤用药前后每 24h 测定血肌酐水平，用药后 24h 肌酐大于治疗前 50%，提示有严重肾毒性，应及时处理。

6）禁止鞘内注射。

7）静脉注射剂量不得超过 160mg/min。

8）大剂量给药时，与巴比妥、扑米酮或苯妥英钠同用可影响抗癫痫作用。

9）药品应避免光线直接照射及与热源接触。

（6）用药宣教

1）药品口服剂量上限为 25mg/d，超过此剂量者宜肌内注射给药。

2）恶性贫血或维生素 B_{12} 缺乏所致巨幼细胞贫血者，不宜单独使用本品，以免加重神经系统损害。

3）告知患者严格遵医嘱用药，不得擅自更改药品剂量和用药时间。

4）与氟尿嘧啶联合用药时，老年和身体虚弱者谨慎给药。

四、预处理常用药物不良反应的护理

预处理毒性（regimen related toxicity，RRT）是指与预处理直接相关的各主要脏器损害，但不包括 GVHD、出血及感染等。目前预处理过程中使用的化疗药物或 TBI 均有不同程度的毒性，通常移植后很重要的毒性损伤造成的相关性死亡直接来源于预处理毒性，所以明确预处理的作用机制，严格掌握其作用及毒性反应，在治疗过程中密切观察，做到早发现、早处理，不仅可以减轻患者的痛苦，而且对 HSCT 的顺利进行至关重要。

1. 血液系统的不良反应的护理要点

（1）贫血：化疗相关贫血（chemotherapy related anemia，CRA）主要是指化疗过程中发生的贫血，特征表现为外周血中单位容积内红细胞数减少、血红蛋白浓度降低或血细胞比容降低至正常水平以下。

1）评估：采用贫血严重程度分级量表进行评估，不同机构对贫血的严重程度分级见表 5-2。

表 5-2　贫血的严重程度分级　　　　　　　　　　　单位：g/L

分级	血红蛋白		
	中国标准	NCI 标准	WHO 标准
0 级（正常）	> 正常值下限	≥正常值下限	≥110
1 级（轻度）	90~ 正常值下限	100~ 正常值下限	95~110
2 级（中度）	60~90	80~100	80~95
3 级（重度）	30~60	<80	65~80
4 级（极重度）	<30	威胁生命	<65

注：正常值下限：男性 120g/L，女性 110g/L；NCI（National Cancer Institute），美国国立癌症研究所；WHO（World Health Organization），世界卫生组织。

2）治疗：主要为促红细胞生成治疗和输血治疗。

3）护理：①根据患者病情及贫血的严重程度分级，与其共同制订休息与活动计划，在病情允许的情况下逐步增加活动量，鼓励患者建立生活自理的短期目标。②轻度贫血者，注意劳逸结合；中度贫血者，增加卧床休息时间，活动时出现胸闷、气促时应停止活动；重度贫血者，绝对卧床休息，遵医嘱氧气吸入，观察疗效，预防不良反应的发生。③指导患者卧床休息，缓慢改变体位，避免直立性低血压继发的头晕，预防跌倒。④使用促红细胞生成素者做好用药指导。⑤必要时输血，做好输血护理和健康宣教。⑥频繁输注红细胞者注意预防铁过载。⑦多补充含铁丰富的食物，如瘦肉、猪肝、红枣、黑木耳、胡萝卜、绿色蔬菜等。

（2）粒细胞减少症：化疗导致的中性粒细胞减少是指使用骨髓抑制性化疗药物后引发外周血中性粒细胞绝对值（absolute neutrophil count，ANC）的降低，即基于实验室的血常规结果提示 ANC<2.0×10^9/L。

1）评估：采用 NCI-CTCAE 的分级标准，将中性粒细胞减少分为4级。1级：1.5×10^9/L≤ANC<2.0×10^9/L；2级：1.0×10^9/L≤ANC<1.5×10^9/L；3级：0.5×10^9/L≤ANC<1.0×10^9/L；4级：ANC<0.5×10^9/L。

2）治疗：主要为预防性和治疗性使用粒细胞集落刺激因子（granulocyte colony stimulating factor，G-CSF）以及抗感染治疗。

3）护理：①预防感染。严格执行手卫生，做好消毒隔离工作；保持患者皮肤清洁干净，定时更换衣物及床单被罩，做好"三短九洁"；保持口腔清洁卫生，做好肛周护理；外出检查做好保护性隔离。②粒细胞减少性发热的护理。密切监测体温变化及伴随症状，观察生命体征变化；鼓励患者多饮水，补充高热引起的机体水分丧失；体温<38.5℃，给予物理降温，采用温水擦洗头部、颈部、腋窝、腹股沟等处，也可以用冰袋冷敷前额、头顶、颈部两侧、腋窝和腹股沟等部位；体温≥38.5℃，遵医嘱使用退热药，如非甾体抗炎药布洛芬、对乙酰氨基酚口服，吲哚美辛栓塞肛，赖氨匹林肌内注射等，观察药物使用效果和不良反应；实施降温措施后严密监测体温变化，避免出现降温过度，降温速度以1.5~2.0℃/h为宜；遵医嘱给予补液和抗生素治疗。③做好 G-CSF 的用药护理，观察用药效果和不良反应。④其他。做好患者的基础护理、皮肤护理和口腔黏膜护理，加强患者营养。

（3）血小板减少症：化疗相关性血小板减少症（chemotherapy-induced thrombocytopenia，CIT）是指化疗药物对骨髓巨核细胞产生抑制作用，导致的外周血中血小板计数低于 100×10^9/L。

1）评估：①危险因素。患者自身因素，如体力状态差、营养不良、合并有肝硬化、自身免疫性疾病等、既往出血史等；治疗相关因素，如大剂量化疗、合并放疗、分子靶向治疗等。②血小板减少症的分级。可参考 NCI-CTCAE 的分级标准或 WHO 出血分级标准(表 5-3、表 5-4)。

表 5-3 血小板减少症的分级标准

级别	血小板计数 /(×10⁹·L⁻¹)
1 级	<LLN~75
2 级	<75~50
3 级	<50~25
4 级	<25

注:LLN 为正常值下限。

表 5-4 修订的 WHO 出血分级标准

等级	出血类型
1 级	稀疏、散在分布的皮肤瘀点、瘀斑 鼻出血或口咽出血持续时间 <30min
2 级	消化道、呼吸道、肌肉骨骼或软组织出血,未引起血流动力学紊乱,24h 内不需要输注红细胞 鼻出血或口咽出血持续时间 >30min 有症状的口腔黏膜血疱 弥散分布的皮肤瘀点、瘀斑 血尿 侵入性操作或手术部位异常渗血 非月经期的阴道出血 浆膜腔出血 视网膜出血,不伴视野缺损
3 级	需要输注红细胞的出血(发生在 24h 内),但未出现血流动力学紊乱 严重的浆膜腔出血 CT 发现的无症状性颅内出血
4 级	视网膜出血伴视野缺损 有症状的非致命性脑出血 有血流动力学紊乱(低血压,收缩压或舒张压降低 >30mmHg)的出血 任何原因引起的致命性出血

2)治疗:根据血小板计数给予促血小板成长因子治疗和 / 或输注血小板。

3)护理:①病情观察。观察患者皮肤黏膜、牙龈、鼻腔有无出血;观察患者意识、瞳孔、生命体征及四肢活动情况,判断有无颅内出血;严密监测患者血常规、凝血功能、骨髓象。②休息与活动。当血小板计数 $<20 \times 10^9$/L 或有活动性出血时,指导患者绝对卧床休息。根据患者血常规结果和出血情况逐渐改变活动量。③饮食护理。饮食宜选择清淡、细软、无骨刺、少渣、无刺激性易消化饮食,如有消化道出血,遵医嘱进食温凉的流质或半流质食物,出血量大时,遵医嘱予以禁食。④用药护理。遵医嘱合理使用止血药物或促进血小板生长的药物;尽量避免皮下或者肌内注射,减少侵入性操作,否则应该适当延长穿刺点按压时间;各种抽血尽量集中进行;建立有效静脉通路。⑤生活护理。使用软毛牙刷,禁用牙签剔牙,有牙龈出血者用冷盐水或盐酸肾上腺素溶液漱口;禁止挖鼻,用力擤鼻涕;穿宽松的棉质衣服;每日温水擦洗,保持皮肤的清洁干净;保持排便通畅,便秘时勿用力排便,可适当采用灌肠剂。⑥输血:遵医嘱输注血小板,输注过程中做好输血安全管理。

2. 消化系统的不良反应及护理要点

(1) 恶心呕吐:化疗所致恶心呕吐(chemotherapy-induced nausea and vomiting,CINV)是指由化疗药物引起或与化疗药物相关的恶心(以反胃和/或急需呕吐为特征的状态)和呕吐(胃内容物经口吐出的一种反射动作),是化疗过程中最为常见、患者主观感受最痛苦的不良反应之一。

1)评估:①危险因素。化疗药物致吐作用强弱、化疗药物输注速度和给药途径、化疗方案、女性、年龄(<50岁)、妊娠孕吐史、既往恶心呕吐史、焦虑、疲乏等。②严重程度分级。采用恶心呕吐分级标准进行评估,可供选择的工具包括 WHO 的分级标准、欧洲临床学术会议标准、NCI-CTCAE 标准以及癌症支持疗法多国学会(Multinational Association of Supportive Care in Cancer,MASCC)的止吐评价工具 MAT(MASCC antiemetic tool)量表。

2)预防与治疗:预防性使用镇吐药;根据患者抗肿瘤药物的致吐风险等级、患者化疗相关恶心呕吐史以及患者个体化情况,制订合理的镇吐方案;密切关注和处理引起呕吐的其他因素。

3)护理:①评估与监测。观察患者恶心呕吐发生的时间、频率及诱因,观察呕吐是否与进食有关;观察呕吐的特点及呕吐物的色、质、量;观察其伴随症状;观察患者精神状态及是否有水、电解质紊乱。②患者恶心、呕吐时,在床旁扶助,指导其缓慢深呼吸;卧床患者呕吐时头偏向一侧,防止呕吐物误入气管,保持呼吸道通畅。呕吐后用温开水漱口,做好口腔护理,清洁面部,协助其取舒适卧位。③根据化疗用药遵医嘱正确使用镇吐药,如帕洛诺司琼、昂丹司琼和格拉司琼等,观察用药效果和不良反应。④在使用镇吐药的基础上联合使用非药物干预,如音乐疗法、引导想象和分散注意力等,应用放松技术分散注意力,减轻患者的紧张、焦虑、烦躁情绪,使患者保持镇静,以缓解呕吐。⑤饮食干预:指导患者在呕吐间隙进食,少量多餐;注意调整食物的色、香、味,选择富有营养并且清淡、易消化的食物,忌食粗糙、辛辣食物,限制 5- 羟色胺丰富的水果蔬菜(如香蕉、核桃、茄子等)及含色氨酸的蛋白质的摄入量。⑥环境要求。保持环境的安静、整洁,空气新鲜、无异味,避免强烈的光线直射。

(2)厌食:是指食欲减退或丧失,伴或不伴有体重下降。

1)评估:①危险因素。个体因素,如年龄、饮食习惯等;疾病及治疗因素,如放化疗、抗生素、免疫抑制剂的使用,消化道合并症,疼痛,睡眠障碍等;环境因素,如住院环境对饮食烹饪的限制、无菌饮食对食物口感的影响;心理因素,焦虑、恐惧等。②食欲状况评估。可使用的评估工具包括食欲、饥饿和感知觉问卷(appetite,hunger and sensory perception questionnaire,AHSPQ)、营养食欲调查问卷(council on nutrition appetite questionnaire,CNAQ)以及视觉模拟评分(visual analogue scale,VAS)。

2)治疗:积极处理,轻度食欲减退者可考虑使用口服营养补充维生素 C、氨基酸、蛋白质补充剂和其他混合物补充剂等改善患者食欲和营养状况,中、重度食欲减退者可遵医嘱使用抑酸、促进胃动力等药物。

3)护理:①积极处理影响进食的症状,如恶心呕吐、味觉改变、口腔黏膜炎、吞咽困难、腹痛、腹泻、便秘、睡眠障碍以及躯体疼痛等。②选择患者身体较舒适的时间进食,避免摄入易引起恶心的食物。③在计算患者每日所需营养量的前提下,根据患者饮食习惯和喜好、疾病的基本情况以及食品安全原则选择和制备食物,增进患者食欲,少食多餐,加强补充机体营养。④药物干预。遵医嘱给予孕激素、糖皮质激素和促进胃肠道动力的药物。⑤监测和记录患者进食情况、体重改变和营养状况。⑥营造良好的就餐环境,避免在高温、通风不良的环境中进食。

(3)口腔黏膜炎

1)评估:对 OM 的危险因素和严重程度进行评估。

2)护理:包括定期评估、做好口腔基础护理、规范漱口、选择合适的漱口液、使用口腔黏膜保护剂、冷冻疗法等措施。具体详见第七章造血干细胞移植并发症的预防和管理。

(4)便秘

1)评估:了解患者目前的排便情况、肠道习惯史、用药情况以及粪便形态等,可使用 NCI-CTCAE 标准判断便秘的严重程度。

2)治疗:水化维持、纤维摄入、身体活动和使用缓泻剂等。

3)护理:①协助患者增加身体活动,指导正确排便,养成定时排便的习惯。②为患者提供舒适、隐蔽、方便的排便环境。③患者膳食应富含纤维,鼓励其多食新鲜水果和蔬菜,充分摄入液体,软化粪便。④给予患者腹部按摩以增加肠蠕动。⑤遵医嘱给予药物干预,包括成人益生菌、缓泻剂及粪便软化剂等。⑥骨髓抑制患者避免直肠检查和使用栓剂、灌肠剂和刺激性泻药。⑦必要时摄腹部平片,了解肠道情况,观察是否发生肠梗阻。

（5）腹泻

1）评估:腹泻的危险因素和严重程度。

2）治疗:根据患者腹泻的严重程度予以止泻药物、益生菌和抗生素等。

3）护理:①评估腹泻的严重程度,监测排便的次数,粪便的量、颜色和性质,做好标本的采集和腹泻情况的相关记录。②监测电解质情况,注意补充水分和电解质。③饮食以营养丰富、低脂肪、少纤维、易消化为宜,腹泻次数较多或年老体弱者需要补充足够的能量。④非感染性腹泻遵医嘱给予止泻药,以减少排便次数、腹泻量和肠道蠕动。⑤感染性腹泻遵医嘱使用抗生素。⑥嘱患者保持肛周清洁干燥,排便后清洁肛周,早晚各坐浴一次,15min/次。具体详见第七章造血干细胞移植并发症的预防和管理。

3. 肝脏损伤的护理要点

（1）卧床休息,避免劳累,以利于肝脏血液的供应,促进肝功能细胞的恢复。

（2）化疗前完善肝功能检查,有异常者谨慎使用化疗药物,必要时先行保肝护肝治疗。

（3）定期检测凝血功能,有异常者遵医嘱应用维生素 K_1 等药物。

（4）严密观察病情,每日监测腹围,关注患者的不适,如肝区胀痛、黄疸、皮肤瘙痒等,及时对症处理。

（5）遵医嘱给予保肝药物,如谷胱甘肽、复方甘草酸苷、辅酶 A 等。

（6）饮食清淡,适当增加蛋白质和维生素的摄入,肝性脑病者须限制蛋白质的摄入。

（7）定期复查肝功能,及时使用保肝药物。

4. 泌尿系统的不良反应及护理要点

（1）HC:鼓励患者多饮水、多排尿;给予大剂量补液、水化、碱化;观察患者排尿情况以及实验室检查结果;做好患者的保护性隔离;遵医嘱用药,给予膀胱冲洗、膀胱灌注等处理。

（2）肾脏毒性反应

1）监测与评估:①定期监测肾功能、尿常规、尿 pH、尿素、肌酐和电解质。②监测和记录 24h 出入量、腹围、体重改变。③观察有无水肿、尿频、尿急、尿痛及尿末酸胀感,观察其意识水平和精神状态。

2）护理:①每天补充约 3 000mL 液体进行水化,碳酸氢钠进行碱化,减少肾脏损害。②遵医嘱补充电解质。③谨慎使用静脉推注药物,治疗少尿症状。④严重肾毒性者需请肾内科医生会诊,做进一步检查和治疗。⑤必要时遵医嘱予以血浆置换及血液透析治疗,以改善肾功能。⑥严格做好消毒隔离措施,指导患者注意个人卫生,预防尿路感染。

5. 心脏毒性的反应及护理要点

(1)辅助检查:BNP、心肌酶、心电图、超声心动图等。

(2)监测与评估:严密监测生命体征。

(3)严格控制输液和输血的速度,准确记录出入量。

(4)遵医嘱给予利尿药,协助医生监测中心静脉压。

(5)观察患者心力衰竭症状:缺氧程度、水肿。

6. 肺毒性的反应及护理要点

(1)肺炎:①做好肺功能检查。②密切观察病情变化,监测患者呼吸、血压、体温、血氧饱和度、24h出入量和动脉血气分析等。③谨慎采用氧疗,避免加重肺毒性反应。④出现进行性低氧血症时,不能单纯增加氧浓度加以纠正,或呼吸频率 >35 次 /min、血氧分压 <60mmHg 时,及时行气管插管或气管切开通过吸气末正压给氧辅助通气纠正缺氧。⑤药物护理,遵医嘱进行抗病毒、抗感染治疗。⑥根据患者血象情况,每日拍背,指导患者进行呼吸功能锻炼。⑦遵医嘱使用镇咳化痰药,给予雾化吸入,注意观察用药反应。

(2)肺纤维化:①尚无明确治疗方法。②预后差,死亡率高。

7. 皮肤反应及护理要点

(1)皮肤反应

1)皮疹:最常见的皮肤反应,包括痤疮样皮疹和斑丘疹;痤疮样皮疹是指暴发性丘疹和脓包,主要出现在头面部、上胸部和背部;斑丘疹是指出现斑疹和丘疹,常见于上半身,向心性发展,伴有瘙痒。

2)干燥症:皮肤表现为变薄,反应变迟钝,毛孔正常,皮下组织变薄。

3)瘙痒症:指一种强烈瘙痒的感觉,皮疹和干燥症常伴有瘙痒。

4)手足综合征:指出现于手掌或足底的皮肤发红、不舒适、肿胀和麻木感,重者可发生溃疡和坏死,为最严重的皮肤反应。

(2)护理

1)皮肤基础护理:①指导患者每日用温水洗浴,保持皮肤清洁、干净。②选择不含芳香剂和乙醇、非激素类皮肤润滑剂或护肤用品。③每日更换床单,保持患者床单位清洁、干净和整洁。④穿宽松、柔软的棉质病员服和舒适的鞋袜。⑤定期修剪指甲和趾甲,避免抓挠。⑥避免频繁洗手。⑦出现皮疹时注意预防感染,避免用手挤压皮疹部位。

2)皮肤症状的处理:①皮疹。给予局部冷疗,金银花液、复方黄柏液湿敷,涂抹芦荟胶等,皮疹的处理方法见图 5-1。②干燥症。选择不含芳香剂和乙醇的皮肤润滑油涂抹皮肤。③瘙痒症。局部冷疗。④手足综合征。使用 10%

的尿素乳膏或水胶体敷料。

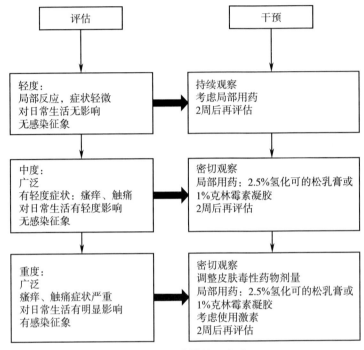

图 5-1 皮疹的处理方法

8. 神经系统毒性反应及护理要点

（1）评估：①通过神经系统评估来确定中枢神经系统、周围神经系统的变化。②评估危险因素，如联合放疗、儿童、老年人、合并肾功能不全、同时/顺序使用利尿药或氨基糖苷类抗生素、自身基础疾病如糖尿病和甲状腺功能障碍等，确定哪些患者存在神经毒性增加的风险。

（2）护理：①早期评估早期发现。②尚缺乏有效药物预防神经毒性。③预处理前积极处理导致增加化疗神经毒性的基础疾病。④非药物干预，如瑜伽、冥想、深呼吸等。⑤床旁备好压舌板等以防止患者突发癫痫。⑥定期监测药物浓度，防止浓度过高诱发癫痫。

▶ 第三节 预处理全身照射损伤及护理

TBI 是早期 HSCT 预处理方案的重要组成部分，利用电离辐射生物效应原理，使受照射的肿瘤组织发生坏死而达到治疗肿瘤的目的。电离辐射的一个重要特点是能够在被作用物质的局部释放很大的能量，在此过程中有放射能量的吸收和传递、分子的激发和电离、产生自由基、化学键的断裂等分子水平的变化,这些变化会引起细胞、组织器官和系统的损伤,最终引起整体功能变化直至发生病变。因此,TBI 具有细胞毒性药物所没有的优点,如可以穿过中枢神经系统及睾丸等保护区域。TBI 的照射效果取决于剂量率、照射总剂量以及总剂量发出的碎片数量。

一、含全身照射的预处理方案

1. **常用方案** 含 TBI 的方案主要为 TBI 为基础的 MAC 方案,即 TBI 联合环磷酰胺或其他化疗药物,以及化疗药物联合小剂量的 TBI。

2. **照射剂量** 预处理中的 TBI 剂量一般为 175~200cGy,2 次 /d,持续 4d。具体剂量随患者的治疗方案和计划有所不同。常用的含 TBI 预处理方案见表 5-5。

表 5-5 常用的含 TBI 预处理方案

预处理方案		剂量	时间 /d
全身照射 + 环磷酰胺	环磷酰胺	60mg/(kg·d)	−7~−6
	全身照射	2Gy	−5~0
全身照射 + 环磷酰胺 + 依托泊苷	环磷酰胺	60mg/(kg·d)	−3~−2
	依托泊苷	125mg/m²	−6~−4
	全身照射	8~14Gy	−1
全身照射 + 环磷酰胺 + 阿糖胞苷	环磷酰胺	45mg/(kg·d)	−7~−6
	阿糖胞苷	3g/(m²·d)	−8~−6
	全身照射	2.0Gy/d	−3~−1
全身照射 + 美法仑	美法仑	140mg/m²	−1
	全身照射	10Gy	−1
全身照射 + 依托泊苷	依托泊苷	60mg/kg	−3
	全身照射	1.0Gy/ 次,3 次 /d	−7~−6

二、急性放射损伤的严重程度分级

放疗后由于肿瘤组织崩解、毒素被吸收,不同组织器官在受到照射后出现变化的反应程度各不相同,身体受照射面积越大反应越大。另外,敏感性与其增殖能力成正比,与其分化程度成反比,即增殖活跃的组织对放疗敏感性更高,组织损伤出现早,这些组织称为早反应组织,亦称急性反应组织,如消化系统、骨髓、皮肤等。在照射数小时或1~2d后至3个月内,患者身体早反应组织器官可出现反应,主要表现为虚弱、乏力、头晕、头痛、厌食,个别有恶心、呕吐等。目前,放疗对各组织器官的损伤程度的评估常用工具为美国肿瘤放射治疗协作组织(Radiation Therapy Oncology Group,RTOG)根据各组织器官受照射后的表现将急性放射损伤分为5级,具体见附录十一。

三、全身照射损伤的护理要点

接受预处理治疗的HSCT患者,随着不同程度毒性反应的发生,会出现一系列生理心理上的健康问题,故护理人员应熟悉患者的病情、治疗计划及预处理对各组织器官的毒性作用,通过科学有效的预见性风险管理,帮助患者顺利完成治疗,促进患者早日康复。

1. 放疗前的护理

(1)向患者讲解放疗知识、治疗配合及注意事项,可能出现的不良反应。

(2)协助患者取下佩戴的金属饰品,避免增加放射吸收,导致皮肤损伤。

(3)行放射治疗前禁食辛辣、过热、过硬的食物,注意口腔卫生,治疗前4~5h禁食、禁饮。

2. 放疗中的护理

(1)嘱患者放松心情,避免焦虑和紧张。

(2)治疗过程中注意配合医生,保持躯体固定不动,以免影响照射剂量的准确性。

(3)照射完后静卧30min,以缓解胃肠道的反应。

3. 放疗后的护理

(1)皮肤的护理

1)干性皮炎:可不做特殊处理。

2)湿性皮炎:使用生理盐水冲洗创面后,将2%利多卡因5mL+地塞米松20mg+庆大霉素240 000U+维生素B 1 220mg+50%葡萄糖20mL混合,用无菌纱布浸湿后敷于创面1h,2次/d。

3)放射性溃疡合并感染:选择敏感抗生素湿敷控制感染,促进肉芽组织的生长愈合。

4)基础护理:放疗后避免用力擦洗皮肤,以防表皮脱落。3d内避免将胶布直接贴于皮肤上,防止损伤皮肤,引起感染;保持皮肤清洁干燥,尤其是皮肤褶皱处及肛周;避免刺激性物品如肥皂、酒精、活力碘等,避免搔抓和粗糙衣物的摩擦。

(2)口腔黏膜损伤的护理:口腔黏膜损伤的出现时间比皮肤早,但修复较快,一般不留后遗症,其处理同化疗药物所致 OM。

（3）放射性腮腺炎的护理:放疗前避免进食酸、甜等增加唾液分泌的食物;放疗后可采用冰袋冰敷双腮。

（4）消化道症状的护理:包括食欲减退、恶心、呕吐和腹泻等,对症处理。

1）恶心呕吐:使用镇吐抑酸药。

2）腹泻:注意保持患者肛周清洁、干燥,每次便后清洁肛周,采用 0.5% 碘伏溶液坐浴,使用皮肤保护剂涂喷肛周,必要时予以红外线灯照射,2 次 /d,每次 30min,以防发生肛周糜烂和感染。

（5）饮食:放射治疗前 4~5h 禁食禁水,治疗前后宜少食多餐,避免进食刺激性、不易消化的食物,鼓励患者多饮水,增加尿量。

（朱霞明　刘敏杰）

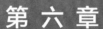

第 六 章

造血干细胞输注的管理

造血干细胞(HSC)的输注就是将供者体内所采集的 HSC 通过特定管道输注到受者体内的过程,是造血干细胞移植(HSCT)中极为重要的一个环节,一般在预处理方案完成后进行。HSC 主要来源于骨髓血、外周血及脐血,自体 HSCT 包括自体骨髓 HSCT 或自体外周 HSCT,异基因 HSCT 包括异基因骨髓 HSCT 或异基因外周 HSCT。根据其保存方式不同,又可将其分为冻存 HSC 和新鲜 HSC,新鲜 HSC 采集完后要尽早输注,冻存 HSC 要经过一定的复温处理后输注。无论是冻存 HSC 还是新鲜 HSC,均会产生各种各样的不良反应,如何确保输注安全、避免和减少并发症对移植成败具有重要意义。

▶ 第一节 新鲜造血干细胞输注的管理

新鲜 HSC 的输注是将采集的供者 HSC 经受者的静脉通路直接输给患者,通过干细胞的游走、归巢等运动,进入受者的造血微环境,进而定居、分化和成长发育,一般用于异基因 HSCT。HSC 输注的最佳时机应最大限度有利于供者 HSC 植入,理论上应该在受者的肿瘤细胞和异常的造血功能得到较为彻底的杀伤和清除之后,同时外来的化疗毒性药物或放射物质最小限度残留在受者机体内,不损伤和破坏输入的 HSC 时。

一、新鲜造血干细胞的输注

(一)新鲜骨髓干细胞的输注

1. 输注时间和剂量

(1)输注时间:受者预处理结束后输注,开始时间与末次化疗间隔 36h,具体参考预处理末次化疗药物半衰期,注意避开化疗药物作用时间;如临床需要冷藏,则冷藏时间不超过 48h,取出后应尽快输注。

(2)输注剂量:一般单纯骨髓血干细胞采集供者单个核细胞数应当达到以

下标准:骨髓单个核细胞数≥3×10^8/kg(受者体重),CD34$^+$细胞数≥2×10^6/kg(受者体重);目前骨髓血及外周血造血干细胞混合移植开展更广泛,输注骨髓血造血干细胞采集物的数量根据供受者个体差异有所不同。

2. 输注前的准备

(1)HSC准备

1)HSC采集完毕立即封口,填写标签,注明患者姓名、住院号、血型、采集量、采集时间等信息,经物表消毒后送入移植病区交至治疗护士,双方必须做到查对准确无误,且注意查对血袋是否破损、HSC中有无凝块等。

2)骨髓HSC核查完毕后,将HSC倒挂于输液架上30min,使骨髓血和脂肪颗粒有效分离(经由细胞室工作人员处理后的骨髓血HSC无须此步骤)。

3)受者与供者ABO血型相同者可直接输注;血型不合者须行骨髓淘洗,去除红细胞后再输注,血型不合者骨髓红细胞的处理见表6-1。

表 6-1 成人血型不合者骨髓红细胞的处理

需要进一步处理的情况		处理措施
红细胞主要不合:受者有针对供者的红细胞的抗体	受者的抗体效价 >1∶16	去除红细胞
红细胞次要不合:供者有针对受者的红细胞的抗体	供者的抗体效价 ≥1∶256	如果血浆 >200mL,去除血浆
主次均不合:供受者均有对抗对方红细胞抗原的抗体	受者效价 >16,供者效价 ≤128	去除红细胞
	受者效价 >16,供者效价 ≤256	去除红细胞,去除血浆(若血浆 >200mL)
	受者效价 ≤16,供者效价 ≥256	去除血浆(若血浆 >200mL)
	受者效价 ≤16,供者效价 ≤128	无须处理

(2)健康教育:向患者介绍输注的目的、过程、不良反应及注意事项,取得配合。

(3)心理指导:由于患者对HSCT相关内容不了解,在HSC输注前后会担心移植中是否会出现并发症、移植是否能够成功,从而产生恐惧、焦虑。而且,由于空气层流洁净室内无家属陪伴,患者易产生孤独感及心理压抑。护理人员应利用空闲时间与患者交谈,向患者详细讲解空气层流洁净室的环境、规章制度,介绍血液系统疾病的发展情况以及同类疾病的治愈情况,使患者树立战胜疾病的信心,这对整个干细胞输注过程的顺利进行及提高移植成功率起着积极作用。

（4）物品准备：准备符合要求的输注装置、心电监护仪、氧气、吸痰器、呼吸机、急救设备及药品等备用。检查急救设施和器械是否处于功能状态，急救药品和物品是否齐全。

（5）建立静脉通道：为患者建立两条及以上静脉通道，一条用于输注HSC，另一条用于输注生理盐水。

（6）输注前的其他处理

1）监测生命体征：严密观察患者的病情变化，输注前测量患者的生命体征，并做好记录。体温≥38℃时应先予以降温，待体温<38℃后再行输注，并对患者实施心电监测。

2）碱化：输注前后给予5%碳酸氢钠溶液静脉滴入，碱化尿液。

3）抗过敏：输注前30min遵医嘱给予抗过敏药物，如地塞米松5mg静脉推注、盐酸异丙嗪25mg肌内注射等。

3. 输注过程中的护理

（1）严格执行无菌操作原则：输注过程中严格执行无菌操作原则，避免医源性感染，中心静脉接口处及骨髓袋接口处均用活力碘消毒3遍后按《临床输血技术规范》中要求的输血器和操作规程进行输注。

（2）保证输注装置连接的紧密性：将输血器与静脉导管连接，输注前使用无菌生理盐水测试管道是否通畅，并注意管道是否连接牢固、妥善固定，严防渗漏和脱管，暂停可能与输血有反应的其他药物的输注。

（3）严格控制输注速度：先慢后快，初始速度为15~20滴/min，观察15~20min后，若无不良反应，再根据病情和年龄调整输注速度，一般可调至80滴/min；输注大量骨髓HSC需要4h以上。

（4）鱼精蛋白的输注

1）由于骨髓血中含有抗凝药如肝素，故在骨髓血HSC输注中和输毕应给予鱼精蛋白中和肝素。

2）鱼精蛋白易与多种药物发生配伍禁忌，应单独输入。

3）鱼精蛋白输入过快可导致血压下降、心动过缓、呼吸困难，因此要匀速缓慢输入，严密监测输注反应。

（5）输注过程中的观察

1）输注过程中全程专人守护，严密监测患者生命体征，尤其是心率和血压的变化。

2）认真听取供者的主诉，严密监测其神志、瞳孔、面色、体温、脉搏、呼吸、血压、心率、血氧饱和度、心电图、尿量、尿色、尿pH等参数的变化，同时密切关注供者有无恶心、呕吐等胃肠道反应，有无心悸、胸闷、气促等呼吸系统和循环系统的不适。

3）详细记录患者在输注过程中出现的各种不良反应。

4）每袋骨髓血 HSC 最后剩余的 5~10mL 含有脂肪颗粒的少量骨髓液应留在袋内弃去，以免将上浮的脂肪颗粒输入体内造成肺动脉栓塞。

4. 输注结束后的观察和处理 输注完毕后，做好输注记录，继续严密观察患者尿量、尿色，定时监测游离血红蛋白、尿常规，以防迟发性溶血反应，注意水、电解质平衡。输注初期，由于造血功能未重建，极易感染，必须严格无菌操作，认真执行消毒隔离制度，为患者做好五官护理、环境保护及中心静脉导管的护理，观察患者体温变化，及时发现感染灶，做到早发现、早诊断、早处理。

（二）新鲜外周血造血干细胞的输注

通过单采获得的新鲜 HSC 称为外周血干细胞或治疗细胞，过滤后可经静脉输注。HSC 采集物的输注流程，见图 6-1。

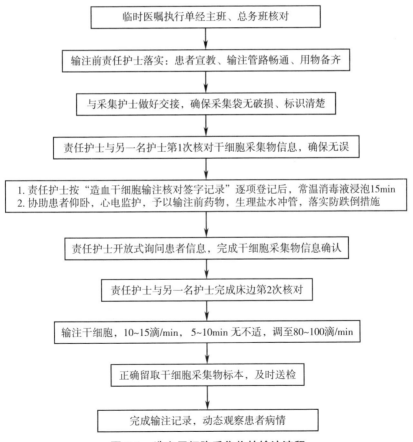

图 6-1 造血干细胞采集物的输注流程

1. 输注时间和输注剂量

（1）输注时间：受者预处理结束后输注，开始时间与末次化疗间隔 36h，具体参考预处理末次化疗药物的半衰期，注意避开化疗药物作用时间，尽快输注至患者体内。去血浆的新鲜外周血 HSC 要在去浆后 1h 内输注。

（2）输注剂量：一般外周血干细胞采集供者单个核细胞数应当达到外周血造血干细胞采集物单个核细胞数 $\geqslant 5 \times 10^8$/kg（受者体重），CD34$^+$ 细胞数 $\geqslant 2 \times 10^6$/kg（受者体重）。

2. 输注前的准备

（1）HSC 准备：新鲜外周血 HSC 采集完毕立即封口，填写标签，注明患者姓名、住院号、血型、采集量、采集时间等信息，经物表消毒后送入移植病区交至治疗护士。双方必须做到查对准确，注意查对血袋是否破损、HSC 中有无凝块等。

（2）患者健康教育：向患者介绍输注的目的、过程、不良反应及注意事项，取得配合。

（3）物品准备：准备符合要求的输注装置、心电监护仪、氧气、吸痰器、呼吸机、急救设备及药品等备用。检查急救设施和器械是否处于功能状态，急救药品和物品是否齐全。

（4）建立静脉通道：至少准备一条中心静脉通路，用于输注 HSC。

（5）输注前的其他处理：输注血液制品前，给予抗过敏药物如地塞米松或异丙嗪等。

（6）心理指导：回输 HSC 后，造血功能重建前，患者易出现感染、出血等严重并发症。此时患者会因为担心移植是否成功、是否能顺利度过"出血关""感染关"出现焦虑情绪。因此，护理人员在工作中要向患者和家属做好解释工作，耐心细致地回答患者提出的各类问题，减轻其思想负担。

3. 输注过程中的护理

（1）严格执行无菌操作原则：输注过程中严格执行无菌操作原则，避免医源性感染，中心静脉接口处及骨髓袋接口处均用活力碘消毒 3 遍后按《临床输血技术规范》中要求的输血器和操作规程进行输注。

（2）保证输注装置连接的紧密性：将输血器与静脉导管连接，输注前使用无菌生理盐水测试管道是否通畅，并注意管道是否连接牢固、妥善固定，严防渗漏和脱管，暂停可能与输血有反应的其他药物的输注。

（3）严格控制输注速度：先慢后快，初始速度为 15~20 滴/min，观察 15min 后，若无不良反应，再根据病情和年龄调整输注速度，一般可调至 80 滴/min。

（4）输注过程中的观察：输注过程中全程专人守护，严密监测患者生命体征和病情变化，由于患者在短时间内输注大量 HSC，再加上预处理大剂量的化疗及放疗对心脏的毒性,极易发生心力衰竭和急性肺水肿,因此护理人员要合理掌握输注速度,观察患者有无心悸、气促、胸闷,双肺呼吸音、尿量和尿色是否改变,必要时减慢输注速度,给予强心、利尿、吸氧等治疗,做好心理护理,取得患者合作,确保 HSC 输注成功。

4. 输注结束后的观察和处理　由于患者在预处理时行大剂量的放疗及化疗,机体的免疫功能受到抑制,抵抗力下降,极易感染。因此,输注结束后仍要观察患者的病情变化,给予患者全环境保护,严格无菌操作,做好皮肤、肛周黏膜、会阴、五官护理及生活护理,预防感染,使患者安全度过 HSCT 期,尽快恢复造血功能。

二、新鲜造血干细胞输注的不良反应及处理

1. 常见的不良反应　HSC 输注的不良反应除了输注血液制品共有反应外,还包括造血产物特有的反应。因为新鲜 HSC 未经二甲基亚砜(dimethyl sulfoxide,DMSO)冷冻保存,其输注的不良反应较冻存 HSC 少,主要为 ABO 血型不合的反应,其他潜在的不良反应与输注一般血液制品相似,包括呼吸急促、低血压、高血压、心动过速、寒战、发热、胸闷或呼吸困难、面部潮红、恶心呕吐、皮疹、荨麻疹或变态反应等。新鲜 HSC 输注的常见不良反应见表6-2。

表 6-2　新鲜造血干细胞输注的不良反应

不良反应	临床表现	发生原因
容量负荷过重	呼吸困难、喘气、心动过速等	受者接受的骨髓量多或输液量过多
急性溶血反应	寒战、高热、腰痛、血红蛋白尿,严重者无尿、少尿、肾衰竭等	受者体内的抗原破坏供者红细胞
发热	寒战、高热和荨麻疹	输注的血液制品被细菌污染
肺静脉微栓塞	胸痛、呼吸困难、咳嗽等	新鲜 HSC 采集物里有脂肪颗粒
出血	瘀点、瘀斑等	快速输注大量含有肝素的新鲜 HSC 造成短暂的抗凝过度

（1）容量负荷过重:成人接受的骨髓量超过 20mL/kg 或输液量过多导致容量负荷过重。

（2）急性溶血反应:受者有针对供者红细胞表面 ABO 抗原(血型主要不合)或者其他抗原的抗体时,可破坏供者的红细胞而发生急性溶血的可能性(血型主要不合)。迟发性溶血反应发生于输注后 5~14d,可能是供者淋巴细胞产生抗体与患者红细胞或者所输入的不相合的红细胞抗原结合发生反应

所致。

（3）发热：可能由于输注的血液制品被细菌污染，也可能由于患者出现了针对血浆蛋白或者其他成分的变态反应，所以出现寒战、高热和荨麻疹等。

（4）肺静脉微栓塞：脂肪颗粒导致肺静脉微栓塞，患者常主诉胸痛、呼吸困难、咳嗽。

（5）出血：新鲜 HSC 一般使用肝素抗凝，快速大量输注可能会导致患者出现短暂的抗凝过度，引发出血。

2. **常见不良反应的处理** 新鲜 HSC 输注不良反应的处理流程与输注一般血液制品相似（图 6-2）。

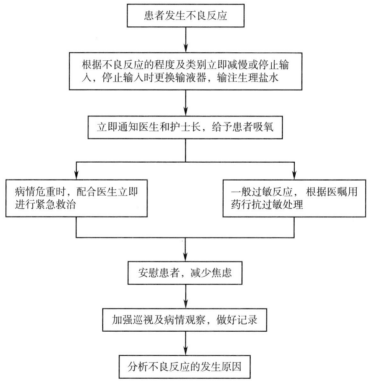

图 6-2 新鲜造血干细胞输注不良反应的处理流程

（1）容量负荷过重的处理

1）减少输液量，根据患者情况立即停止输液或减慢输液速度，通知医生，配合抢救。

2）使患者取端坐位，两腿下垂以减少静脉回流，减轻心脏负荷。

3）遵医嘱加压给氧。

4）根据病情,遵医嘱给予强心、利尿药。

（2）急性溶血反应的处理

1）预防:增强责任心,认真做好 HSC 输注前的核对工作,避免发生差错。输注前骨髓采集物行骨髓淘洗,去除红细胞。

2）一旦发生,立即停止输注 HSC,通知医生,紧急抢救。必要时受者接受血浆置换。

3）维持静脉通路,以备急救时静脉给药。

4）保护肾脏:双侧肾区给予热水袋热敷或者双侧腰部封闭,解除肾血管痉挛,保护肾脏。

5）碱化尿液:遵医嘱静脉滴注5%碳酸氢钠溶液或口服小苏打,碱化尿液。

6）严密观察患者的病情变化,记录生命体征和尿量,一旦发现少尿、无尿,按急性肾衰竭紧急抢救处理;如出现休克症状,立即配合医生进行抗休克的抢救处理。

7）对患者和家属做好心理护理,缓解其焦虑和恐惧。

8）开展输血反应调查,寻找原因。

（3）发热的处理

1）低热者密切观察患者反应,给予物理降温,如冰袋、冰囊、冰帽或者冷毛巾湿敷头部。遵医嘱酌情使用抗生素或退热药。

2）高热者抽血培养和干细胞产物培养,对症处理。

3）口腔护理:发热患者口腔黏膜干燥,唾液分泌物减少,易发生口腔感染,指导患者饮食前后、晨起、睡前用生理盐水漱口。

4）退热期出汗多,指导患者及时更换衣裤,保持皮肤的清洁干燥。

5）根据病情和血氧饱和度参数,选择合适的氧疗方式,遵医嘱给予吸氧;若合并有低血压、败血症等,积极进行急救处理。

6）发热患者给予高热量、高维生素、易消化的流质或半流质饮食,鼓励患者饮水,避免电解质紊乱。

（4）肺静脉微栓塞的预防与处理

1）预防:严格采用符合标准的输血器输注 HSC。输血器的使用流程见图 6-3。

2）经离心处理,去除过量的脂肪颗粒。

3）一旦发现有肺静脉微栓塞,指导患者绝对卧床休息,防止活动导致血栓脱落。

4）若为轻度呼吸困难,可尝试减慢输注速度、吸氧,观察症状是否缓解。

（5）出血的处理:新鲜 HSC 一般使用肝素抗凝,快速大量输注可能会导致患者出现短暂的抗凝过度,引发出血。对于有潜在出血风险的患者,应浓缩并

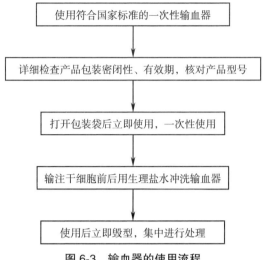

图 6-3　输血器的使用流程

洗涤骨髓以去除肝素。使用鱼精蛋白中和肝素。一旦发生出血,可采取以下护理措施:

1)严密观察患者身上瘀点、瘀斑是否增减,注射部位是否渗血,内脏有无出血,如呕血、便血、咯血等。当患者出现剧烈头痛、喷射性呕吐、视物模糊、血压升高等症状时,高度警惕颅内出血的发生,一旦发生,立即给予患者高流量吸氧、冰帽、头偏向一侧防止误吸,通知医生,做好相应的抢救准备。

2)遵医嘱进行成分输血治疗,如输注血浆、冷沉淀或血小板。

3)尽量减少创伤性操作,拔出各类针头后,穿刺点延长压迫时间,扎止血带的时间不宜太长,尽量减少皮下瘀血或血肿的发生。

▶ 第二节　冻存造血干细胞输注的管理

自体、异体和脐血 HSC 均可经过冷冻保存,后期再输注给经过预处理的患者,冻存是保证 HSC 活性和增殖能力的重要手段。由于冻存的 HSC 是深低温保存,因此输注前要经过复温处理。但是,冻存保护剂 DMSO 在 4℃ 的环境中会损伤 HSC,致使 HSC 随体外时间延长而大量死亡,而且长时间室温放置,HSC 会聚集成团,因此复温后要尽快为患者输注。同时,解冻后的 HSC 中还包含受损细胞、细胞溶解产物及 DMSO 等物质,快速输注会产生各种各样的急性不良反应,且发生频率高(22%~79%),因此,医务人员要加强观察和处理,保障输注安全。

一、冻存造血干细胞输注流程

1. 输注时间和剂量

（1）输注时间：受者预处理结束后输注，开始时间与末次化疗间隔 36h，具体参考药物的半衰期，注意避开化疗药物作用时间。

（2）输注剂量：一般每袋剂量为 50mL，若输注总量超过患者体重的 10%，则需要分 2 次或分为 2d 以上输注，以预防 DMSO 的毒性反应。

2. 输注前的准备

（1）HSC 准备：冻存的 HSC/骨髓由医务人员或专职送血人员运送至病房。运送人员与工作人员进行双人核对，内容包括姓名、性别、年龄、科室、住院号、血液制品种类、采集日期、输注剂量和 HSC 计数等。

（2）患者健康教育

1）向患者介绍输注的目的、过程及注意事项，取得配合。

2）指导患者在输注过程中张口呼吸，以便尽快排出冻存 HSC 中的 DMSO。

3）告知患者可能会闻到大蒜样气味，输注后第一次尿液可能呈粉红色，这是由于 HSC 保存液中的酚红从肾脏排出而致，可自行消失，不必惊慌。

（3）物品准备：包括恒温水浴箱，符合要求的输注装置、心电监护仪、氧气、吸痰器、呼吸机、急救设备及药品等。检查急救设施和器械是否处于功能状态，急救药品和物品是否齐全。

（4）复温：将盛有无菌生理盐水或水的恒温水浴箱的温度控制在 37~42℃，将冻存的 HSC 从液态氮罐中取出后快速放入水中，并用手揉搓加速解冻，时间一般为 2min，融化后放入双层无菌袋内，迅速送至病室。

（5）建立静脉通道：至少留置一条中心静脉通路单独用于 HSC 的输注，同时另建一条静脉通道用于输注其他药物，如鱼精蛋白等。

（6）输注前的其他处理

1）监测生命体征：输注前对患者进行身体、心理评估，测量并记录生命体征，若体温 ≥38℃ 应先予以降温，待体温 <38℃ 后再行输注，并对患者实施心电监测。

2）水化：输注前 2~3h 开始水化，直至输注完毕后 5h，以增加肾脏灌注，减少 HSC 中被破坏的红细胞对肾脏的损伤。

3）碱化：给予 5% 碳酸氢钠溶液等以促进渗透性利尿。

4）抗过敏处理：为预防患者发生不良反应，常规输注前 30min 给予抗过敏药物，如地塞米松或异丙嗪等。

3. 输注中的护理

（1）严格执行无菌操作原则：严格执行无菌操作原则，并按《临床输血技术规范》中要求的输血器和操作规程进行输注。

（2）保证输注装置连接的紧密性：将输血器与静脉导管连接，输注前使用无菌生理盐水测试管道是否通畅，并注意管道是否连接牢固、妥善固定，严防渗漏和脱管，暂停可能与输血有反应的其他药物的输注。

（3）严格控制输注速度：严格按照医嘱要求的速度进行输注，开始宜慢，以 3~5mL/min 匀速滴注，观察 4~5min 无不良反应后，调整为患者可以耐受的速度。50mL 解冻细胞输注时间为 5~10min，一般于 20min 内输注完毕，并用生理盐水冲管，使残留的 HSC 全部输注至患者体内。

（4）输注过程中的观察

1）输注过程中专人陪护，严密监测患者生命体征，尤其是心率和血压的变化，如患者出现胸闷、憋气、头痛、血压升高、心率减慢等，遵医嘱给予对症处理，症状缓解后继续输注。

2）密切观察患者神志、瞳孔、面色、体温、脉搏、呼吸、血压、心率、血氧饱和度、心电图、尿量、尿色、尿 pH 等的变化。

3）观察患者有无胃肠道反应、呼吸困难等不适症状。

4）注意患者有无头痛加剧、频繁呕吐、意识障碍进行性加重等颅高压症状，警惕脑疝及脑出血的发生。

5）详细记录患者在 HSC 输注过程中出现的各种不良反应。

4. 输注结束后的观察和处理

（1）输注完毕后，继续观察患者有无不良反应，做好输血记录。

（2）留下剩余的 HSC 做细菌培养及相关的化验检查，并将空血袋保留24h 以备核检。

二、冻存造血干细胞输注的不良反应及处理

1. 冻存造血干细胞输注的不良反应

（1）DMSO 毒性反应

1）恶心、呕吐、皮疹、头晕、头痛、血压改变和心动过速。

2）呼吸有独特气味，为大蒜样气味，可在病房内存留 48~72h。

（2）肺部微栓塞：表现为咳嗽、胸闷、呼吸困难、急性肺水肿等，因解冻后会出现细胞碎片聚积，因此需要使用特殊输血器输注。

（3）组胺释放反应：出现恶心、呕吐、腹痛、腹泻等胃肠道反应，以及呼吸困难、低血压和心脏传导异常等。

（4）心血管反应：心律失常，如心动过缓、心房颤动，以及低血压和高血压等。

（5）神经系统症状：抽搐、手足发麻、癫痫发作、意识丧失等。

（6）泌尿系统症状：血红蛋白尿、急性肾损伤等。

（7）变态反应：较为少见，多发生于输注开始时，表现为发热、寒战等。

（8）溶血反应：由于骨髓中含有红细胞，可发生溶血反应，尿检血红蛋白呈阳性。

2. **冻存造血干细胞输注的不良反应的处理**　因输注冻存 HSC 时不良反应发生率高，故护理人员在输注过程中应严格按照输注流程做好输注前的准备、输注中的观察和输注后的处理，保证输注过程顺利完成。冻存 HSC 输注的不良反应及处理见表 6-3。

表 6-3　冻存造血干细胞输注的不良反应及处理

不良反应	症状 / 体征	处理
DMSO 毒性	咳嗽、皮疹、胸闷、寒战、恶心呕吐、心动过速、高血压、大蒜样呼吸气味	输注前给予抗组胺药物 清洗去除 HSC 中的 DMSO 保持水化状态 减慢输注速度 输注中监测生命体征及氧饱和度 防止心脏负担过重 备齐抢救用物
急性溶血反应	寒战、高热、头痛、血压不稳定、面部潮红、腹部烧灼感、呼吸困难、胸背痛、DIC、休克	暂停输注 纠正血压 维持尿量 根据需要给氧 纠正凝血障碍 备齐抢救用物
变态反应	荨麻疹、瘙痒、喉头水肿、支气管痉挛、低血压、严重呼吸困难、肺 /喉头水肿、面部烧灼潮红、腹痛、出汗、心律失常、头晕	暂停输注 监测组织灌流量，根据需要纠正液体平衡紊乱 给予抗组胺药物 严重者使用皮质激素或肾上腺素 备齐抢救用物

注：DMSO（dimethyl sulfoxide），二甲基亚砜；DIC（disseminated intravascular coagulation），弥散性血管内凝血。

第三节　造血干细胞的植入

供者体内所采集到的健康 HSC 输注到受者体内后，能够识别并回到骨髓，并生产出新的健康血细胞。HSC 的植入具体表现为髓系、红系和巨核系细胞的恢复,时间通常为 2~6 周,其中,中性粒细胞植活是指中性粒细胞绝对值计数(ANC)连续 3d>5 × 10⁸/L;血小板植活是指未输注血小板的情况下,血小板计数连续 7d>20 × 10⁹/L;红细胞植活的定义为血红蛋白在脱离输血的情况下≥80g/L。HSC 植入时间因人而异,一般行外周血干细胞移植者植入时间为移植后 2 周,而骨髓移植者为移植后 2~4 周,脐血植活时间最慢。HSC 的植入可能会受到移植物抗宿主病预防方案的影响,如使用含有甲氨蝶呤方案者其植入时间最慢。各移植方案相应的植活时间见表 6-4。

表 6-4　移植方案对应的植入时间

移植方案	中性粒细胞植活的平均天数 /d
Auto-BMT+G-CSF	15~25
Auto-PBSCT+G-CSF	9~12
T 细胞去除的 allo-BMT+G-CSF	13~20
Allo-BMT 伴有 CNI+MTX 预防	22~24
Allo-PBSCT 有或没有 MTX 预防	10~14
单份脐血,双份脐血	+40,后者 12~24

注:Auto-BMT(autologous-bone marrow transplantation),自体骨髓移植;G-CSF(granulocyte colony-stimulating factor),粒细胞集落刺激因子;Auto-PBSCT(autologous-peripheral blood stem cell transplantation),自体外周血造血干细胞移植;CNI(calcineurin inhibitor),钙调磷酸酶抑制剂;MTX(methotrexate),甲氨蝶呤。

一、造血干细胞植入的影响因素

1. **骨髓微环境**　在 HSC 植入的过程中,除了 HSC 外,骨髓中的间质支持细胞对 HSC 的植入也有着至关重要的作用。随着骨髓微环境的改变,HSC 的植入也将受到较大的影响。

2. **T 淋巴细胞**　患者在接受预处理治疗后,体内残存的 CD8⁺T 淋巴细胞会阻止 HSC 植入,而采集到的含有供者 T 细胞的 HSC 可以清除受者体内残存的 CD8⁺T 细胞,保证了 HSC 的植入。

3. **生长因子**　移植后使用生长因子对移植物的植入有一定的促进作用。这种方法对部分嵌合状态的患者往往具有比较好的效果,但部分患者即使在生长因子的作用下,仍然会发生移植物植入失败。

4. **免疫抑制治疗**　异基因 HSCT 过程中进行免疫抑制治疗的目的是在移植前和移植过程中移植受者的同种异体反应攻击有利 HSC 的植入并保证其长期存活,同时避免采集的 HSC 对受者的攻击,控制 GVHD 的发生,并保证足够的移植物抗肿瘤效应。但是这一程度的把握往往非常困难,为了避免移植物植入失败或者 GVHD 而进行过强的免疫抑制往往可能会引起原发疾病的复发。

二、造血干细胞移植后的植入证据

在异基因 HSCT 中,HSC 的植入是移植成功的标志,通过检测供者和受者之间不同的基因标记可以找到植入证据。供者 HSC 植入的生物学证据可以是供者基因标记的出现或者受者基因标记(肿瘤基因标记)的消失。

三、嵌合的监测方法

嵌合体主要是用来描述 HSCT 后受者出现异基因供者的造血或淋巴细胞。完全嵌合是指移植受者的所有造血和淋巴细胞都来源于异基因供者;部分嵌合或混合嵌合指移植受者来源的造血或淋巴细胞与供者来源的同时存在。嵌合的监测方法有生化方法、细胞遗传学分析、分子生物学分析。

1. 生化方法

(1)红细胞抗原系统的监测:广泛的红细胞抗原检测可以识别 80% 以上的同胞供、受者,交叉凝集和流式细胞仪检测敏感性可达 0.1%~0.5%。

(2)HLA 抗原系统的监测:适用于 HLA 配型不合的 HSCT 患者,不能用于 HSCT 早期的检测。

(3)免疫球蛋白同种异型的监测:仅能反映 B 淋巴细胞的植活状态,受血浆及免疫球蛋白制品输注的影响。

(4)细胞内同工酶的监测:具有快速、灵敏、重复性好的特点,不能用于所有 HSCT 的供、受者,而且也受输血的影响。

2. 细胞遗传学分析 传统的细胞遗传学分析采用中期细胞分裂相检测标志染色体,可用于 HSC 早期植入的监测,也可用于多个细胞系的监测,且不受输血影响。

3. 分子生物学分析

(1)基于性别染色体特异探针的荧光原位杂交技术(FISH):FISH 可以检测到单个细胞水平,但只能用于供、受者性别不合或常染色体有特异标记的病例。

(2)基于可变数目重复序列(VNTR)及短串联重复序列(STR)多态性的 DNA 片段扩增技术(STR-PCR):VNTR/STR 多态性可以鉴别几乎所有的异基因供、受者对,但不能检测到单个细胞水平。

(解文君 刘娅)

第 七 章

造血干细胞移植并发症的预防和管理

造血干细胞移植（HSCT）是目前治疗血液系统恶性疾病和某些实体瘤的重要手段，但因其特殊治疗策略，也不可避免地伴随着各种各样的并发症，给患者造成了不同程度的躯体伤害和痛苦，甚至导致移植失败。做好移植相关并发症的预防与管理，是 HSCT 领域重要的课题之一。

▶ 第一节　植入失败

HSCT 的目的是清除受者体内的恶性克隆，用供者来源的造血干细胞（HSC）替代受者来源的 HSC，供者 HSC 在受者体内稳定植入并重建供者来源的造血与免疫是异基因 HSCT 获得成功的基础。植入失败是 allo-HSCT 后的严重致死性并发症之一，其发生主要与免疫因素有关，发生率为 5%~20%。移植团队需要全面评估患者存在的植入失败危险因素，采用最佳预防与移植方案保障移植的成功。

一、植入失败的相关概念

1. **HSCT 后造血重建标准**　连续 3d 外周血中性粒细胞绝对计数 $\geqslant 0.5 \times 10^9/L$ 为粒系造血重建；血小板计数 $>20 \times 10^9/L$，且连续 7d 不依赖血小板输注为巨核系造血重建。

2. **植入失败（graft failure）**　是指自体 HSCT 或异基因 HSCT 术后未能成功恢复造血功能，缺乏迅速、稳定的供者造血细胞重建。从临床处理层面，植入失败的定义主要基于外周血三系造血细胞（中性粒细胞、血红蛋白、血小板）计数植活时间：原发植入失败是指移植后 28d 未达到植活标准；继发性植入失败是指在已经获得植入的基础上再次出现三系中至少两系的造血细胞计数下降。

二、植入失败的发病机制和表现形式

1. 发生机制　植入失败也称移植物被排斥,主要原因是受者体内残存的免疫细胞及特异性抗体对供者移植物产生免疫排斥反应。其他免疫介导因素如 T 细胞介导、NK 细胞介导、特异性抗体介导,以及非特异性介导因素也参与了移植物被排斥的过程。

2. 表现形式　植入失败也称造血细胞重建失败,表现为粒系、红系、巨核系中某一系的造血细胞减少或者两系及以上造血细胞减少。前者包含单纯的红细胞减少或单纯的血小板减少,后者即经典的植入失败。

三、植入失败的影响因素

受者体内产生的针对供者组织抗原的一种特异性抗体(donor specific antibody,DSA)是植入失败的主要原因,而供者年龄大、病毒感染、血型不合、骨髓造血微环境损伤、原发疾病未缓解等因素也会增加植入失败的风险。

1. 供受者人类白细胞抗原和 ABO 血型相合程度

(1) 供受者人类白细胞抗原(human leukocyte antigen,HLA)相合程度:是影响植入的最重要因素,影响较大的位点为 HLA-I,而 DP、DQ 位点不合的影响较小。

(2) ABO 血型相合程度:可能为植入失败的影响因素,调查研究的结果显示,ABO 血型相合及不合发生植入失败率分别为 0.6% 和 7.5%。

2. 移植物

(1) 移植物干细胞数量:CD34$^+$ 细胞和有核细胞数量会直接影响移植物的成功植入,尤其是脐血移植者。

1) CD34$^+$ 细胞数量:CD34$^+$ 细胞 $>3 \times 10^6$/kg 是粒细胞及血小板快速植入的阈值,但 CD34$^+$ 细胞数量过多,也可能会增加急性 GVHD 发病率以及移植相关死亡率。

2) 有核细胞数量:有核细胞 $\geq 2.5 \times 10^8$/kg 可明显降低植入失败的发生率。

(2) 移植物来源:与骨髓及外周血干细胞相比,脐血干细胞具有免疫原性弱、对 HLA 相合度要求较低、具有较强的增殖优势和 GVHD 发生率低等优点,但因造血细胞总数及造血干/祖细胞如 CD34$^+$ 细胞数量有限,造血和免疫重建缓慢,发生植入失败率较高。文献报道的脐血干细胞植入失败率可高达 20%。

3. 预处理方案　减低强度预处理(reduced intensity conditioning,RIC)是老年及无法耐受清髓性预处理(myeloablative conditioning,MAC)患者常用的预处理方案,但相比 MAC 方案,RIC 方案因为受者体内残存的免疫细胞影

会导致植入失败的发生率增加。MAC 方案植入失败的发生率为 1%~5%,RIC
方案为 5%~30%。

4. **供受者嵌合状态**　嵌合状态是指供受者双方造血细胞达到共存的现
象,完全嵌合或混合嵌合分别指供者细胞占受者骨髓或外周血比例 >95% 或
5%~95%。移植后 14d 的嵌合状态可以作为早期植入情况的预测指标。

5. **疾病类型**　恶性疾病和免疫缺陷性疾病的植入失败率低于非恶性血
液病及遗传代谢性疾病。

6. **其他**　供者年龄、性别、是否发生急性 GVHD 以及巨细胞病毒感染等
因素也影响到植入。

四、植入失败的预防和处理方法

1. **植入失败的预防**　使用靶向抗 T 细胞及 NK 细胞的药物、改进预处理
方案、增加有核细胞数量以及尽量选择年轻男性作为供者等可以有效降低造
血干细胞的植入失败率。

2. **植入失败的处理**

(1)二次移植:是植入失败的主要治疗方法。因首次移植植入失败患者
往往存在诸多高危因素,二次移植面临的问题较多,需要移植团队结合受供者
个体化情况制订最佳方案。

1)移植物来源:二次移植的造血干细胞的来源与能否成功植入及预后密
切相关,二次移植移植物的选择,要根据有无合适供者、供者所提供干细胞数
量等具体实际情况做出选择,临床尚缺乏结论性结果。选择外周血干细胞及
骨髓干细胞植入率高于脐血移植患者,且 1 年非复发死亡率较低,总体生存率
较高。但因二次移植患者往往缺少 HLA 相合同胞供者,尤其是无关供者,脐
血移植也作为一种有效的 HSC 储备。

2)预处理方案:二次移植的预处理方案尚无最佳定论,多倾向于选择非
清髓性预处理。

(2)输注间充质干细胞(mesenchymal stem cells,MSCs):MSCs 可以从人体
骨髓、血液、脂肪组织、胚胎组织和脐血中分离而来。MSCs 被认为是骨髓基质
细胞的前体细胞,为造血提供支架,促进造血发生,其输注的安全性已被证实。
MSC 促进造血细胞植入,可能与 MSC 分泌多种细胞因子及通过多条信号通路
相互作用促进造血干细胞归巢及增殖有关。HSCT 患者输注 MSCs 不仅有助
于造血干细胞的植入,预防移植物排斥,而且还能够降低 GVHD 的发生。

(3)药物预防:使用 G-CSF 动员外周 HSC 作为移植物来源、预处理联合
使用 ATG 及 CTX 增强免疫抑制,均可增加移植植入率。

(4)细胞治疗:通过供者淋巴细胞输注(donor lymphocyte infusion,DLI)来

提高嵌合率。

▶ 第二节　移植物抗宿主病

移植物抗宿主病（GVHD）是指异基因 HSCT 的患者在重建免疫的过程中，来源于供者的淋巴细胞攻击受者脏器后产生的临床综合征。GVHD 是 HSCT 的主要并发症，也是造成患者死亡的重要的原因之一。根据发生的时间和临床表现可将 GVHD 分为急性 GVHD 和慢性 GVHD，一般来说急性 GVHD 发生在移植后 100d 内，慢性 GVHD 发生在移植后 100d 后。

一、移植物抗宿主病概述

1. 移植物抗宿主病的发病机制　GVHD 发生的条件：移植物中必须含有免疫活性细胞；受者必须具有与供者不同的同种移植物抗原，因而受者对移植物来说是个异物，成为刺激它的抗原；受者不能对移植物发生有效的免疫反应，至少需要给移植物足够的时间发挥其免疫能力。近年来有研究表明，GVHD 的发病原因可能与细胞因子有关，当细胞因子网络的分泌失衡，即"细胞因子风暴（cytokine storm）"，移植物中的抗原特异性淋巴细胞（主要为 T 细胞）识别宿主的组织抗原而发生活化，增殖进而损伤宿主组织。GVHD 作用过程包括抗原表达、细胞因子产生、T 细胞活化和组织损伤多步骤过程。

（1）同种异体反应性：大量动物研究数据显示，供者移植物来源的 T 淋巴细胞在体内大量增殖分化，应答宿主来源的不同组织相容性抗原，直接或间接攻击受者细胞。

（2）微生物环境：宿主的微生物环境也会影响 GVHD 的发生。微生物可能是与胃肠上皮细胞具有相同的抗原表达或者激活细胞表面潜在病毒介导的抗原，从而使其成为同种异体反应性的靶点，触发 GVHD 的发生。

（3）免疫耐受性：宿主反应细胞在胸腺中发生克隆性清除可获得免疫耐受，因而胸腺损伤可导致受体耐受性缺失；另外功能抑制性 T 细胞在移植耐受中起重要作用；调节免疫的平衡状态的改变可解释自体移植后类 GVHD 样症状的发生原因。

2. 移植物抗宿主病的危险因素

（1）急性 GVHD：超过 50% 以上的 HLA 全相合同胞移植及 70% 以上的无关供者移植可发生急性 GVHD。供受者 HLA 位点不相合、性别不同、供者有妊娠史、无关供者提供造血干细胞、受者移植前大量输血等是急性 GVHD 最主要的危险因素。此外，预处理中增加 GVHD 预防方案可降低其发生率。

（2）慢性 GVHD：急性 GVHD 是影响慢性 GVHD 发生的重要因素，因此，导致急性 GVHD 发生的高危因素也是影响慢性 GVHD 发生的因素,如 HLA 不合、高龄、CMV 血清学阳性、女性供者或外周血 HSCT 或快速减停免疫抑制剂、感染等。

3. 移植物抗宿主病的分类　根据 GVHD 的发病时间或临床表现,可将其分为急性 GVHD 和慢性 GVHD(表 7-1)。

表 7-1　移植物抗宿主病的分类

分类	按发病时间	按临床表现
急性 GVHD		
超急性	移植后 2 周内	急性 GVHD 的特征
经典急性 GVHD	移植后≤100d	急性 GVHD 的特征
晚发急性 GVHD	>100d	可以发生在移植后的各个时间阶段,临床表现为急性 GVHD 的特征,可持续反复发生
慢性 GVHD		
典型慢性 GVHD	无时间限制	慢性 GVHD 的特征
重叠慢性 GVHD	无时间限制	有急性 GVHD 的特征,也有慢性 GVHD 的特征

4. 移植物抗宿主病的临床表现

(1)急性 GVHD:是异基因 HSCT 后一种早期常见的并发症。患者在 100d 内出现急性 GVHD 的临床表现被定义为“经典急性 GVHD”,而在 100d 后出现同样的临床表现,被归类为“迟发性急性 GVHD”,通常发生在免疫抑制剂减量过程中。皮肤、肝脏和胃肠道是急性 GVHD 的主要靶器官,可以单独受累,也可以和其他靶器官同时或先后受累,具体表现如下:

1)皮肤 GVHD:发生时间最早,最为常见,主要表现为皮疹、斑丘疹。最初发生在颈后、耳、肩、手掌和足底,与晒伤的表现相似,有瘙痒或疼痛的症状。随着病情的发展,皮疹区域逐渐蔓延到全身,最终融合成片。在重度皮肤急性 GVHD 中,斑丘疹形成大疱性病变具有中毒性表皮坏死松解症样皮损特点,与 Stevens-Johnson 综合征相似。根据病变的分级和严重程度,皮肤受累程度分级见表 7-2。

表 7-2　移植物抗宿主病患者皮肤受累程度分级

分级	受累程度
Ⅰ度	斑丘疹 <25% 体表面积
Ⅱ度	斑丘疹占体表面积 25%~50%

续表

分级	受累程度
Ⅲ度	广泛红皮病
Ⅳ度	广泛红皮病,伴大疱形成和脱屑

2）胃肠道 GVHD:常累及上消化道和下消化道,多发生于皮肤 GVHD 后,通常表现为腹泻(褐绿色水样便)、腹痛,可伴有恶心、呕吐和厌食,严重时还伴有腹部绞痛和血水样便,最终导致电解质紊乱。胃肠道 GVHD 的确诊要依靠胃镜、肠镜检查提供的组织病理学诊断。胃肠道 GVHD 的分级通常依据其腹泻的严重程度进行判断(表 7-3)。

表 7-3　胃肠道移植物抗宿主病的严重程度分级

分级	腹泻量
Ⅰ度	500~999mL/d
Ⅱ度	1 000~1 499mL/d
Ⅲ度	1 500~1 999mL/d
Ⅳ度	≥2 000mL/d

3）肝 GVHD:肝受累表现为肝功能异常,最早和最常见表现是血清结合胆红素和碱性磷酸酶上升,严重情况下可以出现血清胆固醇升高、凝血功能障碍及高氨血症。临床表现为肝大、尿黄、白陶土样便、水肿、瘙痒,发热、厌食、恶心是常见的非特异性症状。肝脏受累患者一般都有皮肤或胃肠道急性GVHD。在极少数情况下,患者有中度至重度肝脏急性 GVHD 而没有其他器官受累。诊断肝脏急性 GVHD 的"金标准"是肝活检,由于移植后严重血小板低下易导致急性出血所以一般不能做活检。如要得到足够量的组织,首选经颈静脉肝活检。主要病理学表现是广泛的胆管损伤,如胆管异型性和变性、上皮细胞脱落、小胆管淋巴细胞浸润,偶尔导致严重淤积。肝 GVHD 分级通常依据血清总胆红素水平进行判断,具体内容见表 7-4。

表 7-4　肝移植物抗宿主病的严重程度分级

分级	血清总胆红素
Ⅰ度	34~50μmol/L(2~2.9mL/dL)
Ⅱ度	51~102μmol/L(3~6mL/dL)

续表

分级	血清总胆红素
Ⅲ度	103~255μmol/L（6.1~15mL/dL）
Ⅳ度	>255μmol/L（>15mL/dL）

4）其他：造血功能不良导致全血细胞下降、免疫系统缺陷导致免疫功能低下，可诱发各种感染，也可以是急性 GVHD 的表现。

（2）慢性 GVHD：好发于移植后 3 个月到 2 年，其中 2/3 的患者发生于 12 个月内，可以仅为单器官症状和体征，也可以广泛累及各器官甚至表现为严重肺损伤或关节挛缩，最常见的表现部位有皮肤、口腔、指甲、泪腺、胃肠道、肝脏、女性阴道、肌肉关节等。美国国立卫生研究院（National Institutes of Health，NIH）共识将慢性 GVHD 的临床表现划分为诊断性临床表现和区分性临床表现（表 7-5）两种。前者指根据现有临床表现能够诊断慢性 GVHD，包括口腔或阴道苔藓、皮肤异色病、皮肤扁平苔藓、筋膜炎等；后者主要见于慢性 GVHD 而不见于急性 GVHD，但如果没有或实验室结果又不足以诊断慢性 GVHD，需要结合其他检查或结果进一步确定，感染或药物毒性等除外，区分性表现包括皮肤色素脱失、指甲萎缩、脱发、口腔干燥、黏液腺囊肿、口腔溃疡、角结膜干燥和多发性肌炎。

表 7-5 慢性移植物抗宿主病的临床征象

组织/器官	诊断性临床表现	区分性临床表现
皮肤	皮肤异色病、扁平苔藓样皮疹、硬化病皮损	色素脱失
毛发和指甲	—	病甲、脆指、甲软化、竖脊、甲脱离，新发生的脱发和斑秃
口腔黏膜	扁平苔藓样变、过度角化性、口腔活动受限	口腔干燥、黏液囊肿、黏膜萎缩、假膜形成和溃疡
阴道	扁平苔藓或阴道瘢痕挛缩	阴道红斑、白斑、溃疡
眼睛	—	眼睛干涩、畏光、烧灼及异物感、无菌性结膜炎、角膜溃疡、视力下降
胃肠道	食管网格形成、中上段狭窄或硬化	—
肺	肌肉、筋膜和关节筋膜炎、继发于筋膜炎或硬化的关节僵硬和挛缩	肌炎和多发性肌炎

续表

组织/器官	诊断性临床表现	区分性临床表现
造血免疫系统	嗜酸性粒细胞增多,淋巴细胞减少,自身免疫性溶血性贫血,血小板减少性紫癜,低或高免疫球蛋白血症	
肝脏	胆汁淤积性肝功能异常,胆红素升高,AST、ALT升高,碱性磷酸酶和转肽酶升高	
其他	周围神经病变、重症肌无力、心包积液、胸腔积液、肾病综合征、心肌病	

注:AST,天冬氨酸转氨酶;ALT,丙氨酸转氨酶。

5. 移植物抗宿主病的临床分级

（1）急性 GVHD 的分级标准：主要有 3 种,即改良版急性 GVHD 的 Glucksberg 分级标准、IBMTR 的急性 GVHD 严重指数以及急性 GVHD 国际联盟（MAGIC）分级标准。

1）改良版急性 GVHD 的 Glucksberg 分级标准：将急性 GVHD 累及的靶器官分别独立评为 0~4 级,将各器官的分级综合起来计算总的临床分度。根据对临床结果的影响,将严重程度分为 0~Ⅳ度,其中,0 度为未发生（表 7-6）。

表 7-6 改良版急性移植物抗宿主病的 Glucksberg 分级标准

项目	累及器官		
	皮肤	肝脏——胆红素/[μmol·L⁻¹(mg·dL⁻¹)]	胃肠道
分级			
1	皮疹面积 <25%*	34~50(2~2.9)**	腹泻量 #500~999mL/d 或病理证实为上消化道 GVHD
2	皮疹面积 25%~50%	51~102(3~6)	腹泻量 1 000~1 499mL/d
3	皮疹面积 >50%,全身红斑	103~255(6.1~15)	腹泻量 1 500~1 999mL/d
4	全身红斑伴水疱形成或表皮剥脱	>255(>15)	腹泻量 ≥2 000mL/d 或严重腹痛伴肠梗阻
分度			
0（无）	0	0	0
Ⅰ（轻）	1~2 级	0	0
Ⅱ（中）	1~3 级	1 级	1 级

续表

项目	累及器官		
	皮肤	肝脏——胆红素 / [μmol·L⁻¹(mg·dL⁻¹)]	胃肠道
Ⅲ（重）	2~3 级	2~3 级	2~4 级
Ⅳ$（致命）	4 级	4 级	——

注: * 患者一般情况: Ⅰ度 GVHD,一般情况没有变差;Ⅱ度 GVHD,轻度变差;Ⅲ度 GVHD,明显衰竭;Ⅳ度 GVHD,极度衰竭;** 如果证实有导致胆红素升高的其他因素,脏器评分下降一个级别;# 腹泻量适用于成人,儿童患者腹泻量按体表面积校正;$ Ⅳ度 GVHD 包括虽然累及器官达不到诊断标准但一般情况极差的患者;Ⅱ、Ⅲ、Ⅳ度 GVHD 功能受损的程度分别为 +、++、+++。

2）IBMTR 的急性 GVHD 严重指数:改良的 IBMTR 分级标准保留了原标准中客观评估部分,删除了医生主观评价的部分,称为 IBMTR 的急性 GVHD 严重指数（表 7-7）。

表 7-7　IBMTR 的急性移植物抗宿主病严重指数

指数	皮疹		肝脏		胃肠道	
	最高分级	皮疹面积	最高分级	胆红素 / (μmol·L⁻¹)	最高分级	腹泻量 / (mL·d⁻¹)
A	1	<25%	0	<34	0	<500
B	2	25%~50%	1~2	34~102	1~2	550~1 500
C	3	>50%	3	103~255	3	>1 500
D	4	水疱	4	>255	4	腹痛,肠梗阻

注:皮疹面积计算采用新九分法。将体表面积分成 11 个 9% 和 1 个 1%,头颈占 1 个 9%(发部 3%,面部 3%,颈部 3%);双上肢占 2 个 9%(双手 5%,双前臂 6%,双上臂 7%);躯干占 3 个 9%(腹部 13%,背侧 13%,会阴部 1%);双下肢占 5 个 9% 及 1 个 1%(双臀 5%,双足 7%,双小腿 13%,双大腿 21%);小儿头颈部面积为 9+(12- 年龄),双下肢面积为 46-(12- 年龄),其他部位与成人相同;简单地说新九分法:上肢十八,下四六躯干二七,头九;手掌法:要用患者的手五指并拢后占面积 1%。

3）急性 GVHD 国际联盟（MAGIC）分级标准:是近年来使用较多的急性 GVHD 分级标准（表 7-8）。MAGIC 分级标准基于最严重的靶器官受累将急性 GVHD 分为 5 度:0 度,无任何器官 1~4 级;Ⅰ度,1~2 级皮肤,无肝脏、上消化道或下消化道受累;Ⅱ度,3 级皮疹和 / 或 1 级肝脏和 / 或 1 级上消化道和 / 或 1 级下消化道;Ⅲ度,2~3 级肝脏和 / 或 2~3 级下消化道,0~3 级皮肤和 / 或 0~1 级上消化道;Ⅳ度,4 级皮肤、肝脏或下消化道受累,0~1 级上消化道受累。

表 7-8　急性移植物抗宿主病国际联盟分级标准

分级	皮疹 （活动性红斑）	胃肠道		肝脏 （总胆红素）
		上消化道	下消化道（排便）	
0 级	无活动性（红斑） GVHD 皮疹	无或间歇性 恶心、呕吐或 厌食	成人：<500mL/d 或 <3 次 /d 儿童：<10mL/（kg·d）或 <4 次 /d	<2mg/dL
1 级	<25%	持续恶心、呕 吐或厌食	成人：500~999mL/d 或 <3~4 次 /d 儿童：10~19.9mL/（kg·d）或 4~6 次 /d	2~3mg/dL
2 级	25%~50%		成人：1 000~1 500mL/d 或 <5~7 次 /d 儿童：20~30mL/（kg·d）或 7~10 次 /d	3.1~6mg/dL
3 级	>50%		成人：>1 500mL/d 或 >7 次 /d 儿童：10~19.9mL/（kg·d）或 4~6 次 /d	6.1~15mg/dL
4 级	全身红斑（>50%） 伴水疱形成或表 皮剥脱（>5%）		严重腹痛或不伴肠梗阻或便血（无论 排便量如何）	>15mg/dL

注：儿童：≤14 岁。

（2）慢性 GVHD 的分级标准

1）西雅图慢性 GVHD 的分类标准：分为临床局限型慢性 GVHD 和临床广泛型慢性 GVHD。前者无须特殊治疗，后者则需要积极治疗以防止疾病严重，甚至发展为终末期。

局限型慢性 GVHD：①仅表现在口腔，符合慢性 GVHD 表现，皮肤或口唇活检结果阳性。②表现在口唇和肝脏，肝功轻度异常（ALP≤2 倍正常上限或 ALT≤3 倍正常上限和总胆红素（T-BIL）≤27.3μmol/L），皮肤或口唇活检结果阳性。③丘疹和鳞屑组成的皮损 <6 处，斑丘疹或苔藓样疹 <20% 身体表面区域，或红斑 <50% 身体表面区域，皮肤活检结果阳性，无其他慢性 GVHD 表现。④轻度眼部症状或眼干（Schirmer test≤5mm），皮肤活检结果阳性。⑤阴道或外阴异常，活检结果阳性。

广泛型慢性 GVHD：①≥1 个器官具有慢性 GVHD 的症状或体征，任一器官活检证实为慢性 GVHD。② Karnofsky 或 Lansky 评分 <60%，体重降低 ≥15%，无其他原因的反复感染，任一器官活检证实为慢性 GVHD。③慢性 GVHD 皮肤累及范围比上述定义的局限型更广泛，并经证实。④硬皮病或硬斑病。⑤指甲脱离或指甲营养不良，任一器官活检证实慢性 GVHD 诊断。⑥筋膜炎使腕或踝伸展受限。⑦痉挛，慢性 GVHD 导致的筋膜炎或浆膜炎。⑧闭塞性细支气管炎，排除其他原因。⑨肝活检阳性，或除外其他原因的肝功能异

常（ALP>2 倍正常上限或 ALT>3 倍正常上限和 T-BIL>27.3μmol/L），任何器官活检证实为慢性 GVHD。⑩上消化道或下消化道活检为 GVHD 改变。

2）NIH 的慢性 GVHD 分级系统：按照特定时间内每个受累脏器的严重程度进行分级，八大器官分别为皮肤、口腔、眼、胃肠道、肝脏、肺、关节筋膜和阴道，分为 0~3 分。其中，0 分指没有症状；1 分指没有严重的功能受损，对日常活动没有影响；2 分指对日常活动有明显影响但没有残疾；3 分指对日常活动有严重影响并伴严重残疾。综合各项积分将慢性 GVHD 分为轻、中、重三类：累及 1~2 个器官，得分≤1 分，肺评分为 0 分，分级为轻度；累及≥3 个器官，得分≤1 分，或至少 1 个器官得分为 2 分，或肺评分为 1 分，分级为中度；至少有1 个器官得分为 3 分或肺评分为 2~3 分，分级为重度。NIH 分级系统临床应用简单，可能取代现在的西雅图分级系统。推荐所有的移植患者在移植后 3 个月采用 NIH 的标准分级，并且诊断为慢性 GVHD 的患者，应每 3 个月进行重新分级。NIH 慢性 GVHD 分级系统见表 7-9。

6. 移植物抗宿主病的预防

（1）一般措施：避开急性 GVHD 发生的高危因素，如寻找 HLA 高分辨配型更接近的供者，优化预处理方案，口服抗生素肠道除菌等措施有助于降低急性 GVHD 的发生。

（2）预防性使用免疫抑制剂：免疫抑制剂可以抑制输入的和新生成的供者淋巴细胞，降低急性 GVHD 的发生，如经典的预防急性 GVHD 方案是环孢素联合短程甲氨蝶呤。

（3）体外去除移植物中的 T 淋巴细胞：通过去除 T 淋巴细胞造成免疫识别预防急性 GVHD。T 细胞去除虽然可预防急性 GVHD，但增加了植入失败及移植后复发的风险，目前已经很少用。

（4）G-CSF 预激：供者使用 G-CSF 使移植物发生 Th1 细胞向 Th2 细胞的极化，这是降低急性 GVHD 的重要机制之一。

（5）慢性 GVHD 的预防：尚缺乏慢性 GVHD 的最佳预防措施。选择配型相合的供者、采用骨髓移植、延长环孢素的预防用药时间，清除慢性感染，加用免疫球蛋白或沙利度胺等措施均可能降低慢性 GVHD 的发生率。

7. 移植物抗宿主病的治疗

（1）糖皮质激素：是单纯急性 GVHD 初始治疗的首选药。早期的胃肠道急性 GVHD 可口服倍氯米松；甲泼尼龙 1~2mg/（kg·d）并逐渐减量的方案可用于治疗全身性进展的 GVHD 或多脏器受累的 GVHD。

（2）免疫抑制剂：包括环孢素、ATG 单药或联合糖皮质激素，新的免疫抑制药物如吗替麦考酚酯、喷司他丁、TNF-α 受体阻滞药、依那西普及抗白细胞介素 2 受体抗体（IL-2RA）单抗（巴利昔单抗）等。

表 7-9 NIH 慢性移植物抗宿主病分级系统

项目	0 分	1 分	2 分	3 分
体能评分 □ KPS □ ECOG □ LPS	□ 无症状,活动完全不受限(ECOG 0,KPS 或 LPS 100%)	□ 有症状,体力活动时轻度受限(ECOG 1,KPS 或 LPS 80%~90%)	□ 有症状,可自理,<50% 时间卧床(ECOG 2,KPS 或 LPS 60%~70%)	□ 有症状,生活自理受限(ECOG 3~4,>50% 时间卧床 KPS 或 LIS<60%)
皮肤、毛发、指甲 □ 斑丘疹,扁平苔藓样变 □ 丘疹鳞屑样病变或鳞癣 □ 色素沉着 □ 色素脱失 □ 毛发角化 □ 红斑 □ 红皮病 □ 皮肤异色病 □ 硬化改变 □ 癣样症 □ 毛发受累 □ 指甲受累	□ 无症状	□ <18% 体表面积,无硬化改变	□ 18%~50% 体表面积 □ 皮肤浅层硬化,未绷紧,可捏动	□ >50% 体表面积 □ 皮肤深层硬化 □ 皮肤绷紧,不可捏动 □ 皮肤活动受限 □ 皮肤溃疡
口腔 扁平苔藓样变 □ 有 □ 无	□ 无症状	□ 轻度症状,摄入不受限	□ 中度症状,摄入轻度受限	□ 严重症状,摄入明显受限
眼 干燥性结膜炎 □ 有 □ 无	□ 无症状	□ 轻度干眼症(需要滴眼 ≤3 次/d 或无症状性干燥性角结膜炎)	□ 中度干眼症(滴眼 >3 次/d,不伴有视力受损)	□ 重度干眼症(滴眼 >3 次/d,无法工作,视力丧失)

续表

项目	0分	1分	2分	3分
胃肠道 □ 食管狭窄 □ 吞咽困难 □ 恶心 □ 呕吐 □ 腹痛腹泻 □ 体重下降	□ 无症状	□ 有症状:吞咽困难,厌食,恶心,呕吐,腹泻,腹痛,体重减轻<5%	□ 中到重度症状,体重减轻5%~15% 或中度腹泻(不妨碍正常生活)	□ 有症状,体重减轻>50%,需要管饲营养支持或食管扩张
肝脏	□ 总胆红素正常,ALT 或碱性磷酸酶 <3倍正常值上限	□ 总胆红素正常,ALT在正常值上限3~5倍,或碱性磷酸酶≥3倍正常值上限	□ 总胆红素正常,≤3mg/dL (51.3μmol/L),或 ALT>5倍正常上限	□ 总胆红素 >3mg/dL (51.3μmol/L)
肺	□ 无症状	□ 轻微症状 爬一楼气短 FEV_1 60%~79%	□ 中度症状 平地活动气短 FEV_1 40%~59%	□ 重度症状 静息气短,需吸氧 $FEV_1 \le 39\%$
关节筋膜	□ 无症状	□ 肢体轻微僵直	□ 四肢至少1个关节置硬,关节挛缩,活动中度受限	□ 挛缩伴严重活动受限
生殖系统	□ 无症状	□ 轻微症状,查体时无明显不适	□ 中度症状,检查时轻度不适	□ 严重症状,检查时不适明显
总体评分	□ 非 GVHD	□ 轻度 累及1~2个器官,得分≤1 分,肺评分为0分	□ 中度 累及≥3个器官,得分≤1分,或至少1个器官得分为2分,或肺评分为1分	□ 重度 至少有1个器官得分为3分 或肺评分为2~3分

注:KPS(Karnofsky),卡氏功能状态评分;ECOG:美国东部肿瘤协作组评分;LPS:Lansky 功能状态评分;FEV_1:第1秒最大呼气量;ALT:(alanine aminotransferase),丙氨酸氨基转氨酶;GVHD:(graft versus host disease),移植物抗宿主病。

（3）支持治疗:感染是 GVHD 患者最主要的死亡原因,监测和预防真菌、荚膜细菌、CMV、肺孢子菌感染是 GVHD 治疗的重要组成部分;重度 GVHD 的患者尤其是胃肠受累的患者常需要静脉高营养支持治疗。

（4）慢性 GVHD 的治疗:根据 NIH 的临床评估结果:轻度患者可暂观察或进行局部治疗,≥3 个以上器官受累或单个器官受累 2 分以上(中、重度)患者应考虑进行全身治疗,包括免疫抑制剂或免疫调节剂的全身应用、综合辅助治疗和支持治疗。

二、皮肤移植物抗宿主病

皮肤是 GVHD 最易受累的主要靶器官之一,对全身其他器官的排异反应有重要的预警作用。随着移植手术的广泛开展,皮肤移植物抗宿主病不断增多且呈多样化,有时皮肤损害常常作为 GVHD 的首发症状。

1. 皮肤移植物抗宿主病的临床表现

（1）急性皮肤 GVHD:皮肤损害常出现在 HSCT 后 2~6 周内,首先累及手心、足底、耳后、面颊及颈部,初期有皮肤疼痛或瘙痒,随后迅速出现红斑和细小的斑丘疹,呈弥漫对称性,毛囊周围丘疹是 GVHD 标志性表现。也可发生于躯干和四肢,皮肤疼痛和皮疹扩散融合成片。重者皮肤充血显著,类似阳光烧灼样改变,皮肤疼痛,甚至表皮坏死,皮肤剥脱和水疱形成。最严重者继发皮肤广泛大疱表皮松解坏死,表皮上层与表皮基底、真皮的分离。

（2）慢性皮肤 GVHD:皮肤损害常发生于移植后 4 个月左右,临床表现多与自身免疫性疾病或免疫异常性疾病相似,起病隐匿,起初无明显的皮肤表现。

急、慢性皮肤 GVHD 的临床表现见表 7-10。

表 7-10　皮肤移植物抗宿主病的临床表现

分类	临床表现
急性 GVHD	Ⅰ 期:斑丘疹 <25% 体表面积
	Ⅱ 期:斑丘疹占体表面积的 25%~50%
	Ⅲ 期:广泛红皮病
	Ⅳ 期:广泛红皮病伴大疱形成,往往有脱屑
慢性 GVHD	异色病、扁平苔藓样皮疹、硬斑病样浅层皮肤硬化、深部硬化病、硬化性皮损

2. 皮肤移植物抗宿主病的护理

（1）护理评估

1）皮肤 GVHD 的严重程度：每日评估皮肤损害的进展程度和皮疹面积。颈后、耳、腋下、腹股沟、肛周的皮肤色素脱失等是皮疹的先兆症状，是重点观察的部位。当色素脱失出现后，将观察重点转移至前胸及手掌，前胸出现潮红、痒感，手掌大、小鱼际颜色变暗，预示着 GVHD 的表现，应密切观察。每天详细记录皮肤变化，包括皮肤完整性、颜色、皮温、湿度、弹性以及皮肤感觉。

2）疼痛评估：每日采用视觉模拟评分法（VAS）评估患者疼痛程度。

3）受压部位皮肤：采用 Braden 评估量表，每日评估受压部位皮肤情况，判断是否有压力性损伤。

4）医用黏胶相关性皮肤损伤（MARSI）：携带中心静脉导管患者，更换胶布和敷贴后，评估患者皮肤变化，有无 MARSI。

5）心理状况：评估皮肤 GVHD 给患者造成的心理负担。

6）营养状况：采用人体测量和实验室检查结果综合评估患者的营养状况。

（2）基础护理

1）有条件者可使用层流床，使用乳胶垫或气垫床，每日更换床单和被套，保持床单位干燥、整洁。

2）指导患者穿着棉质、宽松透气的病员服，防止患者皮肤由于摩擦导致破损。

3）做好晨晚间护理，促进患者舒适，根据患者情况指导其每日使用温水擦浴，推荐使用 pH 中性的肥皂或肥皂替代品，避免使用碱性洗浴产品，保持皮肤清洁、干净和干燥。

4）保持指 / 趾甲卫生，及时修剪指 / 趾甲，避免抓伤皮肤。

（3）预防感染

1）维持良好的病房环境：保持室内整洁，温湿度适宜；每日开窗通风 2 次，每次大于 30min，有条件者病房每日采用紫外线消毒；做好地面、物表和洁具的清洁消毒。

2）加强人员管理：尽量为患者安排单人病房，病室内尽量减少人员走动，谢绝探视；做好照护人员教育，家属需戴口罩，接触患者前后进行手卫生，向患者和家属交代戴口罩和手卫生的方法及注意事项，告知其重要性；护士严格执行无菌操作原则，重点加强手卫生，减少不必要的操作。

（4）皮肤症状护理

1）皮肤干燥：皮肤干燥合并皮屑者，清洁皮肤后可使用植物类润肤剂或润肤油涂抹皮肤，避免使用含有芳香味的润肤制剂。

2）皮疹：轻度皮疹无须特殊处理，瘙痒剧烈者给予局部冷疗，金银花液、复方黄柏液湿敷以及涂抹芦荟胶等处理。

3）皮肤褶皱处护理：①腋下、腹股沟、肛周等部位色素脱失是皮疹的前兆反应，色素脱失部位可用红霉素软膏涂抹，3次/d。②男性患者阴囊皮肤薄、松，较易破溃，同时阴囊紧贴皮肤，影响透气，常造成伤口难以愈合，护理前应先将阴毛剃去，清洁污垢，充分暴露，用0.5%碘伏油纱布将睾丸、阴茎轻轻包裹消毒，每日6次，每次包裹时间1h。

4）水疱护理：①采用0.5%碘伏消毒皮肤3遍，消毒直径不小于10cm。②直径<0.5mm的小水疱要减少摩擦，防止破裂，促进水疱自行吸收；直径≥0.5mm的水疱先用活力碘消毒，在无菌条件下用1mL注射器在水疱的最低处抽吸水疱内液体，保留水疱的表皮，抽吸完液体后用碘伏油纱布外敷于表皮上。③皮肤结痂后，用重组人粒细胞刺激因子凝胶、灭菌凡士林软膏及红霉素眼药膏交替涂抹。④皮肤破损处有渗液时用红外线烤灯照射，烤灯距离创面20cm，2次/d，15min/次，保持皮肤干燥，照射治疗时要有人守护，避免灼伤皮肤。

5）皮肤破溃护理：①创面潮湿有渗液。首先，采用0.9%氯化钠注射液/灭菌注射用水清洁创面；其次，使用0.5%碘伏消毒，再用0.5%碘伏油纱布覆盖（已脱离皮肤的油纱布用无菌剪刀清理，黏附在表皮的油纱布无须特殊处理），干氧（6~8L/min）吹干创面后用短波紫外线照射（1次/d，30min/次）；最后，用重组人碱性成纤维细胞生长因子涂抹，根据伤口情况应用软聚硅酮伤口接触层敷料或者自黏性软聚硅酮泡沫敷料。②皮肤表面结痂。首先，采用0.5%碘伏消毒并待干；其次，使用灭菌凡士林软膏及红霉素眼膏交替涂抹（3次/d），至其自然剥脱。

6）重度皮肤损害：①采用无菌纱布缠绕的床架或支架支起盖被，保持悬空，避免皮肤触及床架，减少被服对受损皮肤的摩擦和刺激。②每日更换大单、被套，保持床单位清洁。

7）皮肤感染：保持创面清洁，使用促进创面愈合液涂抹创面，局部和全身使用抗生素，加强患者营养，提高机体免疫力。

（5）伤口敷料的选择及注意事项

1）敷料的选择：根据伤口情况选择软聚硅酮伤口接触层敷料或自黏性软聚硅酮泡沫敷料。若伤口创面表皮存在，无破损或破损较小，选用软聚硅酮伤口接触层敷料；若整个创面裸露且渗液较多，则选用自黏性软聚硅酮泡沫敷料，以吸收更多渗液。常用敷料类型：①碘伏油纱。取无菌油纱布数块，经高压灭菌后，置于碘伏溶液中浸透后外敷。②藻酸盐类敷料。纤维凝胶类敷料，能吸收渗液并根据伤口形状形成凝胶填塞于伤口中，用于渗出量中等以上的伤口。③银离子泡沫敷料。新型抗菌敷料，可快速有效杀灭侵入伤口的细菌、真菌及其他病原体,达到预防伤口周围皮肤浸渍和伤口感染的作用。

2)更换敷料时的注意事项:皮肤破损者更换敷料时用无菌剪刀修剪已经剥离于皮肤表面的敷料,避免强行揭掉已粘着表皮的敷料造成新的创面,操作动作要稳而轻柔,防止锐器划伤皮肤。

(6)心理护理:皮肤 GVHD 的发生与发展会导致个体自我形象的改变,患者会出现自卑、抑郁,甚至产生悲观、绝望、厌世情绪,医护人员应该多与患者沟通交流,给予患者足够的理解,并细心观察患者的情绪是否正常;护理过程中保持态度和蔼、语言亲切、动作轻柔,使患者身心舒适,减轻心理紧张和恐惧;指导患者维持自我形象的方法及技巧,如脱发患者使用头巾或假发,皮损处采用合适的遮挡方法;鼓励患者倾诉内心的焦虑与不安,让不良情绪得到正确的引导和宣泄;发动家属及其他社会支持力量,多陪伴和关心患者,营造温馨氛围。同时,病区布置宣传板,请移植后出院患者留下寄语,写下鼓励、振奋的话语从而减轻患者的心理负担,使其积极与医护合作,共同度过危险期。

3. 皮肤移植物抗宿主病患者的健康指导

(1)皮肤护理

1)皮肤擦浴时,动作轻柔,防止皮肤摩擦损伤。

2)皮肤瘙痒者,不可用力抓挠皮肤瘙痒处,避免破溃导致皮肤愈合困难。

3)指导患者穿着棉质柔软的内衣,增加舒适感。

(2)根据白细胞情况选择油剂涂抹皮肤

1)白细胞计数 $>1 \times 10^9$ 时,皮肤干燥、瘙痒者,可采用婴儿润肤露涂抹。

2)白细胞计数 $<1 \times 10^9$ 时,皮肤干燥、瘙痒者,给予食用橄榄油涂抹,橄榄油要用微波炉高火消毒 3min,待自然冷却后,再外涂于皮肤,防止皮肤感染。

(3)预防压力性损伤:指导床上活动,定时翻身,防止压力性损伤。

(4)饮食指导:加强营养,少食多餐,进食高蛋白食物,如新鲜鸡、鸭、鱼肉类和蛋类,增加自身机体抵抗力。

(5)皮肤护理知识指导:开展皮肤护理知识的宣教,提高患者及家属皮肤自我照护技能。

三、肠道移植物抗宿主病

肠道 GVHD 是异基因 HSCT 后最常见的严重并发症之一。在正常情况下,高度多样性的细菌定植在胃肠道,调节免疫反应并且促进免疫耐受,而在移植过程中,胃肠道黏膜受损,定植细菌入侵,导致胃肠道多样性降低和功能紊乱。

1. 肠道移植物抗宿主病的临床表现　主要表现为腹泻、腹痛伴恶心呕吐和厌食,严重者黏膜剥脱致肠道功能丧失,从而导致蛋白丢失性肠病(低蛋白血症、出血或麻痹性肠梗阻)。肠道 GVHD 的分度及临床表现见表 7-11。

表 7-11 肠道移植物抗宿主病的临床表现

分级	腹泻量 /(mL·d^{-1})	临床表现
Ⅰ度	500~1 000	腹泻,无其他明显症状
Ⅱ度	1 000~1 500	出血、痉挛、恶心、呕吐、上腹痛
Ⅲ度	1 500~2 000	肠镜活检阳性
Ⅳ度	≥2 000	腹痛伴肠梗阻

2. 肠道移植物抗宿主病的护理

（1）护理评估

1）消化道症状:观察有无恶心、呕吐、腹痛、腹泻、肠道出血及皮肤弹性变差等症状和体征。

2）腹泻情况:观察粪便的颜色(黄色、绿色、墨绿色、褐色、鲜红色、暗红色)、次数、量和性状(水样、糊状、成形),并准确记录。

3）脱水情况:①无脱水。意识正常,无眼球凹陷,皮肤弹性好,无口干。②轻度脱水。脉搏加快,烦躁,眼球凹陷,皮肤弹性差,口干。③严重脱水。血压下降或休克,嗜睡或倦怠,眼球凹陷,皮肤皱褶试验 2s 不恢复,少尿或无尿。

4）实验室检查结果:监测患者血清电解质和酸碱平衡情况。

5）肛周皮肤情况:有无失禁相关皮炎发生的风险和严重程度。

6）患者营养状况:观察患者人体测量和实验室检查结果,评估其营养状况。

（2）基础护理

1）有条件者安排患者入住单人间,维持良好的病房环境。

2）按照层流床的管理要求管理床单位,使用乳胶垫或气垫床,每日更换床单和被套,有污染者随时更换。

3）为患者提供棉质、宽松透气的病员服,每日更换。

4）每日排便后使用温水清洗肛周,保持肛周皮肤清洁和干燥。

（3）预防感染

1）维持良好的病房环境:保持室内温湿度适宜,每日开窗通风 2 次,每次大于 30min;采用 500mg/L 的含氯消毒液擦拭室内地面、物表和洁具,2 次 /d。

2）人员管理:①尽量减少病室内人员走动,谢绝其他家属探视,做好保护性隔离。②指导患者按要求做好自身防护,尤其是五官、皮肤、尿道口及肛周处护理。③做好照护健康教育,家属佩戴口罩,接触患者前后进行手卫生,向患者和家属交代戴口罩和手卫生的方法及注意事项,避免交叉感染。④医务人员严格遵守消毒隔离制度并执行无菌操作技术,加强手卫生。

3）实施接触隔离：中、重度腹泻或合并感染性腹泻者，采取严密防护和接触隔离措施。

（4）腹泻症状护理

1）失禁性皮炎的护理：①肛周黏膜未破损者，每次排便后应用温水清洁皮肤，并用 1∶2 000 的氯己定溶液清洗肛周，采用 0.5% 碘伏消毒，也可以使用免清洗清洁剂加无痛皮肤保护膜进行皮肤护理。②肛周黏膜有发红、疼痛、破损者，每次排便后清洁皮肤，对破损皮肤以造口粉覆盖后喷洒无痛皮肤保护膜（避开肛周），或应用氧化锌软膏涂抹创面，避免再次侵蚀。③肛周黏膜有感染者，用 1∶5 000 高锰酸钾稀释液坐浴 15min，2 次 /d，外涂莫匹罗星或红霉素软膏。④合并痔疮的患者交替涂抹痔疮软膏，预防感染。

2）根据腹泻情况提供粪便管理工具：①轻度腹泻者，可选用一次性吸收用品，如护理垫、成人尿不湿等。②中、重度腹泻或者肛周皮肤发生损伤者，在条件允许的情况下，可采用大便管理系统（fecal management system，FMS），即一种专门的球囊肛管，由低压高容球囊、软硅胶导管和引流袋三部分组成，具有大便收集功能。③粪便黏稠或不宜使用内置型粪便管理工具的患者可以选择有冲洗接口的肛门造口袋，并辅以负压吸引。

3）腹痛腹泻症状：遵医嘱给予止泻和镇痛药物，观察用药效果和不良反应。

（5）药物不良反应的护理：肠道 GVHD 常用药物有环孢素、甲氨蝶呤、糖皮质激素、更昔洛韦或膦甲酸钠等，各种药物的常见不良反应和临床护理见表 7-12。

表 7-12　肠道移植物抗宿主病患者常用药物

药品	不良反应	临床护理
环孢素	胃肠道反应重，恶心、呕吐	对症处理，控制滴速
甲氨蝶呤	黏膜炎	亚叶酸钙稀释液反复鼓漱 疼痛明显时予以药物镇痛，采用利多卡因 + 重组人细胞刺激因子漱口
糖皮质激素	生命体征，电解质及血糖改变	高血压患者应卧床休息，给予药物降压 预防酮症酸中毒，胰岛素注射时观察有无低血糖的症状 监测体重及腹围，2 次 / 周 合理应用利尿药，减轻循环负荷
更昔洛韦或膦甲酸钠	胃肠道反应、白细胞减少、肾脏毒性等	遵医嘱用药，保证药物剂量准确，滴注时间 >1h 监测血常规及肾功能，出现白细胞减少及肾功能异常及时通知医生，对症处理，动态监测

续表

药品	不良反应	临床护理
生长抑素	抑制胰岛素和胰高血糖素的分泌,导致短暂的血糖水平下降、恶心、眩晕、脸红等	严格控制滴速,采用注射泵泵入 密切监测血糖,每3~4h测量血糖一次

（6）饮食与营养护理

1）Ⅰ~Ⅱ度肠道 GVHD 的患者:应进食清淡、易消化、无刺激、高维生素、适量蛋白质的少渣流质饮食,如米汤、稀饭、面条,少食多餐;避免过冷、过热及易产气的食物,如牛奶、红薯、豆类等。

2）Ⅲ~Ⅳ度肠道 GVHD 患者:腹泻量 >1 500mL/d 时,应禁食、禁饮,行胃肠减压,并静脉给予肠外营养,可使用中长链脂肪乳、复方氨基酸、50% 葡萄糖注射液等静脉补充能量。经 1~2 周治疗症状缓解后,逐渐过渡到流质、半流质饮食。

（7）粪肠菌移植:粪肠菌移植是将健康人粪便中的功能菌群移植到患者胃肠道内,重建具有正常功能的肠道菌群,从而发挥肠道疾病的治疗作用。肠道 GVHD 与肠道菌群失调存在明显相关性,采用粪菌移植可以有效治疗移植后重度肠道 GVHD,但要求护理人员把控好粪菌移植的各个环节。

1）方法:①移植前风险评估。评估患者有无活动性感染、肠梗阻以及肠穿孔等表现。②选择供体。选择患者亲属、家庭成员或健康个体,并对其的健康状况进行全面评估。③受者肠道准备。术前清洁肠道,为移植菌群提供良好的定植及生长环境。④制备粪菌液。采集供者术日晨新鲜粪便,取中段样本 50~100g 加入 500mL 无菌生理盐水,搅拌均匀后使用无菌纱布过滤 2 次,滤出颗粒样物质后置于密闭容器中待用。⑤输注粪菌液。患者取侧卧位,上半身抬高 30°,内镜操作者将内镜置入十二指肠降段乳头以下,经内镜活检通道置入胃肠管,以 500mL/h 的速度匀速推注粪菌悬液,间隔用生理盐水冲管,防止堵管。推注过程中,注意患者反应及有无误吸,加强心理护理,以防患者情绪抵触。移植后嘱患者休息 30~60min,如无不适,拔除胃肠管。

2）护理:①移植前完善受体的风险评估,做好粪菌移植相关知识宣教和患者的心理护理,缓解其紧张情绪。②移植过程中注意保护患者隐私,观察患者面色及一般情况,有不适症状者及时处理。③移植后嘱患者 2h 内避免排便,禁食 4h 后根据粪便排泄情况和消化道症状选择进食方案。④移植过程中和移植后,均做好感染的预防与控制。

（8）心理护理:患者对疾病治疗有忧虑,出现肠道 GVHD,特别是腹泻次数及量增加时,心理负担会再次加重,情绪低落甚至排斥继续治疗。护理中医护人员应多与患者沟通,听其主诉,了解其心理,根据患者的认知程度采用不同方式的心理指导,让患者了解疾病的治疗、康复情况,向患者解释每种药物的目的、可能出现的副作用,解除其顾虑,帮助其重建信心。

3. 肠道移植物抗宿主病患者的健康指导

(1)饮食指导:指导患者食用少渣、低纤维食物,避免吃易产气的食物,如糖类、豆类、碳酸饮料;鼓励进食富含营养和热量的流质或半流质饮食,以满足机体代谢的需要。

(2)休息指导:严重腹泻时,指导患者卧床休息,给予腹部保暖,减少肠蠕动。

(3)疾病知识指导:讲解疾病和治疗相关知识,指导患者保持会阴部清洁,便后用温水洗净皮肤,轻轻沾干,必要时涂氧化锌软膏。

(4)排便日记:指导家属以日记的方式记录患者的排便习惯,包括排便次数、排便时间、大便性状和排便量,必要时留标本送检。

(5)生活指导:指导患者穿棉质松软的内衣,减少衣物对皮肤的摩擦。

四、肝移植物抗宿主病

异基因 HSCT 是治疗恶性血液系统疾病的有效手段之一。移植后并发的移植物抗宿主病已成为影响移植后患者长期生存率和生活质量的主要原因。肝脏是除了皮肤之外,最常受累的靶器官。

1. 肝移植物抗宿主病的临床表现 肝 GVHD 作为全身 GVHD 的一部分,一般在皮肤和肠道 GVHD 缓解后出现,肝 GVHD 的分级和临床表现见表 7-13。

表 7-13 肝移植物抗宿主病的分级和临床表现

分级	血胆红 /$[\mu mol \cdot L^{-1}(mL \cdot dL^{-1})]$	临床表现
Ⅰ度	34~50(2~2.9)	无症状的肝功能异常、缓慢进展性胆
Ⅱ度	51~102(3~6)	汁淤积型黄疸、急性肝细胞损伤
Ⅲ度	103~255(6.1~15)	
Ⅳ度	>255(>15)	

(1)急性肝 GVHD:多发生在移植后 100d 内,多表现为血清胆红素增高同时伴有碱性磷酸酶升高,但少有腹水。

(2)慢性肝 GVHD:发生时间为 6 个月左右,主要表现为胆汁淤积,无痛性胆汁淤积是慢性肝 GVHD 的典型临床表现。

2. 肝移植物抗宿主病的护理

（1）病情观察

1）注意观察患者皮肤和巩膜有无黄染，是否进行性加重。

2）观察患者食欲有无减退，定期检测肝功能，做好记录。

3）每日定时测体重、腹围，观察体重、腹围是否进行性改变，记录患者 24h 出入量。

4）遵医嘱合理使用护肝药物和抗 GVHD 药物，并严密观察用药后的反应。

（2）血浆置换术的护理

1）操作前准备：①了解患者病史，核对血常规和凝血功能的检查结果。②向患者和家属解释操作目的、意义、过程及配合要求等，消除紧张心理。③用物准备。血细胞分离机、一次性血细胞分离机耗材、治疗盘、生理盐水 1 000mL 以上，ACD-A 抗凝药 500~1 000mL，22G 穿刺针两根。必要时备好各种抢救药物和抢救物品。

2）操作中护理：①体位准备。穿刺前应协助患者排空大小便，协助其采取能够长时间保持的舒适体位，如平位或半坐卧位。②建立静脉血管通路：建立两条静脉血管通路（采血通路和回输通路），穿刺部位可选择肘正中静脉或者同级静脉（上下肢均可），保证血流速度 60~80mL/min。③严密观察病情：密切观察生命体征，当患者出现口唇和指端发麻、乏力、胸闷、心悸等低钙血症时及时汇报，遵医嘱给予口服或静脉注射钙剂；观察穿刺部位的皮肤有无肿痛、出血，指导患者保持良好的肢体位置，避免穿刺时肘部弯曲，以免针头刺伤血管；观察管道连接的紧密性，防止管道滑脱和空气栓塞。观察流量是否通畅，出血管路压力不够时，给予适当摇高床头，调整针头方向，指导患者进行穿刺侧肢体有节奏握拳和松拳运动或捏皮球，压力过高时，检查有无针头堵塞和管道受压，并及时处理。④生活护理。协助患者进食、饮水、大小便。

3）操作后护理：①操作结束后，指导患者卧床休息，监测生命体征，有无口唇、指端发麻、乏力、心悸、胸闷等不适症状。②操作结束后采集血标本送检，急查肝功能。③观察穿刺处有无出血倾向，拔针后穿刺点予以加压止血。局部保持清洁干燥，24h 内不可碰水。④操作后指导患者注意休息，家属减少探视，防止发生交叉感染。⑤进食高蛋白、高维生素、高热量和钙丰富的食物。

（3）心理护理：关心和照顾患者，耐心听取患者的倾诉，给患者提供宣泄不良情绪的途径。观察其情绪变化，及时疏导负面情绪，提供家庭和社会支持，做好睡眠指导和护理。

3. 肝移植物抗宿主病患者的健康指导

（1）指导患者注意加强营养，多食富含热量、维生素和蛋白质的食物，有腹水、水肿时，应控制钠盐的摄入。

（2）保持排便通畅,防止便秘、血氨升高。

（3）出现水肿、体重改变、出血倾向、黄疸、疲倦等时,立即就诊。

五、眼部慢性移植物抗宿主病

眼部急性 GVHD 的发生率为 10%,慢性 GVHD 的发生率可高达 50%~80%,其发生与发展给患者日常生活造成极大不便和痛苦,影响其生活质量,病情严重者可导致视力下降甚至失明。

1. 眼部移植物抗宿主病的临床表现 眼部 GVHD 可累及角膜、结膜、泪腺及睑板腺,临床表现以眼部干涩为主,伴随结膜炎及睑缘炎,患者会发生畏光、流泪、疼痛、红肿、眼痒、异物感、视物模糊等症状,与普通干眼症及角结膜炎类似,但其严重程度高于普通干眼症。

2. 眼部移植物抗宿主病的诊断 眼部慢性 GVHD 的诊断主要根据相关眼部症状、体征及活检来确定。

3. 眼部移植物抗宿主病的治疗

（1）局部治疗

1）局部免疫抑制及抗炎治疗:使用环孢素滴眼液、他克莫司滴眼液和糖皮质激素。

2）对症治疗:使用不含防腐剂的人工泪液,该药物具有保护角膜上皮、稀释泪液中炎症因子的作用。

（2）全身治疗:针对系统性的慢性 GVHD 进行治疗,调节性 T 细胞(Treg)、伊马替尼、曲尼司特可能为有效缓解慢性 GVHD 的药物。

4. 眼部移植物抗宿主病的护理

（1）保持病房内温、湿度适宜,相对湿度为 60%,必要时可使用加湿器以保持空气的湿润度。

（2）指导和协助患者做好眼部的清洁工作,采用 0.9% 氯化钠溶液擦洗眼部和眼周,及时去除眼部分泌物。

（3）遵医嘱使用抗炎类滴眼液,指导患者正确滴眼的方法。

（4）指导患者间断使用无防腐剂的人工泪液滴眼,以保持眼部湿润。

（5）嘱患者尽量闭眼休息,避免反复开合眼睑以及过度使用手机,增加对眼部的刺激。

（6）采用睑板腺按摩和熨目法等按摩眼部,促进眼部血液循环。

▶ 第三节 感染性疾病

近几十年来,由于医疗和支持性护理技术的不断发展,HSCT 取得了重大进展,感染控制取得了巨大进步,移植的疗效有所提高,患者生存率得以改善。这些领域主要包括:第一,对严重免疫抑制和骨髓抑制患者的支持性护理降低了感染的发病率和死亡率;第二,免疫介导的移植物抗白血病(graft-versus-leukemia,CVT)效应对根除恶性疾病和促进移植的关键作用现已得到公认;第三,替代供者(非同胞)移植和新的干细胞来源为更大比例的潜在候选人提供了 HCT 选择;第四,已经确立了更新的减低强度的预处理方案,可以可靠植入,减少胃肠道和整个化疗的不良反应,降低感染并发症的发生率,降低与治疗相关的死亡率和长期不良反应的风险。然而,随着抗菌药物种类的增多,导管应用增加,新的免疫抑制剂的使用,机会性病原体有所变化,机体对抗菌药物的敏感性也有所变化,再加上宿主免疫功能缺陷存在的差异,都对医务人员处理感染并发症提出了新的挑战。为了降低 HSCT 后感染的发病率和所致的死亡率,移植团队应关注影响感染风险的相关因素,根据移植后不同时期感染的风险以及不同病原体感染的特点,采取适当的预防和处理措施。

一、感染的影响因素

HSCT 患者感染的易感因素包括预处理所致的全血细胞减少、骨髓抑制,预处理等放化疗引起的胃肠与呼吸道上皮损害,中心静脉插管等相关操作所致皮肤、黏膜损害,免疫抑制剂如环孢素、泼尼松的应用,免疫性合并症如GVHD 进一步加重免疫功能损害。其中,骨髓抑制、免疫系统的重建、免疫抑制药物的使用以及 GVHD 等均为导致感染发生的独立危险因素。其他因素如预处理方案的类型、受者与供者之间的 HLA 相容性以及在 HSCT 之前的治疗过程中检测到的传染源的类型等,也是造成感染的风险因素。HSCT 相关感染的影响因素见表 7-14。

表 7-14　HSCT 相关感染的影响因素

移植参数	对宿主屏障和免疫的影响	感染结果
异基因供者的类型	异基因:细胞和体液免疫重建更慢 无关或不相合供者:细胞和体液免疫重建更慢	各种类型的感染风险更大,尤其是侵袭性真菌、疱疹病毒,感染的周期更长
干细胞的类型	外周血:植入更快但是慢性 GVHD 的风险更高 骨髓血:植入更慢,但是慢性 GVHD 的风险更低	感染的风险与中性粒细胞减少和GVHD 有关

续表

移植参数	对宿主屏障和免疫的影响	感染结果
干细胞移植操作	T 细胞去除:移植后排异的风险增加,细胞和体液免疫重建更慢	与慢性 GVHD 相关的感染风险低,但是疱疹病毒引起的中性粒细胞减少和真菌感染的风险增加
预处理方案	清髓性:黏膜损伤增加,中性粒细胞减少症的时间更长	中性粒细胞减少症感染的风险增加,如伤寒、真菌和细菌
免疫抑制剂方案	ATG:破坏 T 细胞的免疫力 MTX:黏膜损害和中性粒细胞的恢复时间更长	侵袭性真菌和疱疹病毒感染的风险更高
中心静脉导管	皮肤屏障破坏	细菌感染的风险增加,可能会有真菌感染

　　注:GVHD(graft versus host disease),移植物抗宿主病;ATG(antithymocyte globulin),抗胸腺细胞球蛋白;MTX(methotrexate),甲氨蝶呤。

二、感染的病原菌

　　整个移植过程和免疫抑制剂治疗 GVHD 可能会加深并延长体液和细胞免疫功能的现有缺陷。异基因 HSCT 后至少需要 2~3 年的时间才能完全恢复正常的免疫功能。而免疫功能低下的程度和感染的类型随着时间的变化,在不同时期有所不同,并且与宿主的免疫功能、是否发生 GVHD 相关。细菌感染主要发生在移植早期,真菌和病毒感染常见于移植中期和后期。移植后不同阶段可能会感染的病原体见彩图 7-1。通常描述 HSCT 后感染风险的 3 个不同阶段如下:

　　1. 植入前期　在干细胞输注的 2~4 周内,也称恢复早期。主要危险因素是中性粒细胞减少和黏膜损伤。根据预处理方案的类型不同,强度减低或清髓性,中性粒细胞减少症持续 5~7d 或 15~30d。此期细菌是主要的病原体,可引起中性粒细胞缺乏症和继发性黏膜炎;真菌感染也较常见,多为曲霉菌感染;而病毒感染主要是单纯疱疹病毒(HSV)感染,导管相关感染以革兰氏阳性细菌为主,此期感染相关性死亡主要是由于菌血症、肺炎及真菌感染所致。

　　2. 植入后早期　移植后 2~3 个月,也称恢复中期。造血已基本重建,中性粒细胞数目恢复正常。病毒感染在此时期是主要的病原体,其中以巨细胞病毒(CMV)感染最严重。在并发胃肠道 GVHD 时,肠道细菌也可能会危及生命。在此阶段,腺病毒、EK 病毒、呼吸道病毒、吉氏肺孢菌、假丝酵母菌、曲霉菌及其他真菌也很常见,它们可能在接受 GVHD 免疫抑制治疗的患者中引起严重感染。

3. 植入后晚期 移植后第 3 个月以后,也称恢复后期。慢性 GVHD 是此期影响免疫恢复的重要因素。慢性 GVHD 会导致免疫重建的延迟,延长免疫抑制治疗的疗程,从而加重了由 GVHD 引起的免疫缺陷。在此阶段可观察到与移植后早期相似的病原体,如假丝酵母菌、曲霉菌和其他霉菌、巨细胞病毒,以及由于免疫调节受损导致的包囊细菌感染和水痘 - 带状疱疹病毒(VZV)感染。

三、不同病原菌感染的特点及防治

1. 细菌感染

(1)细菌感染的特点:细菌感染在 HSCT 后任何时期均可出现,尤其是移植后恢复早期(30d 内),由于中性粒细胞缺乏极易出现细菌感染,最常见感染的细菌是条件致病菌,如革兰氏阴性细菌、表皮葡萄球菌、链球菌属,这些细菌在移植后不同阶段中免疫功能缺陷时发生机会性感染。

1)移植后恢复早期:细菌感染有两个主要来源,第一个是正常的内源性胃肠系统菌群,尤其是由革兰氏阴性细菌引起的感染,另一个是留在血管导管中的革兰氏阳性细菌引起的感染。其中,革兰氏阴性细菌是中性粒细胞缺乏时最常见的病原体,也是造成死亡的主要原因,并且在过去几年中,具有多重耐药菌株的感染频率一直在增加,常见的革兰氏阴性细菌包括大肠埃希氏菌、肺炎克雷伯菌、铜绿假单胞菌。自 20 世纪 80 年代以来,革兰氏阳性细菌感染的频率有逐渐上升的趋势,且与中心静脉导管的广泛应用有关,最常见的阳性细菌有表皮葡萄球菌、金黄色葡萄球菌、溶血性肠球菌等。

2)移植后恢复中期:随着中心粒细胞的恢复,大部分细菌感染能够得到控制,以真菌感染和病毒感染为主,但当出现急性 GVHD 时,可因对胃肠道黏膜屏障的破坏而发生革兰氏阴性菌感染。另外,与中心静脉导管的广泛使用有关的革兰氏阳性菌感染仍然可见。

3)移植后恢复后期:主要是由于 GVHD 及其治疗、功能性无力以及低球蛋白血症引起细菌感染。导致感染的细菌以荚膜细菌最常见,如肺炎链球菌、流感嗜血杆菌和脑膜炎奈瑟菌。

(2)细菌感染的预防:在早期阶段,抗菌预防起着非常重要的作用。手卫生、口腔卫生、低细菌饮食、口服氟喹诺酮类药物和胃肠道去污是重要的预防措施。预防性口服氟喹诺酮类药物可以降低中性粒细胞减少症患者发热性中性粒细胞减少的发生率和死亡率。根据美国传染病学会(Infectious Diseases Society of America,IDSA)的指南,左氧氟沙星和环丙沙星具有同等的预防作用。然而,左氧氟沙星在存在口腔黏膜炎的情况下可能更可取,因为它对绿藻类链球菌的覆盖范围更广。随着耐药性的发展和喹诺酮类耐药菌的出现,耐甲氧西林金黄色葡萄球菌(methicillin resistant staphylococcus aureus,MRSA)和耐万古霉素肠球菌(vancomycin resistant enterococci,VRE)仍是喹诺酮预防的主要问题,但预防仍可提供更大的临床获益,尚无证据表明预防导致不良后果增加。但是,最近的一些研究表明,接受左氧氟沙星预防的同种 HSCT 受者中急性胃肠道 GVHD 风险增加是因为肠道菌群。

(3)细菌感染的治疗

1)发热的风险评估:细菌是 HSC 植入前阶段,即中性粒细胞缺乏时期最常见的感染病原体,常引起感染性发热和致命性发热,快速全面的评估和及时使用抗菌药物并且根据患者的病情和评估结果做出调整非常重要。2016 年版《中国中性粒细胞缺乏伴发热患者抗菌药物临床应用指南》对发热的风险评估和治疗给出了策略。中性粒细胞缺乏伴发热的风险评估见图 7-2。

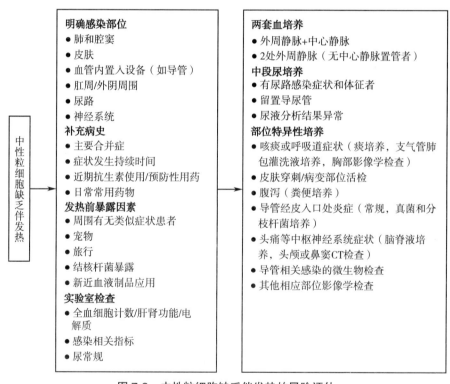

图 7-2 中性粒细胞缺乏伴发热的风险评估

2)抗菌药物的使用:在对患者进行感染风险性评估后应立即经验性使用抗菌药物。治疗应以患者的身体状况、患者对药物的耐药性、药物过敏史、抗菌药物的敏感性、抗菌药物的毒性、抗菌谱、当地及本单位流行病学和耐药监测数据为依据。高危患者的初始经验治疗推荐单药使用,选择能覆盖铜绿假单胞菌和其他革兰氏阴性菌的广谱抗菌药物,包括第三代头孢菌素(如头孢他啶)、酶抑制复合制剂(如头孢哌酮/舒巴坦)、四代头孢菌素(如头孢吡肟)、抗假单胞菌青霉素(如哌拉西林/他唑巴坦)和碳青霉烯类(如亚胺培南、美罗培南、帕尼培南)。但单药治疗对抗革兰氏阳性菌的活性有限,当临床情况严重、血培养报阳性菌、怀疑导管相关感染、影像学诊断肺炎、出现任何部位的皮肤软组织感染,既往有 MRSA、VRE 等定植预防性使用喹诺酮类或经验性使用头孢他啶时出现严重黏膜炎时,需要联合使用抗革兰氏阳性菌药物。

3)治疗方案的调整:经过初始抗菌药物治疗,根据患者的病情是否得到控制,是否仍有发热等因素,决定进一步的治疗方案。适当的抗菌药物应持续至少整个中性粒细胞缺乏期间,直至中性粒细胞 >0.5×10⁹/L。如果在中性粒细胞恢复后仍然偶尔有发热,并且没有找到感染的证据,应当在中性粒细胞 >0.5×10⁹/L 的 4~5d 后停用抗菌药物。经验性抗菌治疗 2~4d 后的治疗方案调整策略见图 7-3。

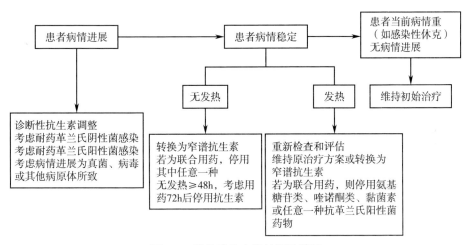

图 7-3 发热治疗方案的调整策略

2. 侵袭性真菌病 侵袭性真菌病(invasive fungal disease,IFD)又称深部真菌感染或系统性真菌感染,是指真菌侵入人体,在组织、器官或血液中生长、繁殖,并导致炎症反应及组织损伤的感染性疾病。IFD 是 HSCT 后常见的严重并发症,临床诊断 IFD 的发生率为 7.7%,也是移植后最重要的死亡原因之一。

(1)侵袭性真菌感染的特点

1)常见的致病真菌:主要为曲霉菌和假丝酵母菌,其中曲霉属约 70%,以烟曲霉、黄曲霉、黑曲霉和土曲霉较为常见,其中烟曲霉检出率最高,近年报道提示非烟曲霉菌也有上升趋势；假丝酵母菌占 25%，其他真菌相对少见。

2）异基因 HSCT 受者的侵袭性真菌感染的发生率明显高于自体移植者。但是，如果自体移植患者在移植前有侵袭性真菌感染病史，则移植过程中出现侵袭性真菌感染的风险明显增加。

3）移植后真菌感染的两个主要阶段：①移植早期（移植后 0~30d）。中性粒细胞减少、黏膜屏障受损和广谱抗生素的使用是该期发生侵袭性真菌感染的主要危险因素，以曲霉菌和假丝酵母菌最常见。②移植中期（移植后第 2~3 个月）。此阶段发生侵袭性真菌感染的主要危险因素是糖皮质激素、GVHD 和 CMV 感染，以曲霉菌感染为主。随着非血缘、半相合及脐血等移植的开展，为了防治 GVHD，免疫抑制剂的应用增加，从而导致造血重建后侵袭性真菌感染的发生率显著上升。多数非清髓性移植的受者的侵袭性真菌感染均发生于造血重建后，主要危险因素为累及肠道的 GVHD 以及接受大剂量糖皮质激素治疗或合并呼吸道病毒感染。

（2）真菌感染的预防

1）一级预防：中性粒细胞缺乏、免疫抑制剂的使用、GVHD、黏膜屏障损伤、真菌感染病史以及机会性感染等均为 IFD 的危险因素，对具有高危因素的患者使用抗真菌药物以预防侵袭性真菌感染的发生。氟康唑为指南推荐的 HSCT 患者中性粒细胞缺乏期一级预防首选用药。从预处理开始口服氟康唑，并持续到异基因移植后 75d，可明显减少侵袭性假丝酵母菌感染的发生。但由于其抗菌谱窄，不能覆盖近平滑假丝酵母菌、克柔假丝酵母菌等假丝酵母菌及霉菌，氟康唑在预防异基因移植后侵袭性真菌感染中的地位已有所下降。

2）二级预防：对既往有侵袭性真菌感染病史的患者，在真菌感染达到完全或部分缓解后若接受进一步的免疫抑制剂治疗（如再次化疗）或 HSCT 时，给予抗真菌药物预防真菌感染复发，即侵袭性真菌感染的二级预防，疗程涵盖患者中性粒细胞缺乏期，至移植后至少 3 个月或停用免疫抑制剂。卡泊芬净或伊曲康唑作为二级预防药物均能有效预防异基因移植后侵袭性真菌感染的复发。

（3）真菌感染的治疗：对已确诊侵袭性真菌感染患者，应先仔细评估患者的临床状况和感染出现的危险因素。持续存在的免疫抑制会阻碍致病真菌的完全清除，因此推荐逐渐减少免疫抑制剂的用量。伏立康唑和两性霉素 B 是推荐的治疗侵袭性曲霉菌的一线用药。有报道卡泊芬净用于异基因移植患者侵袭性曲霉菌的一线治疗，不仅具有良好效果，同时也有很好的耐受性。泊沙康唑仅抑制 CYP3A4 酶而较少发生药物相互作用，其抗菌谱广，对包括镰刀菌和接合菌等多种侵袭性真菌感染的挽救治疗有效。

3. 病毒感染　是 HSCT 受者常见且可能致命的合并症，也是导致患者非疾病复发性死亡的主要原因之一。病毒感染的病原体及感染灶常不明确，临床表现常不典型,病原体培养检出率低,而且常使用免疫抑制剂和合并GVHD,机体免疫力低,常规治疗效果差,病情进展快、死亡率高。

（1）巨细胞病毒（CMV）

1）病毒感染的特点:属于β疱疹病毒亚科,也称疱疹病毒Ⅴ型,在我国人群中感染较为普遍,也是 HSCT 后感染常见的病毒之一。CMV 可长期潜伏于人体的唾液腺、乳腺、肾脏、白细胞和造血系统的 $CD34^+$ 和外周血 $CD13^+/CD14^+$ 的单个核细胞中。CMV 对免疫功能正常的个体不具有明显毒性,但 HSCT 受者由于免疫功能低下,潜伏于体内的 CMV 重新被激活,可引起多个 HSCT 受者的器官毒性。若进展为 CMV 肺炎,缺氧是最早和主要的临床表现,X 线检查显示为间质性改变,其死亡率达 80%。

2）预防与治疗:治疗策略包括初级预防、抢先治疗、挽救治疗和次级预防。初级预防为针对异基因移植后 CMV 感染的高风险患者,包括选择 CMV 免疫球蛋白 G（IgG）为阴性的供者、加强监测以及预防性使用抗 CMV 药物。CMV 感染者在第 1、2 周可使用更昔洛韦、缬更昔洛韦、西多福韦、膦甲酸钠及乐特莫韦进行治疗。

（2）单纯疱疹病毒（HSV）和水痘 - 带状疱疹病毒（VZV）

1）病毒感染的特点:HSV 潜伏在神经元内,常表现为口周、泌尿生殖系统水疱形成或黏膜炎,其他少见表现包括急性食管炎、肺炎、肝炎、脑炎、脑膜炎及全身播散性病变。早期主要为黏膜损害,伴有疼痛。HSV 的传染源为患者和带毒者,传播途径为直接接触或性接触,病毒可以通过破损皮肤、黏膜启动感染。VZV 感染通常发生于 HSCT 后期,以移植后 5 个月左右最常见,表现为急性渗出性皮肤炎症改变,病变部分伴烧灼样疼痛、水疱,还伴随有发热、乏力、食欲减退等症状,病程多为 15~30d。HSCT 患者由于免疫功能低下,明显易感,不仅可以诱导 GVHD 的发生,还可出现全身播散性感染,病程迁延,病情较重。

2）预防与治疗:临床采用静脉或口服阿昔洛韦来预防 HSV 感染和 VZV 感染,HSV 感染者采用静脉给予阿昔洛韦或膦甲酸钠;多器官累及的 VZV 感染则要给予高剂量阿昔洛韦,疗程为 2~3 周。

（3）EB 病毒（epstein-barr virus,EBV）

1）病毒感染的特点:EBV 属于疱疹病毒γ科,HSCT 患者感染可引起病毒血症、移植后淋巴细胞增殖性疾病（post-transplant lymphoproliferative disorders,PTLD）及终末器官损害,如脑炎 / 脊髓炎、肺炎、肝炎等。其中,PTLD 是 EB 病毒感染后最重要的合并症,常发生于移植后 1 年内,以第 2~4 个月为高发期,表现为局灶淋巴结病、结外病变或不明原因的发热,病情进展迅速,病死率高。

2）预防与治疗:积极筛查 EBV 感染的高危人群,移植后前 3 个月进行每周一次的定量检测,推荐对 GD 治疗中的患者以及半相合移植的患者进行长期的监测。治疗措施包括使用利妥昔单抗治疗、减少免疫抑制剂的剂量、供体 EBV 特异性 T 淋巴细胞(cytotoxic T lymphocyte,CTL)输注、供者淋巴细胞输注(DLI)及联合化疗等。

(4)呼吸道病毒感染

1)病毒感染的特点:包括呼吸道合胞病毒(respiratory syncytial virus,RSV)、副流感病毒、鼻病毒、流感病毒等,其中 RSV 是移植患者最常见的社区获得性呼吸道病毒,易发生下呼吸道感染,表现为上呼吸道症状,如发热、鼻塞、咳嗽、流涕,若发展为下呼吸道感染,可发生致死性肺炎。RSV 通过接触含病毒的分泌物或污染物并直接接种在鼻或眼睛或通过吸入大的飞沫传播。

2)预防与治疗:帕利珠单抗为可能有效的预防用药,RSV 感染的标准治疗模式尚未明确,一般采用口服或静脉用利巴韦林联合静脉免疫球蛋白治疗,其他抗感染治疗用药包括金刚烷胺和奥司他韦。完善的流感病毒疫苗接种可以用于 HSCT 受者预防流感病毒感染,但疫苗的安全性以及接种方式、接种时间还要进一步明确。

(5)腺病毒感染

1)病毒感染的特点:腺病毒可通过特异性免疫引起自限性感染,也可潜伏或引起无症状感染,也可发生于肺部、胃肠道、泌尿系统、中枢神经系统或全身播散性腺病毒感染,导致肠炎、HC、肺炎、坏死性小管间质性肾炎及暴发性肝炎等。无关或 HLA 不相合的供者移植、严重急性 GVHD、严重淋巴细胞减少症、局部或全身病毒感染等均是腺病毒感染的危险因素。

2)预防与治疗:主要为抗病毒治疗和细胞免疫治疗。抗病毒治疗的主要用药为西多福韦、BCV(CMX001)、利巴韦林和更昔洛韦,但其疗效有限,且存在争议;细胞免疫治疗包括供体淋巴细胞输注以及基于分离外周血的腺病毒 - 病毒特异性 T 细胞免疫法。

四、感染的护理

1. 一般护理

(1)环境保护:预处理后患者进入骨髓抑制阶段,在回输后 5d 左右粒细胞缺乏达到最低点,最容易合并细菌感染。医护人员应严格遵守医院感染预防和监控的各项规章制度,加强环境和人员管理,减少经空气传播的微生物感染。

1)保持病房温、湿度适宜,定期开窗通风,病房内的所有设施、物品、墙壁和地面定期消毒。

2)医务人员严格无菌操作,注意手卫生,根据移植期不同阶段的要求严格进行手消毒,避免交叉感染。

3）督促患者注意个人卫生,除常规便后洗手外,还应加强对口腔、鼻腔、肛门和会阴、肛周及全身的护理,敦促患者每日按时局部使用氧氟沙星或妥布霉素眼药水;用1∶1 000苯扎溴铵消毒液清洁外耳道、鼻腔、复方鱼肝油薄荷油滴鼻;制霉菌素溶液坚持漱口预防霉菌感染;1∶5 000高锰酸钾坐浴2次,每次20~30min,采用免洗型皮肤消毒液进行手消毒。

（2）饮食护理:食物食用前采用高压锅或微波炉加热消毒,少食多餐,多进食易消化、高热量的蛋白食品,如瘦肉、鱼类等,食用水果如橙子、苹果等必须精挑细选,去皮后食用。对于预处理后发生严重OM的患者,建议进食半流质、流质,如加热消毒后的牛奶、菜粥、面条等。

（3）中心静脉置管的维护:中心静脉导管是肠外营养和药物治疗的重要通路。为避免感染,必须严格按照无菌操作规范使用,定期维护,严密观察局部皮肤有无红肿、疼痛,有无液体外渗及导管位置,有无血栓形成,做好导管相关并发症的预防与护理工作。

2. 症状的护理

（1）发热的护理

1）做好患者晨晚间护理和基础护理,保持皮肤清洁、干燥,及时更换衣物,防止受凉,促进患者舒适。

2）体温<38.5℃者,给予物理降温;体温≥38.5℃时,遵医嘱给予药物降温。

3）降温过程中密切观察患者生命体征。

4）观察患者降温后的反应,尤其是血压变化,避免发生虚脱。

（2）带状疱疹的护理:带状疱疹的前期治疗主要使用阿糖腺苷、阿昔洛韦、更昔洛韦等抗病毒药物,静脉输注大量丙种球蛋白,停用或调整免疫抑制剂的剂量。对疼痛及感染者进行镇痛和抗感染治疗。

1）疼痛护理:①疼痛评估。采用视觉模拟评分法等工具,评估和记录患者疼痛程度、持续时间、性质和伴随症状。带状疱疹主要表现为神经痛,呈间歇性或持续性钝痛、电击样疼痛或烧灼样疼痛,可伴有瘙痒。②根据患者个体情况和疼痛分级,采取针对性疼痛控制方法,如呼吸镇痛法(腹部受累者避免使用此法)、松弛镇痛法、分散注意力法等。③疼痛难以耐受者,遵医嘱给予镇痛药,观察用药效果和不良反应。

2）局部皮肤护理:按照皮肤损伤的程度分为红斑期、水疱期及溃烂期、结痂期,根据患者不同时期出现的症状,给予相应的护理。①红斑期:保持皮肤清洁干燥,尽量暴露疱疹部位,皮肤瘙痒处可涂抹炉甘石洗剂。②水疱期及溃烂期:皮肤表现为水疱和皮肤溃烂,小水疱可让其自然吸收;大水疱可采用安尔碘消毒皮肤后,使用无菌注射器于大水疱底部将水疱内渗液缓慢抽出,保持水疱壁的完整性,用无菌纱布蘸干水疱和溃烂处皮肤后,涂抹阿昔洛韦软膏。

③结痂期:避免用力摩擦结痂,防止结痂脱落引发局部疼痛和出血。可以采用酞丁胺软膏涂抹结痂,使痂皮软化后自行脱落。

(3) OM 的护理:OM 是口腔黏膜上皮组织损伤而出现的炎性和溃疡性病变,表现为口腔黏膜的红斑、水肿、糜烂和溃疡,可导致患者发生口腔局部疼痛、出血、吞咽困难、说话能力受损等。OM 是 HSCT 常见的并发症之一,主要与预处理大剂量放化疗破坏了正常口腔黏膜组织、粒细胞缺乏、单纯疱疹病毒感染以及口腔 GVHD 等因素相关,护理措施包括定期口腔评估、使用软毛牙刷刷牙、定期更换牙刷、使用牙线 / 牙龈冲洗器清洁牙齿、合理选择漱口液、规范漱口以及使用口腔保湿剂等。

1)评估:① OM 的风险因素。采用 OM 风险等级评估量表(表 7-15)对患者进行评估,识别 OM 高风险人群。② OM 的严重程度分级(WHO)。常用的 OM 评估工具包括口腔评估指导(oral assessment guide,OAG)、WHO 口腔黏膜炎评估量表、美国肿瘤放射治疗协作组织(Radiation Therapy Oncology Group,RTOG)的分级标准等,以 OAG(表 7-16)和 WHO 口腔黏膜炎评估量表(表 7-17)最为常用。③有无感染征象。评估患者有无真菌、病毒或细菌感染征象,及时留取标本进行病原学检测。

表 7-15　OM 风险等级评估量表

风险等级	危险因素			
轻度风险	☐ 女性	☐ ≥60 岁	☐ 饮酒	☐ 吸烟
	☐ 佩戴义齿	☐ 口腔卫生不良	☐ 口腔 pH<6.5	
中度风险	☐ 有口腔疾患(龋齿、牙周病等)		☐ 口干 / 唾液分泌不足	
	☐ 脱水		☐ 有营养不良的风险、营养状况差	
	☐ 疾病终末期		☐ 重度骨髓抑制	
	☐ 合并糖尿病或免疫缺陷病			
	☐ 接受氧疗、留置鼻胃管等可能导致口腔干燥的治疗			
	☐ 服用靶向药物　☐ 服用双膦酸盐　☐ 服用镇静药　☐ 服用阿片类药物			
	☐ 服用利尿药			
高度风险	☐ 头颈部放疗			
	☐ 大剂量化疗			
	☐ 自体 / 异体造血干细胞移植			

注:有 2 个及以上中度风险因素为高风险,有 3 个及以上轻度风险因素为中风险;合并多个 OM 相关风险因素时,以高级别风险为准。

表 7-16　口腔评估指导

评估种类	评估方法	数值评分等级		
		1	2	3
声音	与患者交流,听患者的声音	正常	深沉 / 刺耳	说话困难 / 疼痛
吞咽功能	让患者做吞咽动作,观察其吞咽时的反应;用压舌板轻轻按压患者舌根部,测试吞咽反射(不能自主吞咽患者)	正常吞咽	吞咽时轻微疼痛	不能吞咽
嘴唇	采用视、触的方法进行评估	粉红、湿润、光滑	干燥、有裂口	有溃疡或出血
舌	采用视、触的方法进行评估	淡红、湿润、舌乳头存在	舌苔增厚、舌乳头消失、舌面光亮、颜色发红或不变	出现水疱或破溃
唾液	将压舌板放入口腔内,轻触舌的中部或口腔底部	无色、稀薄、呈水状	厚重呈黏液状	缺少
黏膜	视觉观察黏膜表面情况	淡红、湿润	颜色变红、覆有白色物质,但未出现溃疡	出现溃疡、伴或不伴有出血
牙龈	用压舌板顶端轻轻按压牙龈组织	呈粉红色、质坚韧	水肿,伴或不伴有发红,有白斑	压之出血或自发性出血、有白斑
牙齿	视觉观察牙齿外观	清洁无残渣	局部出现牙菌斑或齿间留有残渣	大范围存在牙菌斑或残渣

注:总分为 8 分,说明口腔各部分黏膜正常。

表 7-17　WHO 口腔黏膜炎评估量表

严重程度	评估要素
0 级	口腔黏膜无异常
Ⅰ 级	口腔黏膜出现红斑,伴有疼痛,但不影响进食
Ⅱ 级	口腔黏膜出现红斑、溃疡,仍能进固体食物
Ⅲ 级	口腔黏膜出现严重的红斑和溃疡,不能进固体食物
Ⅳ 级	溃疡融合成片,有坏死,不能进食

2）OM 的预防：①移植前完善口腔检查,及时处理相关病灶。②移植过程中和移植后每日评估患者口腔情况,观察有无红肿、红斑、溃疡、疼痛等。③指导患者保持基本的口腔清洁卫生。指导患者定时使用不含酒精的盐溶液漱口,掌握有效漱口方法,先含漱,再鼓漱;每次餐后及睡前选用软毛牙刷和含氟牙膏刷牙,牙刷至少每月更换 1 次。④避免进食可能加重口腔黏膜损伤、疼痛或不适的食物。⑤有吸烟、饮酒史者指导患者戒烟戒酒。⑥佩戴义齿的患者,指导其妥善护理义齿。⑦有龋齿的患者应加强对残根的清洁处理。⑧接受大剂量化疗药物前后可采用冷疗法预防 OM,即口含冰水 2~3min,让冰块在口腔内充分转动,冰块不宜过大,保持口腔均匀受冷。⑨其他方法还包括含服蜂蜜、嚼口香糖等。

3）漱口液和口腔护理剂的选择：① 0.9% 氯化钠溶液。清洁口腔,缓解口腔黏膜水肿。② 0.05% 碳酸氢钠溶液。也称小苏打,可以改变口腔环境的酸碱度,预防真菌感染。③ 0.05% 聚维酮碘(碘伏)溶液。碘和表面活性剂结合而成的水溶液,对细菌、真菌、病毒、原虫具有广谱杀菌作用,并且持续作用时间较长。④制霉菌素漱口液。将制霉菌素片研磨成粉后加入 0.9% 氯化钠溶液中溶解,用于预防和治疗口腔真菌感染。⑤亚叶酸钙漱口液。预防和治疗大剂量甲氨蝶呤化疗所致的 OM。⑥重组牛碱性成纤维细胞生长因子和重组人表皮生长因子。具有促进口腔上皮细胞增生和黏膜组织修复的作用。⑦口腔溃疡糊。可使口腔黏膜表面麻醉,缓解疼痛,保护创面。

4）有效漱口方法：首先含漱口液,频繁鼓腮,使漱口液充分冲击两侧颊部和两侧牙齿缝隙;其次,采用鼓漱的方法,将漱口液含在口中流动震荡、冲击,同时用舌在牙齿、两侧颊部、上腭、口腔底部以及咽部扁桃体等各位置搅动,使漱口液充分和口腔黏膜接触,漱口时间≥3min。

5）口腔症状的处理：①口腔黏膜水肿。饭后 30min 使用 0.9% 氯化钠溶液含漱,3~5min/ 次。②牙龈红肿。碘甘油棉球局部敷 2~3 次 /d,替硝唑漱口液漱口。③口腔溃疡。破溃表浅者,首先采用 0.9% 氯化钠溶液漱口,含 0.25% 有效碘的无痛碘棉球湿敷,其次使用重组牛碱性成纤维细胞生长因子或重组人表皮生长因子局部喷溃疡面;破溃较深者,首先使用 2% 过氧化氢溶液清洁溃疡处及周围皮肤、0.9% 氯化钠溶液清洁溃疡部位、0.25% 有效碘的无痛碘棉球湿敷,2~3 次 /d;其次使用康复新液漱口,2~3 次 /d;最后,用重组牛碱性成纤维细胞生长因子或重组人表皮生长因子局部喷溃疡面,口腔溃疡局部涂擦。症状严重者还可以考虑使用低剂量激光治疗。④疼痛。评估疼痛的严重程度,剧烈疼痛者可以选用自控镇痛泵(PCA)或遵医嘱使用利多卡因溶液、过饱和硫酸钙漱口液、吗啡漱口液等。⑤继发感染。根据感染类型选择相应的处理措施,即病毒感染者使用抗病毒药物,如阿昔洛韦软膏;真菌感染者使用制霉菌素涂抹口腔;细菌感染者采用 0.05% 聚维酮碘溶液漱口,必要时遵医嘱应用其他广谱抗生素。⑥大面积 OM 合并出血者,宜采用冲洗或含漱的方式进行口腔清洁,避免刺激。

（4）肛周感染的护理:移植患者在接受预处理放化疗后,由于胃肠道黏膜损伤容易频繁腹泻,同时因粒细胞缺乏致肛周感染的发生率升高,从而导致肛周皮肤黏膜损伤、感染、出血,甚至发生败血症。

1）感染的预防:①为患者提供良好的病房环境,保持床铺整洁和干燥。②做好患者的晨、晚间护理,协助患者用 1:5 000 的高锰酸钾水溶液坐浴。③嘱患者每次便后先用柔软消毒卫生纸或湿巾擦拭肛周,再使用 1:5 000 的高锰酸钾水溶液冲洗肛周,擦干后涂抹龙珠软膏。④据医嘱查血常规和大便常规。⑤加强患者肛周皮肤情况及排便情况的评估。

2）肛周症状的处理:①肛周发红触痛。0.9% 氯化钠溶液清洗后待干,用安尔碘湿敷 20~30min,红外线照射 2~3 次 /d,疼痛明显时加入 2% 利多卡因溶液湿敷。②肛周脓肿。0.9% 氯化钠溶液清洗后待干,用安尔碘湿敷 20~30min,红外线照射 2~3 次 /d。③肛周破溃。0.9% 氯化钠溶液清洗后待干,用安尔碘湿敷 20~30min,重组牛碱性成纤维细胞生长因子或重组人表皮生长因子局喷溃疡面,红外线照射 2~3 次 /d。

3）饮食护理:①移植时患者以半流质饮食为主,协助患者肠道功能恢复,每日早餐时协助患者食用肠内营养粉剂（全能素）20g,作为日常营养补充,同时协助患者进食消毒餐和无菌饮用水,杜绝因食物不洁所致的腹泻。②医护人员与营养师一起确定营养食谱,满足患者机体需要。③必要时给予静脉高营养治疗。

3. 居家护理

（1）手卫生:在准备食物、进餐前,换尿布,接触植物或灰尘,接触宠物及其分泌物后,做到严格手卫生,避免环境的暴露。

（2）出入场所:避免与呼吸系统疾病患者近距离接触（如果不可避免,则应戴上口罩）;避免出入环境拥挤、人流量大、空气不流通、有粉尘的场所,如工地、潮湿的地下室、阁楼、木材燃烧地、抽烟场所等;避免在园艺或庭院工作。

（3）用水安全:避免接触含有隐孢子虫、大肠埃希氏菌等的娱乐用水或井水,避免肠炎的发生。

（4）旅游:在 HSCT 后 6~12 个月应避免旅游,在此期间的旅游活动都应与移植医师进行沟通讨论。

（5）宠物的安全性:建议患者尽量少接触宠物和动物粪便,减少弓形虫病、隐孢子虫病、沙门氏菌病及弯曲菌病的发生。

（6）指导患者及其家属注意个人以及饮食卫生,减少外出,必要外出时戴上消毒口罩,不要到人多的地方,避免出现交叉感染。

▶ 第四节 重要脏器损伤

一、肺

HSCT 后肺部并发症发生率为 25%~55%，主要分为感染性与非感染性肺部并发症，通过支气管进行支气管肺泡灌洗液（bronchoalveolar lavage，BAL）检查或经支气管肺活检来鉴别诊断。根据并发症发生的时间及进展速度，HSCT 后肺部并发症分为移植后早期肺部并发症与晚期肺部并发症，其界定时间为移植后 3 个月前后。本节将重点阐述 HSCT 术后非感染性肺部并发症的定义、临床特点、治疗和护理现状，移植后感染性肺部并发症的内容详见第七章第三节感染性疾病。

（一）移植早期非感染性肺部并发症

1. 临床特点

（1）弥漫性肺泡出血（diffuse alveola hemorrhage，DAH）：又称急性肺出血或出血性肺泡炎，是最危重的肺部并发症，临床特点为急进的呼吸困难、低氧血症，伴或不伴发热，少见咯血，胸部影像学以弥漫肺泡浸润或实变为特征，既可发生于移植后 3 个月内，也可发生于移植晚期重症肺部并发症的终末阶段。病理学表现为弥漫的肺泡损伤及肺泡出血。

（2）放化疗相关性肺损伤：临床上以干咳和进行性呼吸困难为主要表现，影像学表现为双侧间质性渗出，肺功能表现为限制性。药物性肺损伤起病初期采用皮质醇激素治疗可以降低患者死亡率，改善预后效果。

（3）输血相关性肺损伤（transfusion-related lung injury，TRALI）：输血相关性肺损伤是输血后并发症致死的主要原因，起病急，以呼吸困难为主，一般在输血后 6~8h 可发生呼吸窘迫。一旦发生，以支持治疗为主，应停止输血、应用皮质激素、利尿、给予呼吸支持。

（4）围植入期呼吸窘迫综合征（peri-engraftment respiratory distress syndrome，PERDS）：一般发生于中性粒细胞植入前后的 5~7d 内，临床表现为发热、呼吸困难、低氧血症。肺部影像学表现为间质性渗出性改变。

（5）非心源性毛细血管渗漏综合征：临床表现为呼吸困难、咳嗽、体重增加、水肿，常发生于移植后 30d 内。影像学表现为双侧、肺门周围为主的浸润影，肺水肿、胸腔积液。

2. 治疗 移植后早期的肺部并发症进展迅速，早期治疗对于改善预后至关重要，通过动脉血气分析在第一时间评估缺氧程度，并给予缺氧患者足够的氧气支持。注意维持患者水电解质平衡，保护肾功能，维持心脏功能。疾病初起时的肺 CT 或胸片、病原标本采集与检测对于确定诊断、评估病情极具意义。

3. 护理

（1）一般护理：尽量减少活动，卧床休息，取舒适的体位，减少机体消耗，必要时可吸氧；提供舒适的环境，维持室温在 20~22℃，湿度 50%~60%，每天开窗通风 30min，2 次 /d；指导患者穿透气、棉质衣服；鼓励患者进食高热量、高维生素及营养丰富的半流质饮食或软食，补充机体基本需要；指导患者摄取足够的水分以防止脱水，每天至少补充 2 000mL，必要时可遵医嘱静脉补液，维持水和电解质平衡。

（2）呼吸窘迫的护理：观察患者生命体征、呼吸型态、体重和水肿情况，为患者取舒适体位，一般采取端坐位或半坐位，以利于患者呼吸。严密观察患者的症状与体征，根据患者的缺氧状况给予正确的氧疗方式，监测血氧饱和度的改变，保证患者机体有效的组织供氧。鼓励患者咳嗽，指导患者正确的咳嗽方法和呼吸训练方法，促进痰液的排出。痰液多不易咳出时，遵医嘱给予患者化痰药或雾化吸入，必要时吸痰，正确留取痰标本送检。

（3）饮食护理：多饮水，给予患者高热量、高蛋白、高维生素的食物，少量多餐，少吃产气食物。

（4）心理护理：认真听取患者的主诉，疏导患者的心理压力，必要时请心理医生干预。

（二）移植晚期非感染性肺部并发症

1. 临床特点

（1）闭塞性细支气管炎综合征（bronchiolitis obliterans syndrome, BOS）：多发生于移植后 3 个月至 2 年，是由于小气道被非特异性炎性因素损伤造成的不可逆的阻塞性肺疾病，后期由于细支气管周围纤维化的进展亦可发生限制性肺功能改变。BOS 起病隐匿，逐渐出现干咳、呼吸困难、活动无耐力等症状，发热较少，有时无症状时肺功能检查即出现中到重度气道阻塞。胸部影像学表现可为过度通气、支气管扩张、支气管壁增厚、小叶中心结节、网格状改变、磨玻璃样改变等。病理学表现为淋巴细胞性支气管炎、急或慢性间质性肺炎、闭塞性细支气管炎。重度 BOS 可出现坏死性细支气管炎，FEV_1 快速下降，死亡率达 25%~50%。

（2）机械性肺炎：是一种累及细支气管、肺泡管和肺泡的临床 - 病理综合征，多发生于移植后数天到数年，发生率低于 2%。发病的危险因素有接受含 TBI 预处理，与 GVHD 密切相关，可与 BOS 伴发。临床表现多急性起病，以干咳、呼吸困难、发热为主，影像学表现为外肺野为主的斑片状实变、磨玻璃样改变、结节样模糊影等。

（3）弥漫性间质性肺病（interstitial lung disease, ILD）：大多数 ILD 起病与

感染性肺炎急性起病相似（出现呼吸困难、发热、咳嗽等症状）。ILD 以弥漫性肺实质、肺泡炎症和间质纤维化为基本病理变化，肺功能显示为限制性通气障碍，诊断 ILD 必须排除感染。近年 ILD 的诊断依赖于胸部 CT 和纤维支气管镜为主的方法及临床证据，外科活检率大幅减少。ILD 还包括弥漫性肺泡损伤和急性纤维素性机化性肺炎。

（4）胸腔积液：移植后较常见，给予激素或免疫抑制剂治疗后可获得短期改善，但预后较差。

（5）肺血管疾病：儿童多见，包括肺静脉阻塞疾病、血栓性微血管病（thrombotic microangiopathy，TMA）和静脉血栓栓塞。

（6）胸膜实质纤维增生症：2013 年欧美胸科呼吸学会认定为少见的特发性间质肺炎，肺 CT 特征为胸膜及胸膜下部由于弹性纤维增生合并微炎症而增厚，初始表现为上肺叶纤维化，最终累及下叶。肺功能为限制性或双向，常伴随胸腔漏气综合征（气胸、纵隔气肿、间质肺气肿），临床病程进展快、预后极差。唯一可能有效的治疗方式是肺移植。

2. **治疗** BOS 的治疗目的是防止肺功能进一步恶化。大剂量激素是一线治疗，目前新诊断的 BOS 一线治疗应包括激素与长效 β 受体阻滞剂联合吸入，即短时的激素冲击（每日 1mg/kg 泼尼松）治疗，并快速减量，同时积极防治感染。

3. **护理**

（1）一般护理、呼吸窘迫的护理、饮食护理、心理护理同早期非感染性肺部并发症的护理。

（2）发热的护理

1）密切监测体温变化及伴随症状，观察生命体征变化。

2）物理降温：一般用于体温 <38.5℃的患者，松解患者衣物、被子，逐渐散发体热；在患者前额、头顶、颈部两侧、腋窝和腹股沟处放置用毛巾包裹的冰袋，避免冻伤，严密观察，皮肤出现苍白、发绀、麻木时，立即停止冰敷。HSCT 患者由于造血未重建，为避免血管扩张，引起出血，避免使用温水、乙醇擦浴。

3）药物降温：体温 >38.5℃的患者，根据患者体重和血压情况，遵医嘱口服布洛芬混悬液 6~8mL 或者双氯芬酸钠缓释片 1/3~1/2 粒塞肛。

4）实施降温措施后严密监测体温变化，1 次 /30min，避免出现降温过度。降温速度以 1.5~2.0℃ /h 为宜，降温速度过快易使患者出现寒战，增加脑部的耗氧量而加重病情。

5）大量出汗后，应及时更换衣裤和床单位，促进患者舒适。

6）遵医嘱给予补液和抗生素治疗。

（3）经深静脉导管引流胸腔积液的护理

1）饮食护理：胸腔积液富含蛋白质，大量引流胸腔积液易导致患者蛋白质丢失,加上 HSCT 后患者体质差,食欲欠佳,易恶心呕吐,应嘱患者少量多餐,进高蛋白、高热量、高维生素、易消化的清淡饮食,多食新鲜蔬菜、水果,多饮水,注意营养合理搭配。

2)引流胸腔积液的护理:①穿刺成功后连接一次性无菌引流袋至深静脉导管,保持所有接头处于密闭状态,防止扭曲、折叠。②引流袋位置应保持低于胸腔穿刺点,防止引流液逆流入胸膜腔。③患者可以带引流袋离床活动,但要注意活动度,避免牵拉,防止深静脉导管脱出。④观察并记录引流液的量、颜色,注意观察患者的意识、面色、呼吸、血压、心率的变化并做好交接班工作。⑤首次引流量应 <500mL,引流结束后夹闭导管,取下引流袋,放上肝素帽,妥善固定。

3)引流后的护理:观察置管皮肤处有无红肿、渗液,随时观察引流液的量及性质,保持引流管密闭通畅,更换引流袋时封闭管口,防止空气进入导管引起气胸。观察固定敷贴的牢固性,防止导管脱落。

二、肝脏

肝脏并发症是 HSCT 后的一种常见并发症,临床主要表现为恶心、食欲减退、皮肤及巩膜黄染、肝区疼痛、腹水及下肢水肿等,是影响患者生存质量和导致死亡的重要原因。其中早期肝脏并发症有药物性肝损害、肝窦阻塞综合征(sinusoidal obstruction syndrome,SOS)、急性肝脏 GVHD、胆汁淤积性病变;晚期并发症则有慢性病毒性肝炎、慢性肝脏 GVHD 等。其中较严重的是 SOS 和肝脏 GVHD。移植后肝脏 GVHD 的描述详见第七章第二节移植物抗宿主病。

1. **肝窦阻塞综合征**　也称肝小静脉闭塞症(veno-occlusive disease,VOD),是大剂量清髓性预处理药物所导致的包括疼痛性肝大、体液潴留和体重增加、血清胆红素增高的综合征,重型 SOS 的病死率高达 80%。

(1)诊断:最准确的诊断方法是经颈静脉测量肝静脉压力梯度及肝活组织检查,但该方法为侵袭性操作且在常规实践中难以完成。经超声证实的腹水和/或肝大以及超声所示肝静脉血流变细或方向逆转是具有特异性的诊断标准。

(2)临床特点:SOS 多发生在移植后 30d 内,临床上多以高胆红素血症为首发表现,伴有肝大、体重增加、黄疸、右上腹压痛和体液潴留等。门静脉高压发生在胆红素升高后 4~10d,如果同时出现肾脏、肺功能异常以及顽固性血小板减少则强烈提示 SOS。

(3)预防:包括去除 SOS 的危险因素及药物预防。

1)SOS 的危险因素:①患者和疾病因素,如年长、接受炔诺酮治疗的女性、合并代谢综合征、地中海贫血等。②移植相关因素,如异基因移植、无关供者、HLA 不相合、清髓性预处理以及白消安(Bu)或全身照射(TBI)为基础的预处理方案等。③肝脏疾病因素,如转氨酶 >2.5 倍正常值上限、血清胆红素 >1.5

倍正常值上限、活动性病毒性肝炎、肝硬化、肝纤维化、吉妥珠单抗奥唑米星用药史、肝毒性药物用药史等。

2）药物预防：肝素和熊去氧胆酸为预防 SOS 的主要用药,但其效果存在争议。

（4）治疗：支持性对症治疗是最重要的治疗手段,要尽早开始,措施如下：

1）维持水电解质平衡,保持肾脏血流,慎用利尿药。

2）因大量腹水引起呼吸困难者,要尽快腹腔穿刺,以减轻患者的压迫症状。

3）对于腹水增加迅速且合并肾功能不全者,可以考虑血液透析/血液滤过治疗。

4）除了对症治疗,去纤苷为根治性治疗方法。

（5）护理

1）严密观察病情变化：①临床症状。观察皮肤及巩膜有无黄染,皮肤有无出血点,肝脏有无肿大,肝区有无疼痛。②生命体征。每日监测生命体征,做好记录。③24h 出入量。准确记录 24h 出入量,其中入量包括输注的液体量、食物和饮水量;出量包括大小便、呕吐量以及引流液等。④体重和腹围。每日清晨空腹状态下测量腹围和体重,1 次/d;合并腹水者,应早、晚测量腹围和体重。⑤实验室检查结果。转氨酶、血清胆红素、尿素氮、肌酐和电解质等。

2）饮食护理：SOS 患者常伴腹水,患者腹胀难忍,食欲差,应避免产气食物的摄入,如红薯、豆制品、牛奶等。大量腹水患者每日腹腔引流腹水后会导致大量蛋白质丢失,应给予高蛋白、高热量、适量脂肪的食物,如米糊、菜肉粥、炖蛋等;限水钠的摄入,水控制在 1 000mL/d,钠 2.0g/d,蛋白质 1.5g/（kg·d）,少量多餐,进半流质饮食;对于病情危重难以进食的患者,可给予患者肠内营养粉冲服补充营养。

3）皮肤护理：患者腹水明显时,腹胀如鼓,皮肤绷紧发亮很薄,很容易破损导致感染,因此要让患者早晚温水擦浴,保持皮肤清洁完整,穿宽松柔软的棉质内衣,避免摩擦导致皮损;按计划协助患者翻身,软枕保护取舒适体位,所有骨突处喷涂液体敷料,骶尾部水胶体敷料保护,有条件者可睡气垫床或乳胶床,预防压力性损伤的发生。

4）腹水的护理：轻度腹水时,患者应卧床休息,平卧位可增加肝脏血流量;大量腹水影响呼吸时,患者应采取半坐卧位,可以使横膈下降,增加肺活量,减少肺淤血,利于呼吸运动;同时根据病情选择恰当的氧疗方式,调节好氧流量,减轻患者不适;遵医嘱输注白蛋白、血浆,静脉推注呋塞米利尿。

5）腹痛的护理：观察腹痛的部位、性质、持续时间、间隔时间及有无伴随症状。SOS 患者腹痛常呈阵发性,可通过局部顺时针环形按摩、听轻缓音乐等分散注意力,减轻患者的疼痛感,腹痛剧烈时遵医嘱使用镇痛药。

6)中心静脉导管引流腹水的护理:①中心静脉导管腔细,放置后损伤较小,置管后注意保持所有的接头处于密闭状态,防止扭曲、折叠。②保持导管周围皮肤干燥,如有渗液及时换药。③首次引流量<1 000mL,防止腹腔压力骤降使腹部内脏血管扩张出血,引发休克,以后引流量控制在500~1 000mL/d,每次引流时严密患者生命体征,有无头晕、面色苍白、呼吸困难、心悸、出汗等不适,引流速度不宜过快,防止低血压和低蛋白血症。④引流结束后夹闭导管,取下引流袋,放上肝素帽,妥善固定。

2. 药物性肝损害

(1)引起肝脏损害的药物

1)免疫抑制剂:环孢素、他克莫司。

2)抗真菌药物:唑类抗真菌药,如伏立康唑、泊沙康唑等,大剂量长期使用也会引起一过性黄疸、乏力、转氨酶升高,重者可能出现严重肝损伤,甚至引起暴发性肝功能衰竭。

3)化疗药物:甲氨蝶呤、长春新碱、长春地辛等。

(2)临床表现:主要体现在胆红素增高,也可引起转氨酶和碱性磷酸酶增高。

(3)治疗:停用肝脏毒性药物,进行支持性护肝治疗。

3. 感染性肝脏并发症

(1)病原菌:引发感染性肝脏并发症的常见病原菌有乙肝和丙肝病毒、真菌、疱疹病毒、巨细胞病毒、腺病毒等。

(2)临床表现

1)患者的转氨酶进行性升高,个别患者会引发暴发性肝功能衰竭。

2)真菌感染导致的肝功能异常,主要表现为持续发热、肝大、肝区按压时会有明显压痛,同时还伴有碱性磷酸酶升高。

3)疱疹病毒感染引发的肝功能损害,临床表现为患者疱疹处疼痛,发热为伴随症状,同时肝脏转氨酶升高,碱性磷酸酶也会明显升高。

(3)预防及治疗

1)对于既往有慢性肝炎、移植后需要口服抗乙肝病毒药物(拉米夫定、阿德福韦或恩替卡韦等)的患者,定期用 PCR 方法监测血清乙肝病毒。

2)针对具体的病原菌,遵医嘱给予相应的抗病毒、抗真菌治疗。

三、神经系统

HSCT 相关的神经系统并发症是移植后危及生命的严重并发症之一,因发病率高且病情危重,越来越受到重视。神经系统并发症根据累及的部位分为中枢神经系统并发症和外周神经系统并发症,前者发生率较高,为 11%~59%,包括中枢神经系统感染、脑血管病、癫痫发作、代谢性脑病、药物介导的中枢神经系统不良反应。外周神经系统并发症最常见的是吉兰-巴雷综合征。

(一)中枢神经系统感染

中枢神经系统感染的发生与移植前 TBI、大剂量化疗药物、中性粒细胞减少及免疫抑制等有关,多是全身感染播散导致,临床表现和体征多为非特异性,如发热、头痛,严重可出现神志改变等。移植后患者临床常缺乏脑膜刺激征的表现,即使仅有持续性头痛,医护人员也需要警惕中枢神经系统感染的可能性。HSCT 后中枢神经系统感染常见的病原微生物有真菌(曲霉菌)、病毒和细菌,移植后 30d 内发生的中枢神经系统感染首先应考虑病毒和/或真菌感染,弓形虫和囊虫感染较为少见。

1. 临床特点

(1)病毒感染:移植后导致中枢神经系统感染的常见病毒包括人类疱疹病毒 -6 型(human herpesvirus-6,HHV-6)、巨细胞病毒(CMV)、水痘-带状疱疹病毒(VZV)、EBV、JC 病毒(JC virus,JCV)以及 HSV 等。

1)HHV-6 感染:病毒性中枢神经系统感染最常见的病原菌,见于移植后 2~6 周,感染原因主要是移植后免疫重建过程中患者免疫功能的低下。HHV-6 是嗜神经组织的病毒,临床表现为头痛、抽搐、短暂性记忆缺失、意识障碍及行为改变等。针对 HHV-6 中枢神经系统感染,可能有效的药物是西多福韦、更昔洛韦或膦甲酸钠等。

2)CMV 感染:多发生于移植后早期,临床表现为抽搐、中枢协调障碍,后期可发生脑室扩大,严重者可致脑瘫。其发生机制可能是由于 CMV 病毒侵犯脑组织,导致组织缺血缺氧。

3)EBV 感染:中枢神经系统 EBV 感染缺乏特异性临床表现,其诊断主要依靠 PCR 技术检测中枢神经系统中的 EBV-DNA,可进展为 PTLD,但发病率较低。

4)JC 病毒:是一种乳多空病毒,其感染常见于免疫低下或抑制的移植后患者,临床可表现皮质盲、偏瘫或局灶性大脑或小脑功能失调。

5)其他:由于阿昔洛韦等抗病毒药物的应用,VZV 及 HSV 感染发生率已明显降低。

(2)真菌感染:侵袭性真菌感染的靶器官中,中枢神经系统是仅次于肺部的第二靶器官,通常发生于移植后 12 个月以内,移植后 1~6 个月以曲霉菌感染为主,其次为假丝酵母菌、毛霉菌、隐球菌及孢子丝菌等,临床表现为意识改变和脑膜刺激征,但大多无特异性神经系统特点,部分患者起病隐匿。

(3)细菌感染:比例相对较低,多继发于全身感染,常缺乏脑膜刺激征的表现,可能仅有持续性头痛症状,若进展为脑实质损伤可致患者昏迷甚至死亡。

2. 护理

（1）一般护理

1）每日用 500mg/L 的含氯消毒剂擦拭病房的物表、洁具和地面;每日紫外线灯管照射床单元 30min;每周更换床单被套 2 次。

2）确保患者所进食物干净、新鲜、清淡。

3）每日 2 次口腔护理,三餐前后和睡前分别用漱口水交替漱口(鼓漱),观察口腔黏膜情况。

4）患者便后、晨起、睡前用 1∶5 000 高锰酸钾溶液坐浴 10~30min。

5）病情观察:严密观察患者的神志、瞳孔、生命体征及意识状态,维持患者的最佳意识状态。

（2）发热的护理:根据体温的高低给予相应的护理。

1）密切监测体温变化及伴随症状,观察生命体征变化。

2）物理降温:一般用于体温 <38.5℃的患者,松解患者衣物、被子,散发体热;在患者前额、头顶、颈部两侧、腋窝和腹股沟处放置用毛巾包裹的冰袋,使用过程中,避免冻伤,严密观察,皮肤出现苍白、发紫、麻木时,立即停止冰敷。HSCT 患者由于造血未重建,为避免血管扩张、引起出血,忌用温水、乙醇擦浴。

3）药物降温:体温 >38.5℃时,根据患者体重和血压情况,遵医嘱口服布洛芬混悬液 6~8mL 或者双氯芬酸钠缓释片 1/3~1/2 粒塞肛。

4）实施降温措施后严密监测体温变化,1 次 /30min,避免出现降温过度。降温速度以 1.5~2.0℃ /h 为宜,降温速度过快易使患者出现寒战,增加脑部的耗氧量而加重病情。

5）大量出汗后,应及时更换衣裤和床单位,使患者舒适。

6）遵医嘱给予补液和抗生素治疗。

（3）用药护理:给予降低颅内压的药物,减轻脑水肿引起的持续性头痛等。

1）脱水药:保证药物剂量准确,按时、快速静脉滴注,严密观察患者的皮肤弹性、颜色,准确记录患者的生命体征和出入量。

2）糖皮质激素:用药期间注意观察患者的血常规和血糖变化,注意观察患者有无精神异常,有无心悸、出汗等不适。

（4）心理护理:充分重视患者和家属的心理状态,通过听音乐、谈心等方式使患者放松心情,同时在家属和医护的照顾下,最大限度地满足其心理和精神需求,帮助其积极面对疾病,配合医护人员的治疗和护理。

（二）药物相关性中枢神经系统病变

1. 临床特点 HSCT 是一项复杂的和长期的治疗过程。预处理的化疗药物如白消安、阿糖胞苷、环磷酰胺及氟达拉滨等,TBI,移植后免疫抑制剂如环孢素、他克莫司等,以及抗感染药物如两性霉素 B 及伏立康唑等,均具有神经系统相关的不良反应。因此,移植后早期中枢神经系统并发症首先考虑是否为药物因素所致。中枢神经系统并发症的临床表现大多为感觉异常、颤抖、肌痛及头痛、抽搐、意识障碍和视觉异常等。近年来,随着预处理方案的不断完善,诸多药品的安全剂量范围被逐渐确定,药物相关的神经系统并发症发生率已逐渐降低。

2. **护理**

(1)休息与活动:注意劳逸结合,适当的休息与活动有利于抗疲劳和增强抵抗力。

(2)心理护理:保持良好的心态,树立战胜疾病的信心,调动自身的主观能动性,提高机体免疫力。

(3)饮食护理:营养搭配均衡,合理膳食。

(4)病情观察:严密观察患者的意识、瞳孔、生命体征的变化,倾听患者的主诉,发现异常及时处理。

(三)癫痫发作

1. **临床特点** 癫痫发作是 HSCT 后严重并发症之一,多发生于移植后 1 年内,临床表现为意识水平下降、运动、感觉、自主神经和精神障碍等。移植前大剂量放化疗预处理、药物不良反应、电解质紊乱、颅内感染、出血等均为高危因素。治疗手段主要为病因治疗和控制癫痫发作。

2. **护理**

(1)病情观察:严密监测患者的生命体征、24h 出入量,观察患者的意识状态、瞳孔、肌张力、腱反射、定向力、语言能力等,备好急救药品和器械。

(2)癫痫发作时的护理

1)维持有效通气:患者一旦癫痫发作,应立即协助患者平卧,解开患者衣领和腰带,并将头偏向一侧,抬高床头 30°,及时清除口腔分泌物,防止误吸;保持呼吸道通畅,给予患者 3L/min 的低流量吸氧。

2)预防误伤:于患者口腔内上下白齿之间放置纱布包裹的压舌板,预防患者出现舌体咬伤;惊厥性癫痫发作时,还易发生皮肤破损、骨折、坠床、中心静脉导管滑脱等意外,必须专人护理,拉上床栏。必要时采用保护性约束,采用被单大面积缠绕包裹肢体替代约束带固定,以保护皮肤及大关节,禁止暴力按压,防止骨折和脱臼。

(3)癫痫用药护理:遵医嘱使用镇静抗癫痫药物,给予患者静脉推注地西泮和呋塞米,静脉滴注甘露醇及甲泼尼龙降低颅内压、减轻神经细胞水肿,对于难治性患者应联合使用丙戊酸钠,微量泵维持输注,控制抽搐。

(4)心理护理:癫痫发作时患者会感到焦虑和恐慌,护士在严密观察病情的同时,加强与患者及家属的沟通交流,给予其安抚和陪伴,满足其基本需求。

(四)脑血管事件

1. **临床特点**　HSCT 后脑血管事件主要为脑出血和脑血栓形成,多发生于移植早期,以后者较为常见,是移植后患者致死致残的重要原因之一。

(1)移植后脑出血:临床表现主要为突然出现的恶心、喷射状呕吐、头痛、头晕、渐进性意识障碍和肢体偏瘫。预防性输注血小板为预防脑出血的常规治疗方法。

(2)移植相关血栓性微血管病(transplant-associated thrombotic microangiopathies,TA-TMA):多发生于移植后半年内,临床表现为血管性贫血性溶血、血小板减少、微血管血栓形成以及多器官功能衰竭等,病死率高,需要早期发现早期干预。

2. **护理**

(1)抢救护理

1)立即去枕平卧,头偏向一侧保持呼吸道通畅,痰多、咯血、呕血的患者备吸痰器。

2)给予高流量氧气吸入。

3)迅速建立两条静脉通道,按医嘱快速静脉滴注或静脉推注 20% 甘露醇、50% 葡萄糖液、地塞米松、呋塞米等,以降低颅内压,同时进行输血治疗。

4)头置冰袋或冰枕或冰帽。

5)观察并记录患者的生命体征、意识状态、瞳孔、尿量的变化,做好护理记录。

(2)肢体锻炼:脑血管病变后,患者的血液循环受阻,会出现肢体功能性障碍。在排除肢体血栓的情况下,护理人员在临床护理中,要对患者进行按摩护理、翻身护理。身体条件允许时患者应下床活动,加快肢体血液循环,避免出现肢体性功能障碍。

(3)心理护理:患者发生脑血管病后,极易出现语言及肢体功能障碍,且由于对疾病相关知识不了解,易产生焦虑、恐惧等不良情绪,从而导致患者治疗和护理的依从性差。护理人员需要根据患者的实际情况,对患者和家属进行心理疏导,并向其讲解脑血管病的相关知识及治疗成功案例,加深患者和家属对脑血管病的了解和认知,坚定战胜疾病的信心,提高治疗以及用药的依从性,使患者早日康复。

(五)吉兰 - 巴雷综合征

1. **临床特点**　吉兰 - 巴雷综合征是 HSCT 后主要的外周神经系统并发症,病因与发病机制尚未明确,多由感染、异常免疫和毒素的接触导致多髓鞘和外周神经轴突损伤所致。临床特点表现为进行性无力、感觉丧失、深部肌腱反射丧失等,先出现于双下肢,逐渐波及躯干、双上肢和脑神经,且病情逐渐加重,可于数日发展至高峰,导致四肢完全瘫痪、呼吸肌和吞咽肌麻痹,呼吸困难,危及生命。大剂量静脉滴注免疫球蛋白和血浆置换为吉兰-巴雷综合征的主要治疗方法。

2. 护理

（1）病情观察:观察患者生命体征,心率、心律和血氧饱和度有变化时立即与医生沟通。保持患者呼吸道通畅,备好抢救药品及抢救器械。

（2）基础护理:患者绝对卧床休息,排除下肢血栓后用气压治疗仪进行双下肢按摩,促进血液循环。针对患者的残存肌力,进行合理肌力训练,促进肢体的肌力恢复。患者活动受限又口服免疫抑制药物,易发生感染,应严格限制探视,保持室内环境清洁,定时采用空气消毒机消毒房间。同时为预防压力性损伤,应让患者睡气垫床,保持皮肤清洁,定时翻身拍背。

（3）呼吸护理:呼吸肌麻痹是吉兰-巴雷综合征的常见症状及死亡原因,护理人员需要密切关注患者的呼吸肌受累情况,保持患者呼吸道通畅,及时倾听患者不适和主诉,将患者有无呼吸肌受累作为床边交班重点内容。

（4）肌力的评估:每日观察和评估患者四肢肌力和肌张力情况,指导其进行恢复肌力的运动方法。

（5）心理护理:护理人员在工作中要主动和患者沟通,关爱患者,向患者讲解疾病相关知识,鼓励患者正确对待疾病,积极配合治疗和护理。

（6）家庭护理:保持良好的情绪,规律作息,避免过度劳累,预防感染。家属监督患者按计划早期运动锻炼,做到强度适中、循序渐进。

四、泌尿系统

（一）肾脏损伤

肾脏损伤是 HSCT 后常见并发症之一,高剂量的放化疗、贫血、GVHD、感染、免疫反应紊乱、水和电解质失衡以及抗生素的大量使用等都可能导致肾脏损伤。其中,急性肾损伤大多发生在移植 100d 内,发生的中位时间为 31d,发生率为 20%~73%;慢性肾损伤多发生在移植 100d 之后,移植后 5 年内发病率为 4.5%,部分慢性肾损伤还可能发展为肾衰竭终末期。

1. 急性肾损伤

（1）诊断标准:目前主要采用急性透析质量倡议工作组提出的 RIFLE(risk,肾功能不全的危险,injury,肾脏损伤,failure,肾衰竭,loss,肾功能丧失,end-stage,终末期肾脏病)标准、急性肾损伤网络工作小组(Acute Kidney Injury Network,AKIN)提出的 AKIN 诊断标准以及全球肾脏病预后组织(Kidney Disease: Improving Global Outcomes,KDIGO)提出的标准。三种标准的内容见表 7-18。

表 7-18　移植后急性肾损伤的临床诊断标准

标准	分级				
	risk/1	injury/2	failure/3	loss	end-stage
RIFLE	Scr 上升 1.5 倍或 GFR 下降 >25% 或 UO<0.5mL/(kg·h)(>6h)	Scr 上升 2 倍或 GFR 下降 >50% 或 UO<0.5mL/(kg·h)(>12h)	Scr 上升 3 倍或 GFR 下降 >75% 或 Scr ≥353.6μmol/L,Scr 上升 >44.2μmol/L 或 UO<0.3mL/(kg·h)(>24h)或无尿(>12h)	RRT>4 周	RRT>3 个月
AKIN	Scr 上升≥26.5μmol/L 或 Scr 上升 1.5~2 倍或 UO<0.5mL/(kg·h)(>6h)	Scr 上升 2~3 倍或 UO<0.5mL/(kg·h)(>12h)	Scr 上升 3 倍或 Scr≥353.6μmol/L,Scr 上升 >44.2μmol/L 或 UO<0.3mL/(kg·h)(>24h)或无尿(>12h)或需启动肾脏替代治疗	—	—
KDIGO	Scr 上升≥26.5μmol/L 或 Scr 上升 1.5~2 倍或 UO<0.5mL/(kg·h)(>6h)	Scr 上升 2~3 倍或 UO<0.5mL/(kg·h)(>12h)	Scr 上升 3 倍或 Scr≥353.6μmol/L 或 UO<0.3mL/(kg·h)(>24h)或无尿(>12h)或需启动肾脏替代治疗	—	—

注：AKIN 和 KDIGO 分别采用 1、2、3 期替代 R、I、F 的分级,去掉了 L 和 E 两个级。
Scr(serum creatinine),血肌酐;GFR(glomeruar filtration rat),肾小球滤过率;UO(urinary output),尿排出量;RRT(renal replacement therapy),肾脏替代治疗。

（2）发病机制：肾前性氮质血症、急性肾小管坏死、泌尿系梗阻、药物相关肾脏毒性、肝脏 SOS 以及急性 GVHD 等均可能实急性肾损伤发生的原因。

（3）临床表现：急性肾损伤多发生在移植后的 60~100d，主要表现为血肌酐进行性升高，48h 内增加≥0.3mg/dL，7d 内升高大于基线值的 1.5 倍，伴随 6h 以上尿量减少，<0.5mL/（kg·h），急性肾损伤的临床分期见表 7-19。

表 7-19　急性肾损伤的临床分期

分期	血肌酐	尿量
Ⅰ期（危险期）	血肌酐绝对值增加≥0.3mg/dL，或达到基线值的 1.5 倍	<0.5mL/（kg·h）×6h
Ⅱ期（损伤期）	血肌酐达到基线值的 2 倍	<0.5mL/（kg·h）×12h
Ⅲ期（衰竭期）	血肌酐绝对值≥4mg/dL，急性增加≥0.5mg/dL，或达到基线值的 3 倍	<0.3mL/（kg·h）×12h

（4）防治措施：①密切监测患者血压、体重、尿量、肌酐、尿素氮、电解质和动脉血气等指标。②早期干预肾脏疾病，监测和处理危险因素如 SOS、GVHD 和感染等。③尽量使用减低强度预处理方案。④尽量减少肾脏毒性药物的使用，严密监测患者肾功能相关指标。⑤发生肿瘤溶解综合征或骨髓干细胞输注毒性反应时注意及时给予利尿和碱化尿液处理。

2. **慢性肾损伤**　通常发生在移植后的 6~12 个月，主要与急性肾功能不全、慢性 GVHD、TBI、TA-TMA、GVHD 以及 BK 病毒感染等因素有关。

（1）临床表现：慢性肾损伤主要病理类型为膜性肾病（membranous nephropathy，MN）、肾小球微小病变（minimal change disease，MCD）、TA-TMA 相关肾功能不全、BK 病毒（BK virus，BKV）性肾病等，不同临床表现治疗方案不同，预后差异性较大。慢性肾病的临床分期见表 7-20。

表 7-20　慢性肾脏病的临床分期

分期	描述	肾小球滤过率/（mL·min^{-1}）
1 期	肾功能正常	≥90
2 期	肾功能轻度下降	60~89
3 期	肾功能中度下降	30~59
4 期	肾功能重度下降	15~29
5 期	肾衰竭	<15

1）MN:表现为肾病综合征或者肾病综合征范围内蛋白尿,而血肌酐水平通常在正常参考值范围内。

2）MCD:临床表现与 MN 类似,肾病理学特征为 MCD 与 MN 或者其他肾小球疾病的主要鉴别依据。

3）TA-TMA 相关肾功能不全:移植后患者若出现血清乳酸脱氢酶水平突然升高,伴随蛋白尿、高血压以及外周血出现破碎红细胞,则提示 TA-TMA。肾脏受累表现为 GFR 降低、蛋白尿及高血压。

4）BKV-N:临床罕见,多出现在患者机体免疫功能严重缺陷时,一旦发生,病情危重,病死率高。

（2）预防

1）移植前完善肾功能检测,早期治疗肾脏疾病。

2）严密监测尿量、尿常规、血肌酐、电解质等,密切关注合并有慢性肾功能不全病史的患者。

（3）治疗

1）MN 和 MCD 患者的主要采用糖皮质激素和/或细胞毒性药物进行治疗。

2）移植后确诊 TA-TMA 的患者要及时停用钙调磷酸酶抑制剂（calcineurin inhibitor,CNI）,调整免疫抑制剂剂量或者更换药物,同时对其他临床并发症予以对症治疗,预后相对较好。

3）若 TA-TMA 肾功能不全是由肾 GVHD 引起的,可恢复或增加免疫抑制剂的使用。

4）BKV 性肾病尚缺乏有效治疗药物,可考虑使用减少免疫抑制剂剂量、恢复患者的绝对淋巴细胞计数的处理方法。

3. 肾损伤的护理

（1）密切监测患者生命体征,尤其关注血压情况,有异常及时处理。

（2）观察患者尿液的量、颜色及性状,每日监测并准确记录 24h 出入量,观察出入量是否平衡。

（3）每日晨起排便后称体重,体重计数精确到 0.1kg,体重增长较快或合并水肿者,及时告知医生。

（4）关注尿常规、肝肾功能、电解质等实验室检查指标。

（5）适当限制水的摄入,水摄入量为以前 1d 尿量加 500mL 为宜。

（6）指导患者进低盐、低脂、优质蛋白饮食,如低脂牛奶、鱼肉、鸡胸肉等,轻中度水肿患者食盐摄入量 <5g/d,重度水肿患者食盐摄入量 <3g/d。

（7）监测空腹及三餐后的血糖,根据血糖情况调整饮食。

（8）做好患者皮肤护理,水肿患者要保持皮肤干燥,避免皮肤破损。

（二）出血性膀胱炎

膀胱也是移植过程中较易累及的器官,膀胱损伤多发生在干细胞回输后2周内,最常见的症状是 HC。按发病时间可分为早发型和迟发型,早期 HC 主要与化疗药物环磷酰胺、白消安等的使用和放疗有关,迟发性 HC 多由感染、GVHD 等多种因素所致。

1. 临床表现　主要表现为镜下或肉眼血尿,伴或不伴尿频、尿急、尿痛等膀胱刺激征。

2. 诊断　结合起病时间、临床表现、实验室检查以及合并症等因素综合考虑。

（1）尿液检查:可见镜下血尿或肉眼血尿,尿液细菌学检测可排除细菌感染。

（2）尿病毒学检查:巨细胞病毒、多瘤病毒、腺病毒等。

（3）膀胱超声及 MRI:可观察到膀胱壁增厚、膀胱异物以及出血等征象。

（4）膀胱镜检及膀胱黏膜活检:是观察膀胱黏膜改变和出血最为可靠的诊断方法,但属有创性检查,需慎重选择。

3. 预防和治疗措施

（1）预防

1）水化:指导患者多饮水,3 000mL/d;补液量 3.0~3.5L/m^2,24h 匀速滴入。

2）碱化:5% 碳酸氢钠溶液输注,保持尿 pH≥8.0。

3）利尿:遵医嘱给予利尿药,维持尿量 200~250mL/h。

4）美司钠:遵医嘱给予美司钠。

5）抗病毒:遵医嘱给予阿昔洛韦等抗病毒药,定时检测病毒。

（2）治疗

1）支持治疗:应用止血药物,输注血小板,使用血管收缩剂、抗胆碱能药物及阿片类镇痛药。

2）抗病毒治疗:使用阿昔洛韦 / 更昔洛韦以及西多福韦等。

3）持续膀胱冲洗:可以降低尿激酶水平,缓解出血症状,清除血凝块,预防尿道梗阻。

4）膀胱内药物灌注:可使用重组人表皮生长因子、氨基己酸等药物。

5）其他治疗策略:出血症状较重者可考虑使用重组人凝血因子Ⅶa（rFⅦa）,必要时采用介入栓塞、高压氧以及外科治疗等。

4. 护理

（1）评估:HC 的临床分期见表 7-21。

表 7-21　出血性膀胱炎的临床分期

分期	描述
Ⅰ度	镜下血尿
Ⅱ度	肉眼血尿
Ⅲ度	肉眼血尿伴血块
Ⅳ度	血块梗阻尿道

（2）病情观察

1）观察患者尿液的量、颜色、性状、尿 pH、排尿间隔时间、排尿频次，有无尿频、尿急、尿痛以及其他伴随症状，准确记录 24h 出入量。

2）监测患者生命体征和实验室检查结果，包括基础尿素氮标准值（BUN）、血肌酐（Scr）、尿常规、尿培养、尿病毒检测等。

（3）疼痛护理

1）患者排尿时若伴有血块堵塞或黏膜损伤可导致不同程度的疼痛，须评估患者疼痛程度和性质。

2）疼痛较轻者给予物理止痛，如可使用与患者交谈，使患者听音乐、看电视等转移注意力的方法。

3）疼痛较重者遵医嘱使用镇痛药，用药后 30~60min 复评疼痛情况，同时做好记录。

（4）预防感染

1）医务人员严格执行手卫生和无菌操作原则，行床边隔离。

2）所有仪器、设备及物品应专人、专物、专用，并及时做好清洁和消毒处理。

3）及时为患者更换被褥及床单被套，保持床单位干净、整洁，增加其舒适度。

4）若患者血红蛋白 >80g/L，血小板计数 $>20 \times 10^9/L$ 时，可鼓励其进行床边活动，促进血块排出。

5）做好患者的会阴护理，观察尿道口有无红肿热痛，保持尿道口清洁，防止感染。

（5）用药护理：遵医嘱静脉输注碳酸氢钠溶液碱化尿液，合理利尿；出血量较大者遵医嘱给予止血药。

（6）心理护理：单人单间病房空间狭小、娱乐设施少、与外界隔绝，出血性膀胱炎对身体带来的各种不适等均会使患者产生焦虑、抑郁、恐惧等情绪，护理人员可为其讲解疾病的原因及注意事项，提供移植成功案例，帮助其树立信心;给予患者充分的关怀与鼓励,最大限度地减轻其身心痛楚。

（7）饮食护理:注意加强营养,补充机体需要量,可食用水果、蔬菜汤、红豆汤等增加尿量。

▶ 第五节　移植后出血并发症

出血是造血干细胞移植（HSCT）后常见的并发症,常见部位为皮肤黏膜、牙龈、鼻腔、泌尿道及消化道出血,致命性出血主要发生部位为肺、肠道及中枢神经系统。血小板减少是 HSCT 患者发生出血并发症的最主要原因之一,好发于移植预处理后骨髓抑制期和移植后 30~90d。移植后出血常与预处理方案、感染、急性 GVHD、疾病复发等密切相关,针对出血的危险因素进行监测,针对出血原因和出血部位及时采取预防和治疗措施,可以有效减少出血相关并发症的发生。

1. **移植后出血的发病机制**　HSCT 过程中血小板功能、凝血因子、血管内皮细胞及纤溶系统任意一项或多项异常,均可导致出凝血稳态失衡,引起出血与血栓等并发症。无关供体、急性 GVHD、CMV 感染以及输注 $CD34^+$ 细胞数量较少均为血小板减少的风险因素。

2. **移植后出血的诊断**

（1）血小板减少

1）血小板重建不良:移植后 1 个月内巨核系重建（血小板计数 $>20 \times 10^9/L$ 且连续 7d 脱离血小板输注）,移植后 60d 血小板计数 $<50 \times 10^9/L$ 而粒系及红系重建良好称为血小板重建不良。

2）继发性血小板减少:因感染、GVHD、血栓性微血管病等因素导致血小板重建后血小板计数再次降至 $50 \times 10^9/L$ 以下且 $\geq 7d$。

3）难治性血小板减少:表现为移植后 60d 血小板计数 $<30 \times 10^9/L$,重组人血小板生成素（rhTPO）、TPO 受体激动剂以及其他常规措施（糖皮质激素、丙种球蛋白等）治疗 1 个月无效。

（2）主要部位出血的诊断

1）皮肤黏膜出血:表现为四肢皮肤散在瘀点、瘀斑,外伤后出血不止。

2）口腔及鼻腔出血:反复鼻出血、牙龈出血,常规方法不易止血。

3）月经期出血:月经量变多,时间延长。

4）消化道出血:①临床表现。呕血和黑便提示上消化道出血;血便提示下消化道出血,常伴有腹痛;出血量较大时可出现血压下降、脉搏增快等周围循环衰竭的表现。②实验室检查。血常规、凝血功能指标、血尿素氮、粪便隐血试验等;内镜检查有助于明确出血的部位和性质。

5）弥漫性肺泡出血：①临床表现。咯血、急进性呼吸困难及低氧血症，甚至发生呼吸衰竭。②实验室检查。血常规、凝血指标、肝肾功能、电解质、血气分析以及胸部 CT。③诊断依据。低氧血症伴过度通气，影像学显示多叶肺浸润，肺泡-动脉氧分压差增高，限制性通气障碍；支气管肺泡灌洗（bronchoalveolar lavage，BAL）提示血性灌洗液或含铁血黄素的巨噬细胞计数增多（>20%）；排除其他原因引发的肺部通气功能障碍。

6）HC：早期 HC 多与大剂量放化疗相关，移植后迟发性 HC 常与病毒感染、GVHD 有关，要根据起病时间、临床表现、实验室检查以及合并症等因素综合考虑。

7）颅内出血：①临床表现。突发头痛、恶心呕吐、言语不清、肢体活动障碍和意识障碍，部分患者表现为癫痫发作。②影像学检查。颅脑 CT、磁共振、脑电图有助于癫痫的判断。③可通过格拉斯哥昏迷量表评估脑出血的部位、严重程度，指导治疗及判断预后。

3. 移植后出血的治疗

（1）病因学治疗：包括积极控制 GVHD、进行抗感染治疗、回输足量的 CD34$^+$ 细胞数（>4 × 10^6/L）以及积极控制血小板减少的诱发因素等。

（2）出血的治疗

1）轻度出血：局部对症处理。

2）中度出血：根据血小板、血红蛋白以及凝血功能指标检测结果，分别给予血小板输注，以维持血小板计数 >50 × 10^9/L；血红蛋白下降 >20g/L 或有明显贫血症状者，予以红细胞输注；凝血功能异常且伴活动性出血者应筛查是否存在 DIC，予以血浆、冷沉淀、纤维蛋白原或凝血酶原复合物等输注；出血症状未缓解者，可给予重组人凝血因子Ⅶa（rFⅦa）。

3）重度出血：除了中度出血的措施外，还需密切观察患者病情变化，维持水、电解质平衡和循环稳定。

（3）具体出血部位的处理

1）皮肤黏膜出血：无须特殊处理，注意避免外伤，减少侵入性操作。

2）口腔及鼻腔出血：局部压迫止血，必要时予以缩血管药物如去甲肾上腺素等含漱。

3）月经期出血：可采用大剂量孕激素（如炔诺酮）子宫内膜萎缩治疗。

4）消化道出血：抑制胃酸、消化酶及胰腺肽类激素等的分泌；内科保守治疗无效时考虑内镜下止血、选择性血管栓塞治疗。

5）弥漫性肺泡出血：病情进展迅速，死亡率极高，及早诊治对改善预后意义重大。要第一时间评估缺氧严重程度，缺氧情况下尽早予以机械通气，同时维持水电解质平衡，保护肾功能，维持有效心排血量。早期静脉大剂量甲泼尼龙冲击治疗能减轻炎症反应。移植后患者肺出血常合并 GVHD 及感染,需要积极抗 GVHD 治疗,根据病原学或影像学检查尽早选择合适抗生素。

6）HC:预防措施为主,即大剂量水化、碱化、利尿,联合使用美司钠静脉滴注;治疗措施包括水化、碱化、利尿、止血、解痉、镇痛;病毒感染相关 HC 给予抗病毒治疗,主要用药为更昔洛韦、西多福韦以及适量静脉丙种球蛋白。

7）颅内出血:移植后颅内出血一旦发生,死亡率高,治疗重点是止血、减轻脑水肿及控制颅内压,必要时可考虑行外科干预。

4. 移植后出血的护理

（1）病情观察

1）观察出血部位、出血量、出血速度、发展或消退情况以及有无新的出血、重要脏器出血等;常用于判断出血严重程度的量表包括 WHO 出血分级标准（表 5-4）和 HSCT 后出血严重程度分级（表 7-22）。

表 7-22　造血干细胞移植后出血严重程度分级

评分	临床表现
1分	隐血阳性、皮肤瘀点或微量阴道出血
2分	轻度出血（瘀斑、鼻出血、黑便、轻度血尿等）
3分	引起血细胞比容急剧下降且每天需要 1 个单位及以上红细胞输注的出血,或输血后血红蛋白水平无上升的活动性出血
4分	致命性出血（大面积出血引发严重血流动力学异常或颅内出血、心包内出血、弥漫性肺泡出血等重要脏器出血）

注:轻度出血,持续时间 <7d 的 2 分出血;中度出血,持续时间 ≥7d 的 2 分出血、持续时间 1~2d 的 3 分出血;重度出血,持续时间 ≥3d 的 3~4 分出血。

2）观察患者精神状态,有无疲乏、烦躁不安和嗜睡等表现。

3）观察患者皮肤、甲床色泽以及四肢温度变化,判断有无四肢湿冷现象。

4）遵医嘱监测生命体征,记录 24h 出入量,必要时给予留置尿管和心电监护。

5）观察血常规、凝血功能、血清电解质等实验室检查及其他辅助检查结果,做出正确的临床判断。

6）观察和避免诱发出血的危险因素。

（2）皮肤黏膜出血的护理

1）做好患者晨晚间护理和基础护理,保持床单位整洁、干净,给予宽松、柔软、棉质的病员服,生活起居时,避免肢体的碰撞或外伤。

2）患者清洗和沐浴时,避免水温过高及用力擦洗皮肤。

3）勤剪指/趾甲,以免抓伤皮肤。

4）高热患者行温水擦浴时,避免使用酒精拭浴。

5）尽量减少侵入性操作,各项护理操作动作应轻柔,静脉穿刺或拔管后当延长按压时间,必要时局部加压包扎。

（3）口腔及牙龈出血护理

1）指导患者保持口腔卫生,定时漱口,使用软毛牙刷刷牙,避免使用牙签或牙线剔牙。

2）避免进食煎炸、坚硬、带刺或含骨头的食物,带壳的坚果以及质硬水果,进食时细嚼慢咽,防止损伤口腔黏膜。

3）牙龈渗血时可用凝血酶或 0.1% 肾上腺素棉球、明胶海绵片贴敷牙龈或局部压迫止血,及时漱口以清除口腔血凝块,避免感染。

（4）鼻出血的护理

1）保持室内温湿度适宜,维持湿度在 50%~60%。

2）指导患者勿用力擤鼻,避免用手抠鼻痂和外力撞击鼻部。

3）少量出血者,可用采用棉球或 0.1% 肾上腺素棉球或凝血酶棉球填塞,局部冷敷。

4）出血量较大难以止住者,告知医生,采用凡士林油纱条行后鼻腔填塞术,并加强患者口腔护理,防止感染。

（5）消化道出血的护理

1）病情观察:除了上述病情观察内容外,怀疑或合并消化道出血的患者密切关注周围循环状况,估计出血量以及判断有无再出血。周围循环状况:动态观察患者的心率、血压,观察患者有无烦躁不安、面色苍白、四肢湿冷等症状。出血量的估计:①大便隐血阳性提示出血量 >5~10mL/d。②黑便提示出血量 >50~100mL/d。③呕血提示胃内积血量达 250~300mL。④一次出血量 <400mL 时,可不出现全身症状。⑤出血量超过 400~500mL 时,可出现头晕、心悸、乏力等症状。⑥出血量 >1 000mL 时,可出现急性周围循环衰竭的表现,甚至发生失血性休克。

再次出血的判断:①反复呕血,呕吐物由咖啡色转为鲜红色。②黑便次数增多,色泽转为暗红色,伴肠鸣音亢进。③周围循环衰竭表现为经充分补液输血未见好转,血压和中心静脉压不稳定。④血红蛋白浓度、红细胞计数、血细胞比容持续下降,网织红细胞计数持续增高。⑤在大量补液、尿量正常的情况下,血尿素氮持续增高。⑥门静脉高压的患者原有脾大,在出血后常暂时缩小,如未见脾大恢复亦提示出血未止。

2）饮食护理:出血量少且无呕吐者,可进食温凉流质食物;急性大出血伴恶心、呕吐者应禁食。

3）保持呼吸道通畅：大出血时协助患者取平卧位并略抬高下肢，保证脑部供血，及时清理口腔呕吐物，防止误吸或窒息。

4）遵医嘱给予氧气吸入。

5）建立静脉通道：建立两条及以上静脉通道，配合医生给予各种药物和血液制品的输注，并观察治疗效果及不良反应。

6）便血的护理：频繁便血者注意保护肛周皮肤黏膜，便后及时清洁肛周，保持肛周皮肤干燥，必要时给予抗生素软膏涂抹。

（6）HC的护理：详见本章泌尿系统出血性膀胱炎护理。

（7）颅内出血的护理

1）指导患者绝对卧床休息，避免情绪激动、剧烈咳嗽和屏气用力等。

2）密切监测患者生命体征，观察患者临床症状，若患者突发头痛、喷射性呕吐、视物模糊、呼吸困难、双侧瞳孔对光反射迟钝甚至昏迷，则提示有颅内出血，立即配合医生抢救。

（8）血液制品输注的护理：遵医嘱为患者输注浓缩血小板悬液、新鲜血浆或抗血友病球蛋白浓缩剂等血液制品，保障输血安全，观察患者有无输血反应并及时处理。

（9）基础和生活护理

1）休息与活动：指导患者卧床休息，大出血者绝对卧床休息，协助其取舒适卧位，做好各项生活护理和基础护理。

2）饮食与营养：鼓励患者进食高蛋白、高维生素、易消化的软食或半流质，保持大便通畅，避免坚硬、粗糙的食物；合并消化道出血者且出血量较大时遵医嘱予以禁食。

3）保障安全：出血程度较轻者指导其床上或床边活动，指导"起床三步法"和床栏的使用方法，加强陪同和巡视；合并重要脏器出血、病情严重者绝对卧床休息，指导其在床上行大小便。

4）心理护理：加强患者心理沟通和疏导，增加其安全感，避免情绪过于紧张和恐惧。

▶ 第六节　植入综合征

植入综合征（engraftment syndrome，ES）是HSCT后中性粒细胞恢复初期发生的一种临床综合征，其临床表现包括发热（体温>38℃）、皮疹、体重增加、弥漫性肺实质浸润，与急性GVHD的表现接近，因此在诊断及鉴别诊断方面有一定困难。1994年Radford等首次提出植入综合征，临床报道发病率差别较大，且在不同移植类型中发病率报道不同。

一、植入综合征的发病机制和危险因素

1. **发病机制**　植入综合征确切的发病机制目前有待进一步的研究阐明，多数学者倾向于"因子风暴"学说。移植预处理的毒性与外源性 G-CSF 的使用共同促进了促炎因子（TNF-α、IL-2、IFN-γ 和 IL-8 等）的产生，之后在中性粒细胞恢复期，由于高浓度的环孢素、他克莫司、两性霉素或巨细胞病毒（CMV）感染等触发因素，诱导大量中性粒细胞局部迁移浸润血管，中性粒细胞脱颗粒，氧化代谢过程等使血管通透性增加，导致血管内皮细胞损伤。

2. **危险因素**

（1）原发疾病：实体肿瘤如乳腺癌等可能是发生植入综合征的高危因素。

（2）移植前治疗模式及移植类型：含白消安及胸部放疗的预处理方案、大剂量免疫抑制剂的预处理方案治疗自身免疫性疾病以及移植前未充分的化疗等均为发生植入综合征的危险因素。

3. **植入细胞的数量**　回输高剂量 $CD34^+$ 细胞数和单核细胞数量是发生植入综合征的高危因素。

4. **移植干细胞来源**　外周血干细胞移植发生植入综合征多于骨髓移植。Maiolino 等的研究发现，发生植入综合征的患者移植物均来源于外周血造血干细胞。

5. **药物**　目前研究中最多提到的与植入综合征发生相关的药物有 G-CSF、GM-CSF 及两性霉素 B。

二、植入综合征的诊断标准

1. **诊断标准**　植入综合征常用的诊断标准为 2001 年 Spitzer 等推荐的诊断标准以及 2003 年 Maiolino 等制订的诊断标准。

（1）Spitzer 等推荐的诊断标准

1）主要诊断标准：①体温≥38.0℃，无确定的感染源。②非药物所致的红斑性皮疹，累及全身皮肤 25% 以上。③表现为弥漫性肺浸润的非心源性肺水肿及缺氧症状。

2）次要诊断标准：①肝功能异常，总胆红素≥34μmol/L 或转氨酶水平≥基值 2 倍以上。②肾功能不全，血清肌酐≥基值 2 倍以上。③体重增加≥基础体重的 2.5% 以上。④不能用其他原因解释的一过性脑病。

3）确诊标准：需要 3 条主要诊断标准或 2 条主要标准加 1 条或 1 条以上次要标准。

（2）Maiolino 等制订的诊断标准：中性粒细胞计数升高的 24h 内出现皮疹、肺水肿或者腹泻情况。

2. **鉴别诊断** 植入综合征与急性 GVHD 的区别如下：

（1）发生时间：植入综合征发生更早。

（2）临床表现累及靶器官不同：植入综合征可发生肺损害、肾脏损害及中枢神经系统障碍，而急性 GVHD 主要表现为胃肠道及肝脏反应。

三、植入综合征的临床表现

植入综合征多发生在移植早期，伴随中性粒细胞的恢复过程，即中性粒细胞恢复前 96h 内。表现为非感染性发热，类似 GVHD 的皮疹，弥漫性肺脏病变和腹泻，可伴有肝、肾功能异常，体重增加，短暂意识障碍等表现，严重者可出现多器官衰竭。

1. **发热** 最早出现的临床症状，体温 >38℃，无感染证据，属于非感染性发热，常规抗生素治疗无效。

2. **皮疹** 最常见的临床表现，一般在发热后 1~2d 内出现，多为全身或局部红斑或斑丘疹，以上半身多见，严重者可出现水疱，表皮松解或剥脱。

3. **肺实质浸润** 肺部症状表现为气促、呼吸困难、发绀，不能用常规心力衰竭解释，并能排除其他原因引起的低氧血症。胸部 CT 提示双肺弥漫性网结节状阴影和 / 或间质水肿、胸腔积液、支气管肺泡灌洗无阳性病原学发现。

四、植入综合征的治疗和预后

1. 植入综合征的治疗

（1）糖皮质激素：具有良好疗效，其可能通过抗炎效应和免疫抑制效应发挥作用。

（2）预防性抗感染治疗：植入综合征患者糖皮质激素治疗后，感染的危险增加，临床表现可能被激素用药后掩盖，建议给予预防性抗感染治疗。

（3）利尿药：植入综合征患者虽然可以有水肿表现，但是由于毛细血管通透性增加，血管内容积减少，所以要慎用利尿药，可以适当使用袢利尿药。

（4）其他对症及支持治疗。

2. **植入综合征的预后** 植入综合征一般为自限性疾病，轻症患者不治疗可以自行恢复，多数研究支持植入综合征对整体移植预后影响不大。尽管植入综合征的发生并不影响整体移植疗效，但似乎与随后发生的急性 GVHD 有部分关联性。

五、植入综合征的护理

1. 病情观察

（1）密切监测患者生命体征、血氧饱和度和神志变化，观察尿液的量、颜色及性质,准确测量和记录 24h 出入量。

(2) 观察患者全身皮肤情况,皮疹大小、颜色以及消退情况。

(3) 观察患者有无发热、气促、呼吸困难等症状。

2. 症状的护理

(1) 发热:植入综合征的首发症状,体温一般波动在 38.5℃左右。

1) 嘱患者卧床休息,多饮水,每 4h 监测体温。

2) 给予物理降温,如冰袋、冰毯、温水擦浴等。

3) 持续高热物理降温不明显者,遵医嘱给予退热药物,注意观察药物效果和不良反应,出汗较多者注意监测血压,及时更换干净的衣裤和被服。

4) 遵医嘱采集血液、咽拭子、皮肤、大小便等各种细菌培养学标本,为医生诊断提供信息。

(2) 皮疹:与急性皮肤 GVHD 类似,多出现在中性粒细胞植入后 96h 内、发热后的 1~2d,皮疹主要累及上肢的皮肤。

1) 为患者提供柔软、舒适的病员服,保持床单位清洁干燥。

2) 指导患者做好皮肤的清洁工作,每日温水擦浴,避免使用刺激性护肤用品。

3) 皮疹伴瘙痒者,可使用局部冰敷、碘伏消毒后涂抹炉甘石洗剂,必要时遵医嘱给予抗组胺类药物和其他止痒制剂。

4) 出现水疱者,小水疱无须特殊处理,待其自然吸收;较大水疱,无菌操作原则下,采用无菌注射器将水疱中的渗液从底部抽出,局部用无菌凡士林纱布覆盖。

(3) 低氧血症:观察患者有无进行性呼吸窘迫、胸闷、气短、发绀等症状,密切监测生命体征和血氧饱和度;根据患者呼吸困难及血氧饱和度情况,遵医嘱持续给予氧气吸入,观察用氧效果;血氧饱和度进行性下降,呼吸困难明显者,及时报告医生,及时留取血标本进行血气分析,采用高浓度面罩吸氧、经鼻高流量吸氧或机械通气等方法,保证组织供氧。

3. 用药护理

(1) 糖皮质激素:严格遵循"短程、足量"的原则,密切监测患者血压、血糖情况,观察有无精神、神志改变,有异常者及时通知医生予以相应的处理。使用糖皮质激素会增加感染的机会,因此,护士要做好口、眼、鼻及全身皮肤护理,及时应用抗生素预防感染的发生。

(2) 利尿药:使用利尿药时注意监测患者血压和中心静脉压。另外,在异基因 HSCT 患者中,利尿药的应用在一定程度上会引起血容量减少,增加环孢素和他克莫司的肾毒性,需要密切监测血药浓度。

4. 环境保护　植入综合征发展迅速,前驱症状不明显,因此,早期预防工作尤为重要。移植期间对患者进行全环境保护以预防感染的发生,早期发现感染并积极控制感染,在一定程度上可防止植入综合征的发生。医务人员在进行各项检查、治疗与护理时,严格执行各项无菌操作和消毒隔离措施;加强口、眼、鼻、皮肤黏膜、肛周及尿道口的护理,保持病室适宜的温度与湿度,保持病房安静。

▶ 第七节　毛细血管渗透综合征

　　毛细血管渗透综合征(capillary leak syndrome,CLS)是指由于各种原因造成毛细血管内皮细胞损伤,毛细血管通透性增加,大量血浆小分子蛋白渗透到组织间隙,从而引起进行性全身水肿、低蛋白血症、低血容量性休克、急性肾缺血等临床表现的一组临床综合征。CLS 发病率低,但死亡率高,其诱因往往是严重感染。HSCT 后的 CLS 一般多发生于移植后早期,可继发于自体移植和异体移植后。

一、毛细血管渗透综合征的发病机制和诊断

　　1. **发病机制**　CLS 的病理基础是毛细血管内皮细胞损伤。内皮细胞不是一个单纯的物理屏障,实际是血液和其他组织之间一个活跃的生物界面,具有介导血管运动、维持血液稳态、参与炎症反应等多种功能。HSCT 的多种因素(预处理毒性、组织损伤释放出的细胞因子、黏膜破坏内毒素入血、药物毒性、细胞植入以及异基因移植背景下的免疫反应等)可以诱发局部或系统的内皮细胞的激活(endothelial cell activation),根据刺激因素的不同,内皮细胞的激活程度呈现量的变化,而非"有或无"的模式。如果这些损伤严重且持续存在,则造成局部或系统的内皮细胞损伤(endothelial cell injury),最终血管内皮细胞收缩,细胞连接分离、出现裂隙,经毛细血管运输通道孔径增大、血管通透性增高。

　　2. **诊断标准**　CLS 的诊断金标准为输入白蛋白后,测定细胞外水(ECW)-菊粉分布容量和生物电阻抗分析,观察胶体渗透的不同反应。此方法安全、无创,但需要大量价格昂贵的仪器设备,不易推广。移植后 CLS 并无统一的诊断标准,目前临床上仍主要依靠临床表现和常规实验室检查,并除外其他原因即可考虑 CLS 的诊断。

　　3. **鉴别诊断**　移植后血管内皮细胞的损伤可以导致一系列的并发症,这些并发症往往出现在早期(30~60d),有共同或相似的发病机制,有相近甚至是重合的临床表现,缺乏明确的诊断标准及有效治疗手段,最后都易发生多器官衰竭,因此鉴别诊断有一定困难。

（1）植入综合征：由于植入综合征和 CLS 的病理生理学基础及临床表现极其相似,植入综合征曾被称为植入期的 CLS。但现在认为植入综合征的前提条件是移植后达到粒细胞标准,一般植入综合征应出现在中性粒细胞植入后(计数 $>0.5 \times 10^9$/L,连续 2d)96h 内,且多发生于自体移植后,一般不会有中枢神经系统异常。CLS 相对于 ES 没有发生时间的限制,可以发生更早,以全身水肿为突出表现、对利尿药反应明显。

（2）SOS：除体重增加外,本病主要表现为黄疸和肝脏痛性增大,典型的 SOS 一般发生在移植 30d 内,但也有晚发型 SOS,部分患者可合并多器官功能衰竭。CLS 患者黄疸少见,对利尿药反应差。

（3）弥漫性肺泡出血（DAH）：发生时间相对 CLS 晚,虽然中位发生时间在移植后 19d,但移植后 1 个月出现 DAH 并不少见,在异体移植中多见。病变集中在肺部,主要表现为呼吸困难、干咳、低氧血症,X 线检查提示弥漫性或局灶性的间质、肺泡浸润,很少表现为广泛性的水肿及多器官功能衰竭。CLS 一般不会出现血性的肺泡灌洗液。

（4）TA-TMA：在异体移植中更易发生,相较 CLS 发生时间晚,一般在移植后 60d 左右发生,临床表现为微血管病性溶血性贫血、血细胞减少、非感染性发热、肾功能损害和神经系统异常,全身水肿不明显。

二、毛细血管渗透综合征的临床表现

CLS 最突出的表现是移植后 15d 内体重增加（24h 内增加 >3%）,全身皮肤、黏膜进行性水肿,多浆膜腔积液,如腹水、胸腔积液、心包积液等,并且对利尿药反应不佳。其他少见表现有心动过速、低血压,低白蛋白血症、低血容量性休克引起急性肾小管坏死致急性肾功能不全等,严重时可发生多器官功能衰竭。

三、毛细血管渗透综合征的预防与治疗

移植相关的 CLS 的预防比较困难,因为细胞毒性药物、细胞因子及环孢素（cyclosporine,CSP）的应用不可避免,且 CLS 的发生发展常较迅速,几乎无前驱症状。移植期间对患者进行严格的全环境保护以预防感染的发生,早期发现感染并积极有效控制感染,能在一定程度上防止 CLS 发生。治疗原则:积极处理原发病,去除病因;维持正常的血容量,改善循环功能,保证足够的氧供。

1. **治疗原发病和去除病因** 这是有效控制 CLS 最根本的措施。首先停用所有生长因子。在怀疑 CLS 与静脉应用 CSP 有关时,可将 CSP 改为口服应用或用其他药物替代 CSP 预防 GVHD。

2. **改善毛细血管通透性** 在 CLS 渗漏期的早期应用糖皮质激素,可起到

降低毛细血管通透性、拮抗炎症介质的作用。激素的剂量没有明确规定,大多数专家认为 0.5~1mg/kg 的泼尼松即可。

3. **维持有效循环血容量**　根据 CLS 不同阶段的病理生理变化特点,选择恰当的液体种类,控制补液速度及补液量,防止休克是治疗成功的关键。一般认为,CLS 分为渗漏期和恢复期,渗漏期全身毛细血管通透性增加,大量血管内液体进入组织间隙,此时应快速补充胶体溶液。胶体液中含有分子质量较大的物质,输入后能维持或提高血浆胶体渗透压及 CVP,并且在血管内停留时间较长,能避免因组织灌注不足而发生的多器官功能障碍或多器官功能衰竭。常用的胶体液包括天然胶体液(新鲜冰冻血浆、白蛋白等)和人工胶体液(右旋糖酐、明胶、706 代血浆等)。706 代血浆属于传统的血浆替代产品,是目前临床上可用的治疗 CLS 的有效药物,其他新型的血浆替代产品,如羟乙基淀粉等,在临床上具有更好的扩容效果,并且在 CLS 时不易渗漏到组织间隙,可以改善毛细血管的通透性,同时还可以抑制白细胞黏附浸润,进而减少毛细血管渗漏。恢复期毛细血管通透性逐渐恢复正常,组织间液回流入血管内,血容量增加,此时应限制补液、适当利尿以减轻肺水肿,避免发生急性左心衰竭和急性肺水肿。

4. **其他**　除了以上治疗措施之外,很多学者还推出了与发病机制相关的治疗策略。

四、毛细血管渗透综合征的护理

1. **出入量的监测与护理**　观察患者病情变化,准确记录中心静脉压(CVP)、生命体征、出入量、体重变化情况,了解患者机体内液体的平衡情况,为患者进行个性化输液管理提供依据。特别是少尿期,应准确记录饮食量、尿量和体重,遵医嘱监测尿常规,1 次/d。

2. **氧疗护理**　CLS 发生时,毛细血管通透性明显增高,血管内水分会迅速进入组织间隙导致全身水肿、有效循环血量下降,双肺不同程度的渗出导致换气功能下降,进一步加重组织缺氧,根据患者的缺氧状况遵医嘱给予正确的氧疗方式,同时密切观察患者的血氧饱和度和呼吸状态,出现异常立即通知医生及时处理。

3. **基础护理**　患者全身情况较差,水肿明显,应协助患者取舒适卧位,保持床单位清洁干净,做好皮肤黏膜的护理,防止压力性损伤和肛周感染等。

4. **饮食与营养**　指导患者进清淡、易消化、高蛋白、高维生素饮食,少食多餐,注意补充营养。

5. **心理护理**　护士在进行心理护理时,要根据患者的工作、生活经历聊一些患者感兴趣的话题,并多介绍移植成功病例,进行个性化心理护理,帮助患者保持良好的情绪状态,避免产生被抛弃感。同时,医护人员还需要为患者提供一个安全、安静、舒适和愉悦宽松的治疗环境,有利于心理健康和身体的康复。

▶ 第八节　移植相关血栓性微血管病

移植相关血栓性微血管病(transplant-associated thrombotic microangiopathies,TA-TMA)是 HSCT 的严重并发症,临床表现为血管内皮损伤所致的微血管病性溶血、微血栓形成以及多器官功能损害,包括肾功能损害及神经系统损害。若不及时救治,TA-TMA 患者的死亡率为 50%~90%。TMA 包括溶血尿毒综合征(hemolytic uremic syndrome,HUS)、血栓性血小板减少性紫癜(thrombotic thrombocytopenic purpura,TTP)、HSCT、肿瘤、感染和自身免疫疾病等继发的TMA。

一、移植相关血栓性微血管病的发病机制和诊断

1. **发病机制**　尚未明确,可能由于预处理毒性、GVHD、感染、药物等因素导致血管内皮损伤,从而血小板激活、微血管富血小板血栓形成,导致微血管性溶血、脏器功能损害。

2. **发生率及危险因素**

(1)发生率:自体移植后 TMA 发生率低于 4%,而异基因 HSCT 后发生率高达 27%。

(2)危险因素:接受含 TBI 的预处理、钙调蛋白抑制剂、西罗莫司、无关供者或配型不合移植、发生 GVHD、合并 GMV 或真菌感染。

3. **诊断标准**　组织活检病理是确诊 TA-TMA 的金标准,但因其有创性,在 HSCT 患者中操作较为困难。HSCT 患者常用的 TA-TMA 诊断标准主要为血液与骨髓移植临床试验联合组(Blood & Marrow Transplant Clinical Trials Network,BMT-CTN)标准、国际工作组织(International Working Group,IWG)标准以及国内专家推荐的 Jodele 等提出的诊断标准。

(1)BMT-CTN 标准

1)外周血涂片镜检可见红细胞碎片以及每高倍镜视野至少 2 个裂细胞。

2)乳酸脱氢酶(lactate dehydrogenase,LDH)升高。

3)肾功能异常(基线血清肌酐水平的至少 2 倍)和/或神经系统异常,伴或不伴其他表现。

4)抗人球蛋白试验阴性(包括直接试验及间接试验)。

（2）IWG 标准

1）红细胞碎片比例 >4%。

2）新出现的血小板减少或血小板进行性下降。

3）突发且持续的 LDH 升高。

4）血红蛋白下降或输注需求增加。

5）血清结合珠蛋白下降。

（3）Jodele 等提出的诊断标准：组织活检有微血栓证据或满足以下 7 项实验室或临床指标中的 5 项，并且满足 1、2、3 项者考虑 TA-TMA 的诊断，密切监测；满足 2、7 项者提示预后较差，考虑及早干预。

1）LDH 超过正常值上限。

2）蛋白尿：随机尿蛋白超过正常值上限或随机尿蛋白 / 肌酐 ≥2mg/mmol。

3）高血压：①年龄 <18 岁：血压高于同年龄、性别和身高的健康人群血压正常参考值的上限。②年龄 ≥18 岁：血压 ≥140/90mmHg。

4）新发的血小板减少：血小板计数 <50×10^9/L 或血小板计数较基线水平减少 ≥50%。

5）新发的贫血：血红蛋白值低于正常参考值下限或输血需求增加。

6）微血管病变证据：外周血中存在破碎红细胞或组织标本的病理学检查结果提示微血管病。

7）终末补体活化：血浆可溶性补体膜攻击复合物（sC5b-9）值高于健康人群正常值上限。

二、移植相关血栓性微血管病的临床表现

TA-TMA 通常发生在移植后 60d 左右，可以在预处理结束后早期（+4d）发生，也可以在移植后晚期发生（移植后 2 年），主要的临床表现如下：

1. 微血管病性溶血　表现为血红蛋白下降或红细胞输注需求增加，外周血红细胞碎片占比超过 2%~5%，LDH 升高、网织红细胞比例升高、游离血红蛋白升高、结合珠蛋白降低、胆红素升高。胆红素升高除了可表现为间接胆红素升高（溶血性黄疸）外，双相黄疸（间接胆红素和直接胆红素同时升高）并不少见，可能为同时合并肝损害或者肝脏 GVHD 所致。

2. 血小板计数降低或输注需求增加　在出现血小板聚集导致的器官功能损害的同时，伴随消耗性血小板降低。

3. 器官功能损害　TA-TMA 几乎可发生于所有脏器，最常累及的器官是肾和胃肠道，其次还包括脑、肺及心脏等。

（1）肾脏：表现为高血压、蛋白尿、血肌酐升高，甚至发生急性肾衰竭。

（2）胃肠道：表现为腹痛、腹泻、呕吐，甚至肠道出血，需要和肠道 GVHD

感染进行鉴别。

（3）中枢神经系统：可表现为皮质盲（双眼视觉丧失，瞳孔对光反应良好，眼底正常，可有偏瘫的表现）、癫痫（一般间歇性发作）。

4. 其他症状 部分患者可存在非感染性发热。

三、移植相关血栓性微血管病的预防和治疗

1. 预防 严密（每周 2~3 次）监测钙调磷酸酶抑制剂（calcineurin inhibitors，CNI）浓度、LDH 及血清肌酐水平，一旦升高，应检测外周血破碎红细胞、结合珠蛋白以及 CNI 代谢产物。

2. 治疗

（1）去除病因和诱因。

（2）血浆置换和输注新鲜的冰冻血浆。

（3）肾上腺糖皮质激素和免疫抑制剂治疗。

（4）使用抗血小板聚集药物治疗。

（5）静脉输注免疫球蛋白等对症支持治疗。

（6）肾脏替代疗法，包括血液透析、持续床边血液滤过和腹膜透析。

四、移植相关血栓性微血管病的护理

1. 病情观察

（1）评估有无 TA-TMA 的危险因素：使用 CNI（如 CsA、FK506）、合并 GVHD、合并感染、移植前预处理使用白消安和西罗莫司组合方案、HLA 不全相合等。

（2）密切观察临床症状和体征：每日观察患者皮肤、巩膜黄染的情况及小便颜色，准确记录 24h 出入量。每日清晨在进食早餐前排空尿液后监测体重及腹围的变化。若患者语速缓慢，反应迟钝，睡眠差，诉胸部及手足麻木，排深茶色尿液等异常情况时，专人陪护，安置床旁心电监护，密切观察生命体征及神志变化，同时备好急救药品和器材，密切观察、记录病情变化，保持环境安静。

（3）监测实验室检查指标：密切监测尿常规、肾小球滤过率、血尿素氮、血肌酐、血浆蛋白、血清电解质等。

2. 肠道血栓性微血管病的护理 肠道 TA-TMA 的临床症状与肠道 GVHD 相似，主要因肠道内皮损伤所致，除腹痛、腹泻和肠道出血外，常伴溶血性贫血、顽固性血小板减少等症状。

（1）观察患者腹痛性质、持续时间。

（2）观察粪便颜色、性状、气味，排便次数，遵医嘱调整免疫抑制剂的剂量。

（3）合理使用抗菌药物，如口服双歧杆菌等。

（4）腹泻加重时暂时禁食，给予静脉高营养，微量泵泵入生长抑素预防和

治疗肠道出血。

（5）准确记录出入量，防止水电解质失衡。

（6）大量腹泻者，做好肛周护理，每次排便后用温水清洁皮肤，涂抹护臀膏或喷洒液体敷料，预防失禁性皮炎。

3. 癫痫的护理

（1）癫痫大发作时，首先保证患者呼吸道通畅，维持有效通气，松开衣服和领口，头转向一侧，清理口鼻腔分泌物，用纱布包裹压舌板或者口咽通气道放于上下臼齿之间，以免咬伤舌头。

（2）遵医嘱给予低流量吸氧，配合医生使用镇静催眠、抗癫痫药物，迅速控制抽搐。

（3）抽搐时勿蛮力按压患者肢体，以防骨折。

（4）严密观察患者病情变化、药物反应及疗效，准确记录 24h 出入量。

（5）遵医嘱给予长春新碱 2mg 静脉注射，输注利妥昔单抗、间充质干细胞、新鲜冰冻血浆以改善 TA-TMA 症状。

4. 预防出血和感染

（1）预防出血：密切观察患者有无皮肤黏膜及脏器出血症状，嘱患者避免肢体碰撞及情绪激动，减少侵入性操作，及时为患者输注止血药物和血小板。

（2）预防感染：做好患者口腔、肛周及全身皮肤的护理以及中心静脉导管的护理，遵医嘱使用抗生素及抗病毒药物。

5. 饮食护理

（1）限制钠盐摄入。

（2）饮水量视尿量而定，如果尿量 >1 500mL 则无须限制饮水量。

（3）进低蛋白饮食，补充足够热量，静脉补充氨基酸、脂肪乳，保证营养平衡。

6. 心理护理 患者容易出现严重的心理问题，表现出极度的恐惧，需要有经验的护理人员床旁守护，安慰患者，讲解成功案例，使其恢复信心，积极配合治疗和护理。

▶ 第九节 移植后复发及微小残留病

一、造血干细胞移植后复发

HSCT 后复发是移植失败的主要原因之一，根据国际骨髓移植登记组（CIBMTR）的资料显示，有效防止复发是提高移植疗效的关键。既往主要通过改变预处理方案来提高移植疗效，减 / 停免疫抑制剂、放化疗和二次移植作为传统的复发防治手段虽仍然适用,但疗效有限。供者淋巴细胞输注(DLI)技术和分子靶向药物、细胞因子的应用近年来得到长足发展,被逐渐应用于临床。

1. 移植后复发的定义和分类 根据复发时肿瘤负荷可分为血液学复发、分子和 / 或细胞遗传学复发;从肿瘤细胞来源可分为供者型复发和受者型复发,后者多见;从部位上可分为骨髓内复发、骨髓外复发和髓内伴髓外复发。

(1)血液学复发:指移植后完全缓解的患者外周血中又出现白血病细胞或骨髓中原始细胞≥5% 或出现新的病态造血或髓外白血病细胞浸润。髓外复发可见于中枢神经系统、纵隔、肺、肠道、睾丸、乳腺、皮肤及皮下组织等部位。

(2)分子和 / 或细胞遗传学复发:已达细胞遗传学或分子水平完全缓解的患者又出现细胞遗传学或分子遗传学异常。

(3)供者型复发和受者型复发:异基因 HSCT 后,复发源自受者体内经预处理及移植物抗白血病(GVL)作用未能完全清除的残留白血病细胞,称为受者型复发;复发源自供者细胞的恶变,称为供者型复发。绝大多数白血病移植后复发属于受者型复发。

2. 移植后复发的预防 自体移植后复发的预防包括局部放疗、维持治疗,如 CD20 单抗预防 B 系淋巴瘤复发、沙利度胺预防多发性骨髓瘤复发。异基因移植前处于难治 / 复发状态的患者移植后复发率高,复发后即使进行治疗性 DLI,其疗效也有限。复发预防的核心仍然是增强抗肿瘤作用效应,许多学者进行了免疫预防复发的尝试,如减 / 停免疫抑制剂、靶向药物治疗、去甲基化药物的应用、预防性 DLI、细胞因子预防等。

3. 移植后复发的治疗 对于移植后形态学复发的患者,传统的治疗方法包括停用免疫抑制剂、化放疗和二次移植。随着 DLI 技术的发展和靶向药物的应用,复发的治疗选择依据患者的疾病种类、复发部位、复发时间、一般状况等,治疗更加个体化。

4. 移植后复发的护理

(1)化疗药物不良反应的护理

1)消化道反应:遵医嘱在化疗前静脉注射镇吐药,如盐酸托烷司琼,指导患者化疗前后 2h 内避免进食,饭后取半卧位 30min,进食清淡、易消化的流质或半流质食物,少食多餐。

2)口腔溃疡:指导患者晨起、三餐前后勤用 4% 碳酸氢钠溶液及 1∶2 000 氯己定溶液交替含漱,加强口腔护理,保持口腔清洁卫生;鼓励患者进食清淡、无渣易消化、高维生素、适量蛋白质并经微波炉消毒的流质饮食,少食多餐,避免进食易产气、刺激、粗糙的食物,如红薯、豆类、玉米等。

3)发热:畏寒时给予保暖、多喝温水;体温≥38.5℃时,遵医嘱给予地塞米松 5mg 静脉推注、退热栓（双氯芬酸钠栓）1/3~1/2 粒塞肛或布洛芬混悬液 6mL 口服降温，监测体温变化，4~6 次 /d；观察有无骨骼和关节疼痛、腰痛；监测血常规变化。

（2）DLI 后骨髓抑制的护理：患者免疫力低，容易诱发感染和出血，安排患者入住空气层流无菌病房，病房紫外线消毒 2 次 /d，保持室内温度在 25~26℃，湿度 50%~60%。严格探视制度，指导患者卧床休息，防止意外受伤，协助其做好生活护理；指导患者用软毛牙刷刷牙，不用牙签剔牙，不搔抓皮肤，每日用温水清洁皮肤，保持皮肤的清洁干燥，养成良好的生活习惯。此外，遵医嘱成分输血、粒细胞刺激因子皮下注射。

（3）心理护理：HSCT 是治疗血液恶性肿瘤最有效的方法，患者对此抱有很大的期望，一旦复发，患者往往会出现悲愤、恐惧、绝望的情绪，甚至有自杀倾向，家属也会对治疗前景失去信心。护理人员应加强与患者及家属的沟通，向其介绍国内外关于移植后复发治疗的新进展，增强其信心。

二、微小残留病

尽管血液恶性疾病的治疗技术在不断提高，多数患者可以达到完全缓解（CR）甚至痊愈状态，但疾病复发仍然是影响血液恶性疾病治疗效果的重要因素。经过诱导缓解治疗达到完全缓解后患者体内仍会残留小部分恶性细胞，这些恶性细胞用常规显微镜是检测不到的。经治疗后仍存在于患者体内的恶性细胞被称为微小残留病（minimal residual disease，MRD）。监测微小残留病在临床上已成为评估血液系统恶性肿瘤化疗后反应、缓解后方案和预测个体复发风险度的重要依据。

1. 微小残留病的检测方法

（1）染色体荧光原位杂交技术（fluorescence in situ hybridization，FISH）：部分白血病及实体肿瘤细胞有染色体异常是检测白血病细胞存在的客观标志。传统的细胞遗传学方法在分裂象足够分析的条件下可检测到 100 个正常细胞中的 1 个白血病细胞。染色体 FISH 技术是利用已知的核酸探针，与染色体标本中相关核酸序列杂交，通过间接免疫荧光反应，直接定位异常的基因。FISH 分析证明有白血病细胞或肿瘤细胞特异存在的染色体易位和融合基因，是检测 MRD 的标准技术，其敏感度为 $10^{-3}~10^{-2}$。用双色或多色 FISH 分析同一个细胞不同的染色体异常标志，也可提高检测特异性，减少假阳性。

（2）流式细胞术（flow cytometry，FCM）：可利用相应单克隆抗体，检测不同分化阶段中的细胞在抗原免疫表型数量上的异常，快速、直观地判断异常白血病细胞的存在。对于不同类型白血病或血液系统恶性肿瘤运用多种抗体组合可找出表达异常抗原的细胞，最终以多个抗体组合的检测结果最大值作为最终报告。FCM 检测 MRD 敏感度达 10^{-4} 左右（1万~10万细胞中可发现一个白血病细胞），如检测到 MRD 持续存在，提示无病生存时间较短，预示病情将复发。目前 FCM 对于急性髓系白血病（acute myelogenous leukemia，AML）和急性淋巴细胞白血病（acute lymphoblastic leukemia，ALL）来说都是非常有效的 MRD 检测手段，为防止白血病细胞的抗原表达在化疗或疾病进展过程中发生变化而导致假阴性结果，需要在 MRD 检测时用到适合患者的所有抗体组合。

（3）聚合酶链反应（polymerase chain reaction，PCR）技术：目前检测 MRD 最为敏感的方法为 PCR 技术，它的敏感性可达到 10^{-6}~10^{-5}。随着分子生物学技术的发展，越来越多的基因异常与血液病相关，一些特异的基因靶点可作为肿瘤标记用于 MRD 的检测。

2. **监测频度及标本来源**　建议在移植后 1（+1）、+2、+3、+4、+6、+9、+12、+18、+24、+36、+48、+60 个月定期检测骨髓形态学、MRD 和嵌合状态，监测频度可根据各移植中心患者的情况调整。

（方云　程斯）

第 八 章

造血干细胞移植患者血管通路的选择和管理

血管通路装置（vascular access device, VAD）是临床各项治疗与护理实施的基本保障，是患者重要的"生命线"。临床常用的 VAD 包括外周静脉短导管（peripheral intravenous catheter, PIVC）、中线导管（midline catheter, MC）、经外周置入中心静脉导管（peripherally inserted central catheter, PICC）、中心静脉导管（central venous catheter, CVC）、完全植入式静脉输液港（implanted venous port, PORT）。HSCT 患者治疗药物种类繁多，药物性质特殊，且不同治疗阶段如移植前大剂量化疗、移植过程中干细胞的输注以及移植前后的支持治疗等，其血管通路的作用不同。血管通路装置分类众多，不同的血管通路对应不同的适应证和用途。因此，护士根据治疗目的、预期治疗时间和药物性质，协助患者合理选择血管通路装置尤为重要，以最大限度地保护患者的静脉通路。

▶ 第一节　静脉血管通路装置的分类和选择

静脉血管通路有多种分类方法，根据静脉通路留置时间分为短期（数小时至数天）、中期（1 个月以内）和长期（1 个月以上）。根据导管的长度可分为短导管、中长导管和长导管。根据导管尖端所在的位置，分为外周静脉导管和中心静脉导管。其中，外周静脉导管包括外周静脉留置针和中线导管，中心静脉导管包括隧道 / 非隧道式中心静脉导管、PICC 以及完全植入式静脉输液港。不同类型导管的特点见表 8-1。

表 8-1　不同类型导管的特点

导管类型	名称	留置时间	适应证	禁忌证
外周静脉装置	静脉留置针	短期（有症状或不需要时拔除）	<7d，输注无刺激药物	严禁持续输注：发疱剂，浓度 >10% 葡萄糖溶液，pH<5 或者 >9 的溶液，浓度 >5% 的蛋白质制剂和渗透压 >

续表

导管类型	名称	留置时间	适应证	禁忌证
外周静脉装置	静脉留置针			900mOsm/L 的溶液
	中线导管	1~6 周	外周静脉条件差，至少 6 周内需要静脉通路的患者	不能用于持续性输注：发疱剂，浓度 >10% 葡萄糖溶液，pH<5 或者 >9 的溶液，浓度 >5% 的蛋白质制剂和渗透压 >900mOsm/L 的溶液 避免用于行乳房切除术、淋巴结清扫术侧肢体、淋巴水肿的肢体，重度肾功能不全需要使用动静脉瘘的患者亦禁忌使用，有血栓史或高凝状态者慎用
中心静脉装置	非隧道式中心静脉导管	短期，每日评估导管留存的必要	需短期输液治疗的患者	不适用于长期的静脉治疗
	经外周置入中心静脉导管	12 个月	需长期输液治疗的患者	不适用于穿刺侧肢体有外伤史和血栓史
	隧道式中心静脉导管	数月至数年	需长期输液治疗的患者	全身感染或败血症 置入部位处感染 凝血障碍或血小板缺陷
	完全植入式静脉输液港	数月至数年	需长期输液治疗的患者	

一、外周静脉导管

（一）外周静脉短导管

1. 基本信息

（1）PIVC：又称外周静脉留置针（peripheral intravenous cathter，PIV），是一种小型的中空导管。

（2）导管长度：≤7.5cm。

（3）导管管径：14~28G。

（4）导管材质：主要为特氟纶（teflon）、聚氨酯（vialon，万珑）和聚氯乙烯等，与特氟纶材料制成的导管相比，聚氨酯材料的外周静脉导管引发静脉炎的危险度与前者相同,但聚氨酯材料的导管使用时间更长。

(5)导管类型

1)开放式 PIV:笔杆式留置针和加药壶型留置针。

2)密闭式 PIV:在使用过程中,能够避免血液外溢而造成污染的整体式留置针,有直型(1 条输液通路)和 Y 型(2 条输液通路)两种。

3)安全型 PIV:是一种既可以防止针刺伤,又可以防止血液污染型留置针。当针芯从导管撤出时,保护罩会自动覆盖在针尖上,从而保护护理人员免受针刺伤。

4)防逆流型 PIV:是一种在临床使用过程中可以防止血液逆流,减少血液污染,达到正压封管效果的留置针。

(6)不同规格 PIV 的特点:临床常用的 PIV 规格包括 16G、18G、20G、22G 和 24G,各型号 PIV 的特点见表 8-2。

表 8-2　不同规格留置针的特点

规格	颜色	流速 /(mL·min^{-1})	应用
24G	黄	15~24	老年人、儿科患者
22G	蓝	26~41	普通输液
20G	红	45~58	快速静脉输液、输血、输注黏稠药物
18G	绿	76~97	快速静脉输液、成分输血或输注黏稠药物、大手术
16G	灰	8~12.5	大手术、急诊

2. **适应证和禁忌证**　根据患者治疗方案、治疗目的、预期治疗时长、患者年龄、合并症、输液治疗史、血管情况和患者意愿等合理选择导管。

(1)适应证:非连续输注发疱剂和肠外营养;输液药液渗透压 <900mOsm/L;预计治疗周期 <7d。

(2)禁忌证:输注发疱剂、葡萄糖浓度 >10%、pH<5 或者 >9 的药液、蛋白质制剂浓度 >5% 或渗透压 >900mOsm/L 的溶液;预计治疗周期 ≥7d。

3. **导管和穿刺部位的选择**

(1)导管的选择:根据治疗目的、治疗方案周期合理选择满足患者需求的最小规格的 PIV。

(2)穿刺部位的选择:穿刺前对既往静脉穿刺史、静脉损伤程度进行评估,尽可能地由远心端向近心端进行穿刺,避开肢体关节部位。

1)穿刺部位:成人首选部位为手部的手背静脉、掌静脉,其次为头静脉、贵要静脉和正中静脉；儿科患者选择手部、前臂和腋以下的上臂的静脉。

2）避免穿刺部位：关节部位；下肢部位；手腕内侧、屈曲位和触诊时有疼痛的部位；感觉减退或皮肤感觉异常部位；创伤或血肿部位及该区域的末梢部位；腋窝淋巴结切除、淋巴水肿或动静脉瘘 / 人工血管一侧的上肢静脉；瓣膜部位；之前外渗或渗出部位以及进行过手术的部位；在放疗后或脑血管意外引起的患侧静脉。

3）其他穿刺部位：急诊和紧急情况下，无法使用其他静脉时可选择颈外静脉。

（二）中线导管

1. 基本信息

（1）中线导管：是经上肢贵要静脉、头静脉、肘正中静脉和肱静脉穿刺置入，导管尖端位于上臂腋静脉上段、腋窝水平或肩下部的一种外周静脉导管。

（2）导管长度：8~25cm。

（3）导管管径：为 2~6Fr。

（4）导管材质：主要为硅胶或聚氨酯，可不透过射线，也有耐高压注射型可选。

（5）导管类型：目前使用的中线导管有末端开口式或瓣膜闭合式的单腔和双腔导管。

2. 适应证和禁忌证

（1）适应证：美国静脉输液护理学会（Infusion Nursing Society，INS）的 2016 版《静脉治疗实践标准》、美国肿瘤护理协会（Oncology Nursing Society，ONS）的 2017 版《血管通路装置护理实践标准》均推荐预计治疗周期≥1 周时，可选用中线导管；输注低刺激性、等渗或接近等渗的药液；留置时间为 1~6 周。

（2）禁忌证

1）持续性输注发疱剂、浓度 >10% 的葡萄糖溶液、pH<5 或 pH>9、蛋白质制剂浓度 >5% 或渗透压 >900mOsm/L 的溶液。

2）行乳房切除术、淋巴结清扫术或淋巴水肿侧的肢体。

3）重度肾功能不全需要使用动静脉瘘者。

4）合并血栓史或血液呈高凝状态者。

3. 置入技术

（1）穿刺部位：首选上臂，其次选择肘窝，可选的静脉有贵要静脉、头静脉、正中静脉和肱静脉，其中贵要静脉最佳。对于新生儿和儿童患者，还可选择尖端在腹股沟以下的腿部静脉和胸部以上区域尖端在颈部的头皮静脉。避免穿刺部位：触诊疼痛、有开放性创伤、感染、有受损血管和计划手术的区域。某些特定先天心脏缺陷缺损手术后的患儿，应避免使用右臂血管，以免降低锁骨下动脉的血流。

（2）消毒和无菌要求：严格遵守无菌操作原则，采用最大化无菌屏障技术。

（3）穿刺技术：推荐使用 B 超引导下的改良塞丁格穿刺技术，降低感染和置管相关的并发症，如穿刺失败、空气栓塞、误入动脉等。

二、中心静脉导管

（一）经外周静脉置入中心静脉导管

1. 基本信息

（1）PICC：是经贵要静脉、肘正中静脉、头静脉、肱静脉、颈外静脉置入，尖端位于上腔静脉或下腔静脉的导管。

（2）导管长度：50~60cm，具体置入长度根据患者的穿刺点与骨性标志的距离决定。

（3）导管管径：成人为 3~6Fr，儿童为 1.9~2.6Fr。

（4）导管材质：硅胶、聚氨酯或弹性水凝胶，不透射线。

（5）导管类型：按导管前端开口形式可分为前端开口式和三向瓣膜式。

2. 适应证和禁忌证

（1）适应证：PICC 可用于任何性质的药液输注，留置时间为 12 个月；高压注射泵注射造影剂须选用耐高压注射型 PICC 导管。

（2）禁忌证：经历乳房切除术、淋巴结清扫或淋巴水肿的肢体。ONS 的 2017 版《血管通路装置护理实践标准》提出 PICC 不能用于可能需要动静脉瘘形成的严重肾功能不全患者。

3. 置入技术

（1）穿刺部位：首选肘上的贵要静脉，其次为肱静脉或头静脉。对于成人，选择导管 - 静脉比例≤45% 的静脉位置。对于新生儿和儿童患者，其他可选择的部位还包括腋静脉、颞静脉、头部的耳后静脉、下肢大隐静脉等。

（2）消毒和无菌要求：严格遵守无菌操作原则，建立最大化无菌屏障。

（3）穿刺技术：采用超声引导能减少穿刺次数，提高置管成功率，降低置管并发症的发生率。改良塞丁格（Seldinger）穿刺技术的使用消除了损坏导管的风险。目前大多数文献指出导管尖端的最佳位置为上腔静脉与右心房的交界处，但欧洲指南建议导管尖端位于右心房中。可在置管过程中采用不同方法识别导管尖端的位置，如腔内心电图或导管自带的引导系统。INS 的 2016 版《静脉治疗实践标准》提出如果用替代性尖端定位技术确认了尖端已正确放置，可以不必在术后进行 X 线胸片定位。我国中华护理学会建议腔内心电图定位技术进行定位后，仍建议使用胸片定位。

（二）中心静脉导管

CVC 是经锁骨下静脉、颈内静脉、股静脉穿刺置入，导管尖端位于上腔静脉与右心房交界处或下腔静脉的导管，包括非隧道式中心静脉导管（non-tunneled central venous catheters）和隧道式中心静脉导管（tunneled central venous catheters）。前者在国内较为常用。

1. 非隧道式中心静脉导管

（1）基本信息

1）非隧道式中心静脉导管：是自颈内静脉、锁骨下静脉或股静脉等通过皮肤直接进行穿刺，导管尖端位于腔静脉的导管。

2）导管长度：10~30cm。

3）导管管径：4~8.5Fr。

4）导管材质：硅胶或聚氨酯，可根据患者需要提供多种选择，如不含乳胶、不透射线、浸渍氯己定 - 磺胺嘧啶和肝素涂层等。

5）导管类型：目前非隧道式中心静脉导管的管腔最多可达五腔。

（2）适应证和禁忌证

1）适应证：适用于短期治疗并预计其治疗不需要延期的患者。由于其管径粗、导管尖端位于中心静脉血流速度快，可用于所有类型药物的治疗，多腔路管道可同时输注多种或存在配伍禁忌的药物。可用于监测中心静脉压。在可视化操作技术下，穿刺成功率高，可实现紧急情况下置管，并大大减少气胸、出血的发生率。

2）禁忌证：因该导管无隧道或涤纶套，加之穿刺点的位置尤其是选择股静脉置入的中心静脉导管发生感染的风险较高，不适用于长期的静脉治疗。为避免导管意外脱出引起严重的不良后果，有暴力行为的患者是绝对禁忌证。

（3）置管技术

1）穿刺部位：首选锁骨下静脉，但对于慢性肾脏疾病的患者，使用锁骨下静脉时，应考虑中心静脉狭窄和静脉闭塞的风险，应首选颈内静脉。

2）穿刺技术：使用超声引导下进行静脉穿刺，可以有效减少穿刺失败、误入动脉、血肿、气胸和血胸的发生。

2. 隧道式中心静脉导管

（1）基本信息

1）隧道式中心静脉导管：与非隧道式中心静脉导管相比，其特点是将静脉外的导管隧道式埋藏于皮下，导管出口处与静脉穿刺处有一定距离，从而延长导管使用寿命并减少导管相关性感染的发生。

2）导管长度：47~97cm。

3）导管管径：2.7~12.5Fr。

4）导管材质:聚氨酯、硅胶或这两者材料的混合物。

5）导管类型:前端开口或闭合式的单腔、双腔和三腔等多种型号。有耐高压注射设计。带有涤纶套(cuff),含有抗菌剂,可持续释放4~6周或直至导管被包裹于组织内。

（2）适应证和禁忌证

1）适应证:长期输液患者,如造血干细胞移植患者、血液病患者或需要接受可致血细胞计数长期下降的静脉化疗的恶性疾病患者等。不受年龄限制,可用于任何药物的输注。

2）禁忌证:全身感染或败血症、置入部位处感染、凝血功能障碍或血小板缺陷,如有必要,在导管置入前,应先纠正患者的凝血障碍和血小板减少的状态。

3. 置入技术

1）穿刺部位:常用的静脉有颈内静脉(首选右侧,因其易于置入到上腔静脉与右心房的交界处)、锁骨下静脉、股静脉(成人和癌症患者避免使用)。

2）穿刺技术:为减少感染风险,隧道式中心静脉导管由外科医生或介入放射科医生采用超声或透视技术置入。涤纶套放置于距导管出口2.5~5cm处的皮下隧道内。涤纶套在导管置入数周内与人体组织交织在一起,从而达到固定的目的,减少导管脱落的发生。

（三）完全植入式静脉输液港

1. 基本信息

（1）PORT:是经锁骨下静脉、颈内静脉、股静脉、上臂静脉等血管植入,尖端位于上腔静脉和右心房交界处或下腔静脉的导管。

（2）装置构成:PORT是一种将导管装置完全埋植入患者体内的闭合血管通路系统,包括尖端位于上腔静脉的导管部分及埋植于皮下的注射座,导管与输液港座之间预先连接或置管时使用套筒或卡环连接。

1）导管:导管长度为50~90cm,管径为4~12Fr,材质为硅胶或聚氨酯,不透X线,按导管前端开口形式可将导管分为前端开口式和瓣膜式。

2）输液港底座:由塑料聚合物、不锈钢、钛或其混合物制成,型号齐全,可适应不同体型的患者。

3）输液港穿刺隔膜:由自动封闭的硅胶制成,必须使用无损伤针进行穿刺,以避免穿刺针"成芯"现象损坏硅胶引起泄漏。

4）无损伤针:针尖为特殊设计,针尖斜面有折返点,冲洗时使针尖不受输液港底部障碍影响。

2. 适应证和禁忌证

（1）适应证:可用于任何性质的药液输注,并且可以长期留置,适用于长期输液以及对外部形象和生活质量有较高要求的患者。需要特别注意的是，儿科患者必须具有足够的胸壁肌肉来支撑输液港座（年龄在 6 个月以上）；如果港座植入部位在放射区域，应避免使用金属港座，改用塑料港座或改变港座放置部位。

（2）禁忌证：合并有严重不可纠正的凝血功能障碍、无法控制的败血症或血培养阳性、烧伤、创伤、胸壁有肿瘤赘生物的患者。

3. 植入技术

（1）置管人员：INS 的 2016 版《静脉治疗实践标准》认为输液港的植入和移除须由注册的独立从业者或高级职业注册护士完成。

（2）置管部位

1）输液港座的放置部位：应根据患者的病情、身体状况选择输液港座的位置。胸壁输液港的港座应位于肋骨上方，以便保持稳定，并远离胸罩、吊带和起搏器的位置。肥胖患者可置输液港在胸骨上，以便于穿刺无损伤针。输液港座放置勿过深，勿置于腋窝、乳房组织或腹部软组织上，以免穿刺无损伤针困难。中心静脉闭塞的患者放置于腹股沟处。

2）静脉的选择：锁骨下静脉、颈内静脉或外周的贵要静脉、头静脉等。

3）植入方式：切开式导管植入法和经皮穿刺法。

▶ 第二节　静脉血管通路的使用和维护

静脉血管通路建立以后，严格做好导管的管理工作，如导管维护、附加装置的使用以及拔管等，避免导管相关并发症的发生。

一、静脉血管通路装置的使用

1. 输液接头

（1）输液接头的分类：无针接头、肝素帽和三通接头，其中无针接头按内部机制分为分隔膜接头和机械阀接头；按功能分为正压接头、恒压接头和负压接头；其他类型还包括新型抗菌涂层接头，如带有纳米银涂层的无针接头。

（2）输液接头的应用

1）使用螺口设计的无针输液接头，保证血管通路装置与输液接头连接的紧密性。

2）宜选择结构简单、外观透明的无针接头连接导管。

3）加压输注液体时（3~5mL/s），应评估输液接头能承受的压力范围。

4）为了避免血液回流到血管通路装置引起管腔内血栓形成，护理人员应充分了解不同生产厂家生产的无针输液接头的内部结构和液体通路，以此来决定冲洗、夹闭和断开注射器的顺序。

5）需要快速输液者不宜使用无针接头，以免降低输注速度。

6）尽可能减少三通接头的使用，可使用预连接无针接头的三通接头或带无针输液接头的多通路连接管来代替三通接头。

7）血管导管相关性感染高危患者可使用新型抗菌涂层接头。

（3）输液接头的消毒

1）消毒剂的选择：75% 乙醇、浓度 >0.5% 的葡萄糖酸氯己定乙醇溶液、有效碘浓度不低于 0.5% 的碘伏溶液。

2）连接输液器前，应采用机械法用力消毒无针接头的横截面和外围，充分待干，涂擦消毒和待干的时间取决于无针输液接头的结构和消毒剂的属性。

3）使用含有乙醇或异丙醇的一次性消毒帽可以降低血管导管相关性感染风险。

（4）输液接头的更换

1）为了减少感染的风险，更换无针输液接头的频率不宜过于频繁，一般5~7d 更换 1 次，具体可参照产品说明书。

2）以下情况下应立即更换无针输液接头：任何原因的无针接头被移除；发现无针接头内残留血液或其他残留物；从血管通路装置抽取血培养前；确定受到污染时；按照厂家说明书或地方政策法规规定的时间。

3）外周静脉留置针附加的肝素帽或无针接头宜随静脉留置针一同更换；中心静脉导管附加的肝素帽或无针接头应至少每 7d 更换 1 次；三通接头应与输液装置一起更换。

2. 采集血标本

（1）外周静脉留置针：常规情况下避免使用外周静脉留置针采血，单独为采血建立的静脉通路应避免输注液体和药物。

（2）中长线导管：中线导管中采集血标本具体的弃血量或冲管量，目前无明确建议。

（3）中心静脉导管：可使用丢弃或推注 - 抽吸（混合）的方法抽取血液样本，但丢弃法具体弃血量尚无明确建议，最常见的是 3~5mL。

（4）完全植入式静脉输液港：①弃血量。尚无明确标准，对于完全植入式静脉输液港，有研究表明，非隧道式输液港丢弃 6mL，隧道式输液港丢弃 9mL，以清除管腔内的注射用葡萄糖溶液。②推注 - 抽吸（混合）法。采用推注 - 抽吸循环法采血时，其循环数量或抽取的血流尚无明确标准，最常见的为 5 个循环。③避免使用再输注法。在获得样本后将最先抽吸的样本回注患者体内，以免增加感染和血凝块形成的风险。

（5）多腔中心静脉导管：使用导管直径最大的腔路抽取血样。研究表明，使用近端管腔采集的血标本，与外周样本相比，全血细胞计数、化学组合检测和凝血检查的结果较为准确。

二、静脉血管通路装置的维护

1. 静脉血管通路装置的评估

（1）评估的内容：输液系统的完整性，给药装置是否在有效期，给药的时间、剂量以及输液速度是否正确，穿刺点周围皮肤改变，是否有疼痛、感觉异常、压痛、肿胀或渗液。

（2）评估方法：观察、触摸以及问诊等。

（3）评估频率：外周静脉导管至少每 4h 评估 1 次，中线导管和中心静脉导管应每日至少评估 1 次。危重患者、婴幼儿及认知缺陷的患者每 1~2h 评估 1 次，对接受发疱剂药物的患者应增加评估频次。

2. 皮肤消毒

（1）基本原则：正确手卫生，严格遵守无菌操作原则。

（2）消毒剂：优先选择浓度≥0.5% 的葡萄糖酸氯己定乙醇溶液或有效浓度≥0.5% 的碘伏溶液，或 2% 碘酊联合 75% 乙醇溶液。

（3）消毒范围：以穿刺点为中心，消毒范围大于敷料面积（10cm × 10cm）。

（4）消毒要求：消毒频次为至少 2 遍，每次作用时间≥30s，碘伏溶液为1.5~2min，并充分待干。

3. 导管固定

（1）专用导管固定装置：是临床实践标准和指南优先推荐的导管固定方式，能保证导管在一定外力作用下不会移位或脱出，如医用导管夹等。

（2）透明敷料固定：是目前临床最常用的导管固定方法，但是相关指南和共识均强调，避免单独依赖敷料作为血管通路装置的固定方法。

（3）缝合固定：因缝合固定会增加医务人员针刺伤和感染风险，临床应用逐渐减少。

4. 冲管和封管

（1）冲管和封管时机：每次输液前后，均应冲洗导管，以便评估导管功能和清除导管腔内的药物，减少管腔内闭塞和导管相关性感染的风险。对于暂时不使用的外周静脉留置针，应每隔 24h 进行一次封管。

（2）冲管和封管装置：10mL 注射器或预充式导管冲洗器。

（3）冲管和封管溶液和剂量

1）冲管液：为不含防腐剂的 0.9% 氯化钠注射液，最小量为导管系统（包含导管附加装置）内部容积的 2 倍以上。外周静脉导管建议为 5mL，中心静脉导管建议为 10mL,以尽可能清除导管腔内纤维蛋白沉积、药物沉淀或其他碎片。如果输注血液成分、肠外营养液、造影剂或其他黏稠液体时,封管液的量需要增加。

2)封管液:为不含防腐剂的 0.9% 氯化钠注射液或 10U/mL 的肝素溶液,剂量为导管系统(包含导管附加装置)内部容积的 1.2 倍。当诊断为导管相关性感染时,可使用抗菌封管液,但使用频率、留置时间及是否需要排出或冲洗留置抗生素还存在争议。常用的抗菌封管液包括各类抗生素、乙醇、甲双二嗪、柠檬酸钠、26% 氯化钠、亚甲蓝、梭链孢酸、乙二胺四乙酸等,各溶液因药物性质可引起相关并发症,需谨慎使用。

(4)冲管和封管技术:采用脉冲式(推注 - 暂停)手冲封管法。研究表明,以短暂停顿的脉冲式冲管技术,每次输注 1mL 液体,连续 10 次,更有利于固体沉积物的清除。封管时采用正压技术,根据所用的无针接头的类型确定夹闭导管和分离冲洗器的先后顺序。输液港无损伤针的斜角应背对导管与输液港座连接处,以便更好地达到对输液港储药池的冲洗效果。

5. 敷料的选择和更换

(1)敷料的选择:采用敷料包括透明半透明膜敷料以及纱布敷料。

(2)敷料的更换

1)透明半透明膜敷料每 5~7d 更换 1 次,纱布敷料每 2d 更换 1 次。

2)如果透明的半透膜敷料之下放置纱布敷料应被视为纱布敷料,每 2d 更换 1 次。

3)如果纱布用于支撑输液港无损伤针的针翼,且不遮挡穿刺部位的话,不被认为是纱布敷料。

4)当敷料潮湿、污染或不再密封时,应立即执行无菌技术给予更换。

5)穿刺部位出现出血渗液、疼痛或感染时,应尽快更换敷料,并给予相应的处理。

三、静脉血管通路装置的拔除

1. 外周静脉留置针

(1)拔除时机

1)护理人员应在每次交接班时,评估导管在患者体内的留置情况和导管留置的必要性,如果患者护理计划中不再需要或超过 24h 无须使用,应尽早拔除。

2)当患者治疗结束或当穿刺部位出现任何水平的疼痛或压痛、皮肤颜色改变、皮温改变、水肿、穿刺点液体流出或脓液渗出、功能障碍(冲洗时有阻力、无血液回流)时,应立即拔除导管。

（2）拔除人员：由具有执业资质的医护人员拔除。

2. 中心静脉导管

（1）拔除时机：当治疗结束、患者发生抗生素治疗无效的全身感染、隧道感染、血栓引起的不可逆性堵管或成为感染源时，应考虑拔管。

（2）拔除人员：由接受专业培训的医护人员拔除。

（3）拔除时的体位

1）将导管出口置于低于患者心脏水平。

2）将患者置于头低仰卧位或仰卧位。

3）为避免发生空气栓塞，应嘱患者做瓦尔萨尔瓦动作，即深吸一口气后屏住呼吸 10s，其间操作者缓慢平稳地拔除导管。

（4）拔管后的处置

1）患者拔管后平卧 30min。

2）评估拔出导管的完整性，做好记录。

3）若怀疑有感染，可遵医嘱行导管尖端培养。

4）使用无菌敷料密闭穿刺点至少 24h，24h 后评估穿刺点愈合情况。

3. 输液港

（1）拔除时机：当患者结束治疗、发生治疗无效的感染（输液港囊袋或导管相关性感染）、不可逆的堵管、输液港囊袋切口裂开或皮肤被侵蚀穿透、导管断裂或移位、输液港港座与导管分离时等情况时，拔除导管。

（2）拔除人员：由接受专业培训的医护人员拔除。

（3）拔管后的处置

1）确认导管相关配件的完整性。

2）保持穿刺点 24h 密闭。

▶ 第三节　静脉血管通路装置并发症的管理

一、静脉炎

1. 静脉炎的分类　根据静脉炎发生的风险因素大致可分为化学性静脉炎、机械性静脉炎和细菌性静脉炎。

（1）化学性静脉炎

1）发生原因：①输注葡萄糖浓度 >10%、pH<5 或者 >9、蛋白质制剂浓度 >5% 或渗透压 >900mOsm/L 的溶液。②导管管径相对较大导致血液稀释不足。③静脉穿刺时将未待干的消毒液带入静脉内。

2）预防与处理：①置管和给药时，消毒剂充分待干。②根据患者输液时长和预计的治疗计划决定是否更改输液装置,可考虑使用中心静脉导管。

(2)机械性静脉炎

1)发生原因:可能由于导管管径相对血管较大,导管活动、穿刺时引起血管损伤或导管材质及硬度导致。

2)预防与处理:①应根据患者的治疗需要选择管径最小、管腔数最少的导管进行穿刺。②使用专用导管固定装置妥善固定导管,避免导管活动刺激血管壁。③局部热敷,患肢抬高,必要时使用镇痛药。④如果症状和体征持续时间超过48h,考虑拔除导管。

(3)细菌性静脉炎

1)发生原因:可能由于不严格的无菌操作引起,因此在紧急情况下置入的导管应给予标记并尽早更换。

2)预防与处理:①导管相关操作严格执行无菌技术。②怀疑为细菌性静脉炎,应立即拔除导管。③导管拔除后,对穿刺部位持续监测48h,以便及时发现输液后静脉炎。

2. 静脉炎的评估和分级

(1)临床表现:表现为沿血管走行处疼痛/触痛、红斑、皮温升高、肿胀、硬化、化脓或可触及的条索状静脉。

(2)评估:可使用标准化的量表对静脉炎的等级进行评估和分类。2016版 INS 制定的《静脉治疗实践标准》提供的静脉炎量表和视觉化的静脉炎等级量表见表8-3,均具备一致的内容效度和评分者的信度,可供临床使用。

表8-3　静脉炎分级量表

等级	临床标准	
	静脉炎量表	视觉化的静脉炎等级量表
0	没有症状	静脉穿刺部位正常
1	穿刺部位发红,伴或不伴疼痛	下列中—项明显: 靠近静脉注射部位微痛或静脉注射部位轻微发红
2	穿刺部位疼痛伴有发红和/或水肿	下列中的两项明显: 静脉注射部位疼痛 红斑 肿胀
3	穿刺部位疼痛伴有发红 条索状物形成 可触摸到条索状的静脉	所有下列症状均是明显的: 沿着套管路径发生疼痛 硬化

续表

等级	临床标准	
	静脉炎量表	视觉化的静脉炎等级量表
4	穿刺部位疼痛伴有发红疼痛 条索状物形成 可触摸到条索状的静脉，长度 >1in（2.54cm） 脓液流出	所有下列症状均是明显且广泛： 沿着套管路径发生疼痛 硬化 红斑 可触摸到条索状的静脉
5	—	所有下列症状均是明显且广泛： 沿着套管路径发生疼痛 硬化 红斑 可触摸到条索状的静脉 皮温升高

二、血管导管相关性感染

血管导管相关性感染（vessel catheter associated infection，VCAI）：指留置血管导管期间及拔除血管内导管 48h 后发生的原发性且与其他部位感染无关的感染。

1. 血管导管相关性感染的分类

（1）局部穿刺部位感染：指穿刺部位 2cm 内的红肿、硬结或触痛，或渗出物培养出微生物，可伴有其他感染征象和症状，伴或不伴有血行感染。

（2）隧道或囊袋感染：指导管出口部位沿隧道红肿、疼痛或 >2cm 的硬结，囊袋内有感染性积液、皮肤表面组织触痛、红斑或硬结，自发破裂或表面皮肤坏死，伴或不伴有血行感染。

（3）血流感染：除红、肿、热、痛、渗出等局部表现外还会出现发热（>38℃）、寒战或低血压等全身感染表现。血流感染实验室微生物学检查结果：外周静脉血培养细菌或真菌阳性，或者从导管尖端和外周血培养出相同种类、相同药敏试验结果的致病菌。

2. 血管导管相关性感染的感染方式

（1）皮肤定植：大多数的感染来源于导管置入部位周围的皮肤。皮肤表面的细菌在导管穿刺过程或穿刺后，通过皮下至导管皮内段至导管尖端形成细菌定植，随后引起局部或全身感染。

（2）血液播散：微生物从其他感染者通过血液播散到导管，在导管上黏附定植,引起感染。

（3）直接污染:微生物污染导管接头和导管内腔,导致管腔内细菌繁殖,引起感染。或者因为输注液污染,如污染的血液制品（库存血）、完全胃肠外营养（total parenteral nutrition,TPN）、泵注液或肝素冲洗液等。

3. 血管导管相关性感染的影响因素

（1）患者因素

1）年龄:年轻患者的感染发生率较高。

2）免疫力:免疫力低下者,如慢性病患者、骨髓移植患者、免疫缺陷尤其是中性粒细胞减少患者、长期营养不良者、使用 TPN 者、儿科或高龄患者、烧伤患者等,更容易发生血管导管相关性感染。

（2）导管因素

1）导管的留置时间:导管的留置时间越长,感染的发生率越高。

2）导管置入方法和部位:①对于非隧道式中心静脉导管,锁骨下静脉放置的导管感染风险低于其他部位。②对于外周静脉导管,下肢外周静脉导管感染风险比上肢高,手腕或上臂外周静脉导管感染风险比手部高。③成人避免经股静脉置入非隧道式中心静脉导管。

3）导管类型:导管材质会影响微生物的黏附功能,如革兰氏阳性菌如葡萄球菌对聚氯乙烯、聚乙烯或硅胶导管亲和力高。聚氨基甲酸乙酯导管表面光滑,短期（24~48h）使用不会引起炎症反应。

4）其他危险因素:导管管腔数量、敷料类型、皮肤定植菌、导管血栓形成、反复导管置入以及输注含脂类、血液或血液制品等,均会促进细菌和真菌生长,导致血流感染。

4. 血管导管相关性感染的预防

（1）置管前的预防措施

1）严格掌握置管指征,减少不必要的置管。

2）对患者置管部位和全身状况进行评估,选择最佳置管部位以及能够满足疾病治疗所需要的管腔最少、管径最小的导管。

3）置管时,严格采用最大化无菌屏障。

4）置管使用的医疗器械、器具和敷料严格无菌。

5）避免患有疖肿、湿疹等皮肤病或呼吸道疾病的医务人员执行置管操作。

6）有条件情况下尽可能采用超声引导穿刺技术进行置管。

（2）置管过程中的预防措施

1）严格执行无菌技术操作规程。

2）合理选择皮肤消毒剂,优先选择醋酸氯己定消毒皮肤,并彻底待干。

3）中心静脉导管置管后做好导管相关记录。

（3）置管后的预防措施

1）选择无菌透明、透气性好的敷料覆盖穿刺点，高热、出汗、穿刺点渗血渗液者可使用无菌纱布覆盖。

2）做好导管维护工作，定期更换穿刺点的敷料。

3）操作前后严格按照《医务人员手卫生规范》执行手卫生。

4）尽量减少三通等附加装置的使用；保持导管连接端口的清洁，每次连接及注射药物前，应选择合适的消毒剂消毒端口及周边，彻底待干使用；端口被污染时，应当立即更换。

5）做好带管患者的健康指导工作，强调保护导管和定期维护的重要性。

6）按照相关要求及时更换输液/输血装置，输液完毕后及时采用不含防腐剂的0.9%氯化钠注射液或肝素盐水进行常规冲封管，预防导管堵塞。

7）确保经导管输注的液体为无菌溶液。

8）护士每日评估导管留存的必要性，及时拔除患者体内的非必要导管。

9）若无感染征象时，不宜常规更换血管导管；不宜在血管导管局部使用抗菌软膏或乳剂。

10）当患者穿刺部位出现局部炎症或全身感染表现，怀疑发生血管导管相关性感染时，建议综合评估决定是否需要拔管。如怀疑发生导管相关血流感染，拔管时建议进行导管尖端培养、经导管取血培养及经对侧静脉穿刺取血培养。

11）长期置管患者多次发生导管相关血流感染时，可预防性使用抗菌药物溶液封管。

5. **血管导管相关性感染的处理**

（1）根据导管的类型、是否容易置入新的导管、患者身体状况等决定是否拔除导管，尽可能挽救导管，避免盲目拔除。

（2）不建议单凭体温升高，缺少血管导管相关性感染的确定证据而拔除正常使用的中心静脉通路。

（3）对已采取最大程度无菌操作仍反复发生血管导管相关性感染时，可考虑使用预防性抗生素溶液进行封管，但抗生素溶液的种类和使用量目前尚无明确结论。

（4）当患者发生皮下隧道或囊袋感染、严重脓毒症、化脓性血栓性静脉炎、心内膜炎、超过72h抗菌治疗后血流感染仍存在、怀疑感染微生物，或感染金黄色葡萄球菌、铜绿假单胞菌、真菌或分枝杆菌引起的血管导管相关性感染时，应拔除导管。

（5）不应使用导丝原位替换法更换疑似感染的非隧道式导管。

三、导管相关静脉血栓形成

导管相关静脉血栓形成(catheter related thrombosis,CRT)指置管后,由于穿刺、导管或者患者自身因素导致的导管所在的血管内壁以及导管外壁血凝块形成。

1. 导管相关静脉血栓形成的危险因素

（1）患者因素

1）患有导致高凝状态的慢性疾病,如癌症、糖尿病、先天性心脏病或终末期肾衰竭等。

2）具有深静脉血栓形成(deep venous thrombosis,DVT)史。

3）手术和外伤患者。

4）危重症患者。

5）凝血功能异常者。

6）怀孕或口服避孕药者。

7）低龄儿童或老年人。

（2）导管因素

1）导管的类型:与其他中心静脉导管相比,PICC 具有更高的 DVT 风险,因为其置入的静脉直径相对较小,且在上肢内活动性更大,导管摩擦血管内壁易引起血管内壁损伤。

2）置管部位:①与中上臂穿刺部位相比,PICC 的穿刺点位于肘窝时具有更高的 DVT 风险。②选择颈静脉穿刺置入 PICC 后,发生 DVT 的风险率更低。③癌症患者在锁骨下和颈内静脉长期留置中心静脉导管的血栓形成率没有差异。④对于短期使用,锁骨下部位 DVT 的发生率比股静脉部位低,但颈静脉和股静脉之间没有显著差异。

3）导管的直径:导管直径越粗,导管相关血栓形成的风险越高。在癌症患者中,5Fr 和 6Fr 的 PICC 比小直径的如 4Fr 的血栓发生率高。2016 版 INS 的《静脉治疗实践标准》中指出,PICC 穿刺前应使用超声波测量静脉直径,选择导管 - 静脉比例为 45% 或更低的导管。

4）导管的材质:研究表明聚氨酯和硅胶材料导管血栓发生率比聚氯乙烯、聚乙烯材料导管低,聚氯乙烯导管机械性损伤和感染率较硅胶类材料高。其原因是一方面因为材质引起的吸附作用,另一方面材质相对较硬的导管会加重对置管静脉的机械刺激。

（3）操作和治疗因素

1）置管过程:操作过程中若反复穿刺、送管会加重血管内膜损伤,增加血栓发生风险。

2）置管部位：不恰当地选择置管的血管，如乳腺癌根治术后的患者，应尽可能避开患侧肢体。

3）置管时机：在化疗前提前 2d 置管可能降低血栓性浅静脉炎发生的风险。

4）药物因素：①有些药物会导致血管内膜损伤，是血栓形成不可忽略的启动因素。②部分药物如化疗中的抗血管生成类制剂、促红细胞生成素等有促进血栓发生的风险。③当输注速度相对所在血管较快时，会产生压力阻碍原血管内正常血液回流，导致导管开口远端静脉血液淤滞，增加血栓发生风险。

5）导管尖端位置：①导管尖端越接近右心房，其所在血管血流量越大，从而快速稀释药物，降低药物对内膜的损伤；同时，也使经导管输入的药物液体量与原血流量比值更低，对局部血流动力学影响更小。②中心静脉导管尖端位于上腔静脉下三分之一或者上腔静脉与右心房交界处血栓风险更低；同等情况下，导管尖端位于锁骨下静脉比贵要静脉近心端血栓风险更低。

（4）其他因素：不规范的冲封管操作以及多次置管史均会增加血栓发生的风险。CRT 的危险因素见表 8-4。

表 8-4　导管相关静脉血栓形成的危险因素

装置因素	患者因素	治疗因素
多次尝试置管	恶性疾病： 转移性疾病 > 局部疾病	正在进行癌症相关治疗：胸部放疗、静脉注射化疗药、使用抗血管生成药和铂剂
导管位置（股静脉 > 颈内静脉 > 锁骨下静脉）	30d 内的创伤或手术	长期使用促红细胞生成素
导管 / 血管直径比例大	VTE 病史	静脉高营养治疗
PICC>CVC> 输液港	终末期肾病	手术
导管感染	重症患者	
导管尖端不在最佳位置	全身或导管相关性感染	
6Fr 三腔 >5Fr 双腔 >4Fr 单腔	老龄	
导管材质：聚乙烯 / 聚氯乙烯 > 聚氨酯 / 硅胶	30d 内制动	
既往置管史	遗传性易栓症	

注：VTE（venous thromboembolic disease），静脉血栓栓塞症。

2. 导管相关静脉血栓形成的临床表现

（1）DVT：置管侧肢体、颈部、肩部、胸部、颜面部有水肿症状或体征，超声检查提示 DVT，伴或不伴浅静脉、头臂静脉（无名静脉）以及上、下腔静脉血栓形成，伴或不伴受累部位疼痛、皮温升高、浅表静脉显露、颈部或肢体运动障碍、肢体红斑或麻木感等表现。

（2）血栓性浅静脉炎：沿置管的血管走行方向区域出现皮肤红肿疼痛，伴或不伴皮温升高，查体可触及条索状硬结和 / 或超声检查提示对应血管血栓形成。

（3）无症状血栓：单纯影像学检查发现血栓，但患者无任何症状及体征。

（4）血栓性导管失功：由于纤维蛋白鞘、导管内血栓形成或导管尖端血栓形成导致经导管输液不畅或完全堵塞。

3. 导管相关静脉血栓形成的预防

（1）加强评估：每日测量固定位置的上臂围来评估 PICC 是否发生导管相关性血栓，一般 >3cm 应高度怀疑发生深静脉血栓。当怀疑发生深静脉血栓时，推荐使用非侵入性的彩色多普勒超声对其进行诊断；其可提示 CRT 的位置和范围，并可根据回声强弱判断血栓新鲜程度，为后续治疗提供依据。

（2）合理选择导管类型：①根据拟置管血管条件选择合适的导管，建议导管外径与置管静脉内径比值≤0.45。②满足治疗需求前提下，应选择外径最小、管腔数量最少、创伤最小的输液装置。

（3）提高一次性置管成功率：推荐在置管环节使用超声引导，除了避免反复穿刺提高成功率外，还可对血管管径进行评估。

（4）确保导管尖端位置的正确率：①中心静脉导管的尖端应位于上腔静脉下 1/3 或右心房与上腔静脉交界区。②尖端异位的导管应调整至该位置方可继续使用。③理论上，同等条件下中等长度导管尖端位于血管腔及血流量更大的位置时血栓发生风险更低。

（5）使用物理方法预防血栓：①鼓励患者行置管侧肢体早期运动、适当的肢体锻炼和足量饮水。②各国际指南均不推荐以单纯预防 CRT 为目的预防性使用抗凝药物或溶栓药物。

4. 导管相关静脉血栓形成的处理

（1）发生 CRT 后，现有指南均不推荐常规拔除导管，可根据患者治疗需要，在抗凝治疗下继续使用该导管。

（2）当患者治疗结束、导管功能丧失、导管位置异常、合并导管相关性感染、合并抗凝禁忌证或在规范抗凝治疗下症状仍持续进展时才确定为拔管指征。

（3）发生导管相关性血栓并决定拔管时，建议接受一段时间抗凝治疗待血栓稳定再给予拔管,避免拔管引起血栓脱落。

(4)抗凝药物的选择:目前临床上常用的是低分子肝素或直接口服抗凝药物,多个指南均建议在保管期间一直使用抗凝治疗,直至拔除导管后3个月。低血小板患者应密切随访,根据血小板水平调整抗凝药物剂量和使用时间,当血小板计数 $<25 \times 10^9/L$ 时为绝对抗凝禁忌。

(5)CRT引起的症状处理:①疼痛者可采取抬高患肢、热敷或冰敷,口服或外用非甾体抗炎药以缓解疼痛,外涂多磺酸黏多糖乳膏可缓解静脉炎引起的疼痛等。②肢体发生肿胀时可抬高患肢,使用静脉血管活性药物如地奥司明、七叶皂苷钠等缓解肿胀症状。非急性期可使用物理治疗,如加压弹力袖套和间歇气压治疗等。

四、导管堵塞

1. **定义** 导管堵塞是指管腔内或远端尖端处部分或完全堵塞,部分(不完全)堵塞定义为能够冲洗液体却不能抽血,完全堵塞定义为完全无法冲洗或抽血。

2. **导管堵塞的原因**

(1)机械性原因:导管移位引起弯曲反折、夹闭综合征及过滤器或无针输液接头堵塞。

(2)药物性原因:输注不相容的溶液或冲管不当,导致药物沉淀、结晶或脂质在导管内或远端尖端处沉积。

(3)血栓性原因

1)纤维蛋白鞘:纤维蛋白黏附于导管尖端和管周,形成鞘状物包裹导管,延伸至整个导管长度,鞘状物在导管前端形成单向阀,这是导管血栓性堵塞最常见的原因之一,也是部分堵塞最常见的原因。

2)导管腔内血栓:不恰当的封管技术使血液回流至管腔,形成血凝块堵塞导管。

3)静脉内血栓。

3. **导管堵塞的预防**

(1)使用正确的冲管和封管程序,根据无针接头的类型按照正确顺序进行导管夹闭和分离注射器。

(2)输注两种以上药物时,检查药物的相容性,易发生沉淀的高风险药物在每次输液前用不含防腐剂的0.9%氯化钠溶液充分冲洗,或使用单独的导管腔以降低堵管风险。

(3)当导管出现无法抽回血或血液回流缓慢、冲管阻力增大、电子输液器频繁堵管报警、输液部位发生渗漏肿胀时,应高度怀疑导管发生堵塞。

4. 导管堵塞的处理（图 8-1）

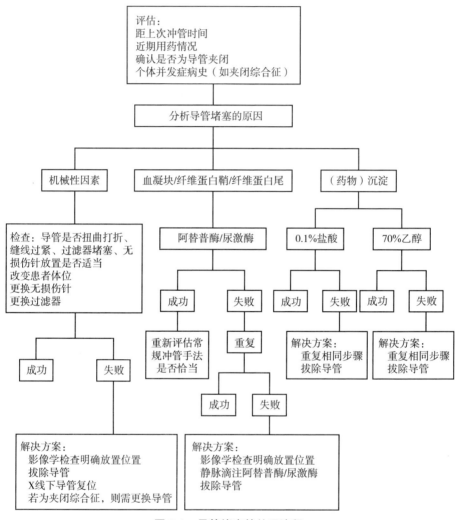

图 8-1　导管堵塞的处理流程

（1）机械性原因的处理:检查输液系统是否因为外部机械性原因引起堵塞,如导管夹闭或扭结等。

（2）药物性原因的处理:查看患者的用药情况,怀疑药物沉淀引起堵塞时,根据沉淀物的性质选择合适的灌注液进行导管腔内灌注,保留时间 20~60min。

（3）血栓性原因的处理:当怀疑堵塞原因为血栓性堵塞时,可使用组织纤溶酶原激活酶如阿替普酶或尿激酶。

五、导管异位

1. 导管异位的分类

（1）原发性导管异位

1）异位部位：多异位至主动脉、对侧无名静脉和锁骨下静脉、同侧或对侧的颈内静脉、奇静脉、同侧或对侧的胸廓内静脉、右心房或右心室、纵隔、胸膜内、心包膜内、腹膜内等。

2）原发性导管异位的原因：血管狭窄、血栓形成和病变压迫血管、先天性永存左上腔静脉等。

3）原发性导管异位的危险因素：危重患者导管异位发生率高于其他患者，因危重患者难以配合摆放体位，机械通气也会造成胸腔内静脉回流压力改变。PICC 的导管异位发生率比其他中心静脉导管高 3 倍。

4）原发性导管异位的预防：置管过程中采用血管可视化技术，减少误入动脉的风险。置管后使用尖端定位技术识别导管尖端位置，减少发生异位的概率。

（2）继发性导管异位

1）异位部位：常见的位置改变包括颈内静脉、头臂静脉、锁骨下静脉、腋窝、奇静脉等。婴幼儿或儿童的生长也会造成导管尖端位置在体内发生改变。

2）继发性导管异位的原因：可发生在导管留置的任何时间，当胸腔压力突然变化如呕吐或咳嗽、充血性心力衰竭、颈部或手部剧烈运动、正压通气或原导管尖端位置过高时，均可能发生导管尖端位置改变。

3）继发性导管异位的预防：①每次使用中心静脉导管时评估导管的情况。②当导管使用异常如无回血抽出、冲管困难、肩背区疼痛、冲管时听到汩汩声或血流声怀疑导管继发性异位时，可进行检查（包括含或不含造影剂注射的胸片、超声心动图、CT 扫描和 / 或磁共振等）辅助判断。

2. 导管异位的预防与处理

（1）导管异位的预防

1）合理评估患者血管情况，选择合适的置管静脉，采用规范的置管技术。

2）置管过程中，协助患者取合适体位。

3）采用腔内心电图、超声、X 线等技术确认导管尖端位置。

4）导管留置期间，妥善固定。

（2）导管异位的处理：当发生导管异位时，根据导管异位的情况进行相应的处理，必要时拔管。若导管位置过深，可根据胸片结果抽出部分导管。异位至颈部静脉的 PICC，可采取抬高患肢头部、冲洗导管、患肢走动等非侵入性方法使导管复位。

▶ 第四节　造血干细胞移植患者静脉血管通路的管理

HSCT 患者因输液量大、输注时间长、输注药物种类多、输注药物性质特殊（大剂量化疗药物、血液制品、免疫抑制剂以及肠外营养剂等）以及特殊药物对输注速度有严格要求等因素，对静脉血管通路有着较高的要求。中心静脉血管通路既能满足其治疗需求，也不会对造血干细胞（HSC）造成破坏，是移植顺利进行的重要保障。但是，移植期间患者由于中性粒细胞缺乏和免疫力低下，极易发生各类导管相关并发症。中心静脉导管的长期留置，破坏了皮肤的正常防御屏障，日常的医疗操作应尽可能降低病原微生物的负荷量。与普通病房相比，保护性隔离技术需要应用在 HSCT 患者日常治疗的每一项操作中。

一、移植前静脉血管通路装置的选择

HSCT 患者至少需要 2 条静脉通路，尤其是异基因 HSCT 患者，用于输注血液制品和其他支持性治疗药品。常用的中心静脉导管类型主要包括 CVC、PICC 和 PORT。行中心静脉置管后，常规情况下无须建立外周静脉血管通路，仅当需要同时输注多种药物、中心静脉导管数量无法满足需求，以及中心静脉导管异常如感染、持续渗血渗液等需要拔除导管时，可以选择 PIVC。

1. **中心静脉导管**

（1）置管时机：患者行药浴入空气层流无菌病房以后。

（2）置管部位：颈内静脉和锁骨下静脉，多选用颈内静脉置管。

（3）维护及注意事项

1）满足治疗条件的前提下，应尽可能选择管腔最少、型号最小的导管。

2）导管的使用和维护按照相关要求进行，严格遵循无菌操作原则。

2. **经外周静脉置入中心静脉导管**

（1）置管时机：一般为预处理前 1~2d。

（2）特殊情况下的置管时机：①经锁骨下静脉穿刺失败者；②拔出 CVC 导管后需要再次置管者；③血小板计数 $<20 \times 10^9/L$ 者；④放疗后反应强烈者，使用 PICC 管路的安全性更高；⑤经医生评估，血管条件差，不宜进行 CVC 穿刺者。

（3）置管部位：选择尺寸足以支持 PICC 置管的正中静脉、头静脉、贵要静脉和肱静脉。

（4）维护及注意事项

1）患者进入空气层流无菌病房行药浴时，用保鲜膜和毛巾包裹穿刺部位手臂，防止潮湿和穿刺点污染。

2）药浴完毕后,立即更换导管敷料,注意观察穿刺部位渗血渗液情况。

3）避免将置入时间较长的 PICC 带入空气层流无菌病房使用。

4）导管的使用和维护按照相关要求进行,严格遵循无菌操作原则。

3. 完全植入式静脉输液港

（1）置管时机:一般为预处理前 1~2d。

（2）置管部位:首选颈内静脉置管。

（3）维护及注意事项

1）患者行药浴前,拔除蝶翼针。

2）无损伤针的穿刺、导管的使用和维护按照相关要求进行,严格遵循无菌操作原则。

3）注意观察输液港无损伤针穿刺点及港座周围皮肤和伤口愈合情况,注意预防伤口感染。

4）无损伤针每 7d 更换一次,血小板低下者注意延长穿刺处皮肤的按压时间,防止出血。

4. 外周静脉短导管

（1）置管时机

1）双腔中心静脉血管通路不能满足患者治疗需求时,建立的第三条血管通路。

2）因各种原因暂时无法使用中心静脉导管,采用 PIVC 作为补救性血管通路。

（2）置管部位:上肢的背侧和内侧面,包括掌背静脉、头静脉、贵要静脉和正中静脉。

二、静脉血管通路装置的使用和维护

1. 皮肤消毒

（1）消毒剂的选择:采用 0.5% 葡萄糖酸氯己定乙醇溶液或有效碘浓度不低于 0.5% 的碘伏、2% 碘酊联合 75% 乙醇溶液等消毒剂消毒。不同皮肤消毒剂对 HSCT 患者中心静脉导管消毒效果比较结果显示,2% 葡萄糖酸氯己定乙醇溶液与 0.5% 碘伏消毒液均具有良好的皮肤消毒效果,使用前者皮肤待干时间更短,有利于提高护士工作效率。

（2）消毒面积:大于敷料面积。

（3）合并有皮肤破损或中重度皮肤 GVHD 者,可先用无菌生理盐水清洗,再用 0.5% 碘伏消毒,自然待干。

2. **导管固定**　HSCT 患者在移植期间,因大剂量化疗、感染等因素,造成患者身体虚弱、多汗等,以及移植后的并发症如皮肤 GVHD 等,为导管的固定带来挑战。

（1）敷料的选择

1）应使用无菌纱布或无菌透明敷料覆盖穿刺点。

2）若穿刺点有出血或渗液，可选用纱布覆盖，待出血和渗液等问题解决后再使用其他类型敷料。

3）对黏胶过敏、皮肤病变及皮肤完整性受损的患者，可选用纱布敷料，必要时可选择水胶体等治疗性敷料。

（2）导管固定装置的使用

1）临床工作中，应避免使用胶布和缝合线，因为有菌胶布可引起致病菌感染，缝合线可形成生物膜增加发生 VCAI 的风险。

2）避免使用有弹性或非弹性绷带固定任何类型的导管，因其不能有效固定导管，还可能影响血液循环或液体输注，掩盖并发症发生的症状和体征。

3）护理人员日常维护导管时，动作应轻柔，使用黏胶固定装置的皮肤处应使用皮肤保护剂，避免引起医用黏胶相关性皮肤损伤（medical adhesive-related skin injury，MARSI）。

4）当患者发生皮肤 GVHD 时，不宜使用黏胶固定装置，可使用管状纱布网格。

5）有条件者，可使用皮下导管固定器，大多用于成人患者的 PICC 和经颈内静脉置入的中心静脉导管，因为两者置管部位皮肤松弛，其固定效果值得肯定。

3. 冲管和封管　HSCT 患者移植期间输注药物种类繁多，不同 pH、不同性质的化疗药物、脂肪乳、血液制品等，均易造成导管腔内残留。护理人员应正确掌握冲管和封管技术，减少管腔内闭塞和导管相关性感染的风险。

（1）护理评估

1）身体状况：不同移植阶段，患者身体情况差异性较大，尤其是预处理完成后，免疫和造血功能低下，需要密切关注机体状况。

2）导管情况：评估患者携带导管数量、各导管的置入时间、导管管腔的数量、新置入导管局部情况等。

3）治疗方案：HSCT 患者需要输注大剂量化疗药、血液制品、免疫抑制剂以及肠外营养液等特殊药品，护士需要关注药品的种类、性质、用药频率、输注方式等，掌握不同药物之间的配伍禁忌，保障患者多通路输液的安全。

4）导管功能状况：评估导管内有无血液残留，尤其是经导管采血和输血前后，定期评估导管是否处于功能状况。

（2）溶液的选择

1）应使用不含防腐剂的一次性单剂量 0.9% 氯化钠注射液为 HSCT 患者

进行冲封管。

2）输注两性霉素 B 等与 0.9% 氯化钠注射液不相容的药物时,应先使用 5% 葡萄糖注射液冲洗,再使用 0.9% 氯化钠注射液冲封管。

（3）冲封管操作

1）按照相关标准正确选择冲封管装置,使用正确的冲封管手法。

2）冲管液量为导管及附加装置内腔容积总和的 2 倍以上,封管液量为导管及附加装置内腔容积总和的 1.2 倍。

3）携带双腔及多腔导管者宜采用单手同时冲封管技术。

4. 敷料的选择和更换

（1）敷料的选择:选择无菌透明、透气性好的敷料覆盖穿刺点。

（2）敷料的更换

1）患者在药浴、沐浴和擦身时注意保护导管,避免导管淋湿或浸入水中,药浴完进入空气层流无菌病房后及时更换敷料,观察穿刺点情况。

2）定期为患者更换敷料:无菌纱布至少每 2d 更换 1 次,无菌透明敷料至少每周更换 1 次,敷料出现潮湿、松动、可见污染时应当及时更换。

（3）辅助外固定装置:应一人一用一更换。

5. 静脉血管通路装置的拔除

（1）拔除时机

1）中心静脉导管出现不能解决的并发症时:患者进入空气层流无菌病房后,护士应每天观察导管穿刺点及全身有无感染征象,怀疑发生血管导管相关性感染时,综合评估决定是否需要拔管。

2）临床治疗不需要使用静脉导管时:完成移植和各种支持性治疗的患者,转出空气层流无菌病房或出院时,需要对保留导管的必要性进行评估,尤其是携带多根导管的患者,应尽早拔除不需要的导管。

3）外周静脉导管出现并发症时应拔除。

（2）拔除人员的资质

1）外周静脉导管应由具有执业资质的医护人员拔除。

2）中心静脉导管应由接受专业培训的医护人员拔除。

（3）拔管后处置

1）若患者在空气层流无菌病房内拔管,应用无菌敷料密闭穿刺点,时间 >24h,并于 24h 后评估穿刺点愈合情况。

2）若患者带管出空气层流无菌病房,移植护士要与普通病房做好导管的交接工作,保证导管护理的连续性。

3）带管出院的患者,需要做好导管相关健康宣教,强调定期维护的重要性。

三、静脉血管通路装置并发症的管理

虽然中心静脉导管在 HSCT 患者中应用的有效性和安全性已被证实,但由于原发疾病、治疗手段的特殊性以及移植相关并发症等因素,HSCT 患者的免疫防线会进一步丧失,其中心静脉导管相关并发症问题相比其他疾病患者更为突出。HSCT 患者中心静脉导管常见并发症为静脉炎、VCAI、CRT 以及各种机械性并发症如导管异位、导管滑脱和导管堵塞等,以 VCAI、CRT 最为常见,危险程度较高,需要引起医务人员的高度重视。

1. **血管导管相关性感染** 是 HSCT 中心静脉导管常见的并发症之一,以革兰氏阳性球菌(凝固酶阴性葡萄球菌、金黄色葡萄球菌等)为最主要的病原体。

(1)HSCT 患者发生 VCAI 的影响因素

1)患者因素:年龄、患者移植阶段、移植前后合并营养不良者。

2)导管因素:导管的留置时间、导管管腔数量、导管置入部位和导管类型。

3)疾病和治疗因素:原发疾病、预处理方案、肠道 GVHD 的发生,输注含脂类、血液或血液制品等。

4)其他危险因素:皮肤定植菌和导管血栓形成等。

(2)VCAI 预防

1)移植前,做好患者置管部位和个体情况的评估,根据患者移植类型,如自体 HSCT 或异基因 HSCT 选择合适的管路类型,减少不必要的置管。

2)严格执行 VCAI 的集束化管理措施:手卫生、穿刺导管时提供最大无菌屏障,选择醋酸氯己定消毒皮肤,选择最佳置管部位以及尽早移除不必要的导管。

3)移植过程中,定期做好导管的评估和维护工作,定期更换穿刺点的敷料,尽量减少三通等附加装置的使用,导管的各项操作严格按照相关标准进行。

4)移植后,转出空气层流无菌病房的患者做好导管相关健康教育和指导。

(3)VCAI 的处理

1)谨慎评估后再决定是否拔除导管,尽可能挽救导管,避免盲目拔除。

2)导管暂停使用期间可使用 PIVC 作为临时血管通路。

3)符合临床拔管指征者,应尽快拔除导管。

2. **导管相关静脉血栓形成**

(1)HSCT 患者发生 CRT 的影响因素

1)患者因素:患者年龄、机体功能状况、血栓史等。

2)导管因素:导管置入和维护操作方法、置入部位、置管时机、导管的类型、置管部位、导管的直径、导管的材质、导管尖端位置等。

3）疾病和治疗因素：接受异基因 HSCT 患者的止血和血栓形成机制会发生改变，患者原发疾病、预处理方案、移植、移植相关并发症以及免疫抑制剂等特殊药物的使用，均会对促进魏克氏三特征（Virchow's triad）的发生，即血流动力学改变、血管内皮损伤以及血液高凝状态。

4）其他因素：移植期间，患者中性粒细胞减少、细菌感染高风险以及导管相关定植菌等因素均在一定程度上增加了 HSCT 患者发生 CRT 的风险。

（2）CRT 的预防

1）移植前，置管人员应尽可能选择合适的导管类型、理想的置入部位、借助影像学技术提高一次性置管成功率以及保障导管尖端位置的准确性等。

2）加强移植相关护理人员静脉治疗知识和技术的培训，强调规范使用和维护导管的重要性，使用正确的手法冲封管。

3）移植过程中，定期进行导管相关风险因素的评估，尤其是有静脉血栓史、多次行中心静脉置管的患者。

4）HSCT 患者在预处理和移植期间，身体虚弱，卧床时间较长，需要加强物理方面的预防，如床上行导管侧肢体功能锻炼、积极补充水分等。

5）移植后，患者机体功能恢复，疾病允许情况下应早期下床活动。

6）不建议在 HSCT 患者中预防性使用维生素 K 拮抗剂、低剂量阿司匹林、低分子量肝素等抗凝药进行全身抗凝治疗。

（3）CRT 的处理：中心静脉血管通路对保障 HSCT 患者治疗的连续性、安全性尤为重要。发生 CRT 时，根据 HSCT 患者的治疗进展决定是否拔除导管。

1）若患者治疗周期较长，即使拔除导管，重新置入导管再次发生 CRT 的风险仍较高，因此，发生 CRT 后需要谨慎评估后再决定处理方案。

2）若为不必要或导管失功，则可在抗凝治疗后 3~5d 拔除。

3）若存在严重并发症及抗凝禁忌证情况，尽早拔除导管。

3. 机械性并发症　如导管异位、破损、堵塞、滑脱等，可发生于携带导管的任何阶段，也是造成患者非计划性拔管的重要因素之一。

（金爱云　张伟伟）

第九章

造血干细胞移植患者饮食与营养护理

造血干细胞移植（HSCT）预处理时大剂量放化疗所致的不良反应，如味觉改变、食欲减退、恶心呕吐及腹泻等；移植后并发症，如感染、口腔黏膜炎及肠道移植物抗宿主病（GVHD）等均会导致患者营养摄入不足和机体过度消耗，进而发展为营养不良。营养不良（malnutrition）是指营养物质摄入不足、过量或比例异常，与机体的营养需求不协调，从而对机体细胞、组织、形态、组成与功能造成不良影响的一种综合征。营养不良包括营养不足和营养过度两种类型，涉及摄入失衡、利用障碍、消耗增加三个环节，HSCT 患者营养不良的类型主要为营养不足。研究报道，移植前，10%~15% 的患者存在营养不良；移植后4~6 周，几乎所有患者均会发生不同程度的体重丢失，平均丢失量为正常体重的 4%~7%。营养不良可出现在移植的各个时期，长期营养不良状态会影响患者的免疫重建以及机体对病原微生物的抵抗能力，导致患者并发症发生率增加，住院周期延长，生活质量下降，最终影响患者结局。因此，加强移植患者的饮食与营养护理，避免营养不良对患者治疗及康复的影响十分重要。

▶ 第一节　营养标准化照护流程

2003 年，美国饮食与营养协会（Academy of Nutrition and Dietetics，AND）建立了营养标准化照护流程模型（nutrition care process and model，NCPM），提出了营养管理的 4 个步骤：营养评估（assessment）、营养诊断（diagnosis）、营养干预（intervention）和营养监测与评价（monitoring and evaluation）。这是国外营养管理的经典模型，也符合我国临床护理程序的基本流程。

一、营养评估

1. **营养评估的定义**　营养评估包括三个方面：营养筛查、营养评估和营养综合评定。

（1）营养筛查：是从全部患者中,快速识别需要营养支持的患者的过程,包括营养风险筛查、营养不良风险筛查及营养不良筛查。

（2）营养评估：定义尚未统一,其目的是通过评估发现患者有无营养不良,并判断营养不良的严重程度。

（3）营养综合评定：指为了进一步了解营养不良的类型及原因,需要对患者实施进一步的调查,从应激程度、能耗水平、炎症反应、代谢状况等进行多维度分析,这些措施统称为综合评定。

2. 营养筛查与评估指标

（1）病史和营养史：了解病史和营养史有助于明确患者发生营养不良的原因,判断患者对营养支持的接受程度和干预效果。

1）病史：原发病、既往史、合并症、治疗方案、移植类型、移植时间、并发症、口腔/胃肠道症状和用药情况等。

2）营养史：饮食习惯、特殊饮食、食物过敏情况以及既往营养支持情况等。

（2）生化指标：包括血浆白蛋白（albumin,ALB）、前白蛋白（prealbumin,PA）、总铁结合力、血浆转铁蛋白、总淋巴细胞数量、24h 尿素氮、24h 尿肌酐、肌酐身高指数等。

1）血浆白蛋白（ALB）：ALB 的半衰期为 2~3 周,在静止评价或以月、周为单位来观察其变化时,使用 ALB 代表内脏的蛋白质储存。它是反映患者营养状况的有用指标。ALB<35g/L,诊断为蛋白质-能量营养不良（protein-energy malnutrition,PEM）;ALB<30g/L 的低蛋白血症,是死亡的唯一指标。但是,ALB 评定营养状况敏感性较差,容易受诸多因素如血液制品的使用、GVHD 以及败血症等的影响。

2）前白蛋白（PA）：PA 的半衰期为 2d,在任何急需合成蛋白质的情况下,PA 都迅速下降,故在判断蛋白质急性改变方面较 ALB 更为敏感。PA 正常值为 3g/L（30mg/dL）以上,是目前国际上评价营养状况的重要实验室检查指标之一。研究显示,HSCT 期间,患者 PA 水平呈先升高后下降的趋势。

（3）人体体格测量（anthropometry）：包括体重、体重指数（body mass index,BMI）、皮褶厚度、上臂围、腰围、臀围、腰臀比以及若干体成分指标等,因其操作简便易行,被临床广泛应用。研究表明,若患者液体摄入与排出量平衡,采用人体体格测量指标对其进行营养状况的短期检测较生化指标更为灵敏。

1）体重：是营养评估中最简单、直接的指标,不仅可以反映人体骨骼、肌肉、脂肪及脏器的发育情况,而且可以反映机体蛋白质-能量营养不良以及肥胖情况。

2）BMI：是目前公认的反映患者肥胖程度和蛋白质-能量营养不良的可靠指标,计算公式：BMI= 体重（kg）/[身高（m）]^2,其分类标准见表 9-1。但

BMI 容易受性别、年龄和疾病等诸多因素影响，与人体组成、机体功能之间的关系难以确定，因此单纯使用 BMI 评价患者的营养状况会存在一定局限性。

表 9-1　我国成人体重分类

BMI/(kg·m^{-2})	分类
BMI<18.5	体重过低
18.5≤BMI<24.0	体重正常
24.0≤BMI<28.0	超重
BMI≥28.0	肥胖

3）皮褶厚度：通过测量皮下脂肪的厚度来推算体脂储备和消耗，间接反映能量变化，评价能量摄入是否合适的指标，三头肌皮褶厚度（triceps skinfold thickness，TSF）最为常用。我国 TSF 的参考范围：成年男性 8.3mm，成年女性 15.3mm。计算实测值占正常值的百分比，正常者测量值为正常值的 90% 以上，体脂轻度减少时测量值为正常值的 80%~90%，体脂中度减少时测量值为正常值的 60%~80%，体脂重度减少时测量值为正常值的 60% 以下，若 <5mm 表示体脂肪消耗殆尽，测量值为正常值的 120% 以上为体脂过多。若患者体液和电解质不平衡，则测量皮褶厚度较为困难，准确性也较差。

4）上臂围和上臂肌围：上臂围（mid-arm circumference，MAC）和上臂肌围（arm muscle circumference，AMC）是反映肌蛋白储存和消耗的营养评价指标，我国 MAC 的参考范围：成年男性为 27.5cm，女性 25.8cm，测量值大于标准值 90% 为营养正常，80%~90% 为轻度营养不良，60%~80% 为中度营养不良，60% 以下为严重营养不良。AMC 可通过测量 MAC 和 TSF 后计算得出，用来测量身体总的肌肉组织。

AMC 的计算公式：AMC（mm）=MAC（mm）−3.14×TSF（mm）

5）腰臀比：是腰围和臀围的比值，是评定中心性肥胖的重要指标，男性 >0.9，女性 >0.8，则可诊断为中心性肥胖。

（4）人体成分分析（body composition analysis，BCA）：是采用各种不同的方法，如 X 线吸收法、生物电阻抗法等对人体组成成分进行分析，从而了解人体组成成分的变化。广义的 BCA 方法包括病史、体格检查、人体学测量、实验室检查及器械检查。狭义的 BCA 则是指单纯通过器械对人体成分进行测定。BCA 常用的参数包括体脂肪量、肌肉量、蛋白质量、水分量、基础代谢率等。

3. 营养筛查与评估工具

（1）营养风险筛查 2002（nutritional risk screening 2002，NRS 2002）：是

2002 年由丹麦学者 Kondrup、瑞士学者 Stanga 等和欧洲肠内肠外营养学会（European Society for Parenteral and Enteral Nutrition,ESPEN）所提出的营养筛查方法。NRS 2002 适用对象：年龄为 18~90 岁的住院患者；入院次日 8 时前未进行急诊手术、神志清楚、配合筛查者。NRS 2002 的使用包括初步筛查和最终筛查。初步筛查主要回答 4 个问题,涉及 BMI、体重、摄食情况以及疾病严重程度。最终筛查内容包括 3 个部分：营养状况受损评分（0~3 分）、疾病严重程度评分（0~3 分）和年龄（0~1 分）。NRS 2002 的总分为 3 个部分的得分相加,总分值＜3 分表明患者暂时不存在营养风险,需每周复评；总分值≥3 分表明患者存在营养不良的风险,需要制订营养支持计划。NRS 2002 为便利型营养筛查工具,可以快速评定患者的营养状态,但作为筛查工具,NRS 2002 无法判断患者是否发生营养不良及营养不良的严重程度,也无法对导致患者发生营养不良的原因进行综合分析。并且,若患者长期卧床,无法测量体重,或因水肿、腹水等原因影响体重测量,或患者意识不清,则难以使用 NRS 2002 对其进行营养筛查。

（2）营养不良通用筛查工具（malnutrition universal screening tool,MUST）：是 2004 年由英国肠外肠内营养协会（British Association for Parenteral and Enteral Nutrition,BAPEN）多学科营养不良咨询小组发表,主要用于成人蛋白质 - 能量营养不良及其发生风险的筛查。MUST 主要包括 3 个部分的内容：① BMI；②体重减轻；③疾病所致的进食量减少。通过 3 部分的评分相加得出总得分：0 分为低风险,需要定期复评；1 分为中等风险；2 分为高风险；>2 分则表明营养风险较高,需要专业营养医师制订营养治疗方案。MUST 在不同使用者间有很好的一致性信度（kappa 0.809~1.000）,与其他营养筛查工具有较好的一致性。研究也证实,MUST 是易于操作的快速营养风险筛查工具,3~5min 即可完成,适用于所有住院患者。

（3）营养风险指数（nutrition risk index,NRI）：早期使用的 NRI 是一个包括 16 个问题在内的调查问卷。目前常用的 NRI 是由美国宾夕法尼亚大学 Busby 提出、1991 年美国退伍军人协会肠外营养研究协作组（the Veterans Affair Total Parenteral Nutrition Cooperation Study Group）发展的计算公式：NRI=1.519 × ALB（g/L）+0.417 ×（目前体重 / 平常体重）× 100。同时,他们也提出了分级标准：NRI>97.5 为临界营养不良；NRI 83.5~97.5 为中度营养不良；NRI<83.5 为严重营养不良。NRI 具有良好的特异性和敏感度,用于临床腹部和胸部手术前患者全肠外营养（total parenteral nutrition,TPN）支持效果的评价。但是,若患者未评估日常体重或合并水肿,则难以使用该工具进行评估。法国营养学会推荐使用 NRI 对所有年龄的住院患者进行营养风险评估。

（4）患者主观营养评估法（patient-generated subjective global assessment,

PG-SGA):是美国营养师协会推荐的应用于肿瘤患者营养筛选的首选方法,是根据主观全面评定量表(subjective globe assessment,SGA)修改而成的一种粗筛量表。PG-SGA 包括体重、摄食情况、症状、身体和活动能力、疾病与营养需求、代谢、体格检查 7 个方面。定量评分为 7 个方面得分相加:0~1 分为无营养不良;2~3 分为可疑或轻度营养不良;4~8 分为中度营养不良;≥9 分为重度营养不良。定性评估将患者营养不良分为 A(营养良好)、B(可疑或中度营养不良)和 C(重度营养不良)三个等级。PG-SGA 为综合性营养测评工具,内容较为全面,需要专业人士对患者进行详细测评,耗时较长,预实验中量表的 Cronbach's α 系数为 0.75。

二、营养诊断

营养诊断是对已出现的营养问题和可能存在的营养风险状况的识别和标记的过程。营养诊断的依据来源于营养照护过程的第一步,即营养筛查与评估所获取的数据。诊断是基于个体客观数据做出的准确判断,要求表达简洁明了、有针对性,能够为临床多学科小组成员所理解,迅速制订出合理的营养照护计划和营养干预目标。

1. 营养标准化照护流程模型的营养诊断

(1)营养诊断的内容:包括摄入、临床及行为 - 环境三个部分。

1)摄入(intake):与正常摄入量相比,摄入过多或摄入过少。

2)临床(clinical):医疗和身体状况相关的营养问题。

3)行为 - 环境(behavioral-environmental):知识、态度、行为、物理环境、食物获取途径及食品安全。

(2)营养诊断的书写格式:采用 PES 格式对患者的营养诊断进行描述。

1)P(problem):已存在的营养问题,描述患者营养状况的改变。

2)E(etiology):病因,与营养问题相关的风险因素。

3)S(signs/symptoms):症状 / 体征,定义患者营养诊断的数据或指标,即"基于……所证实"。

4)PES 声明格式:与[病因]相关的[营养诊断术语 / 营养问题],基于[症状]所证实。

2. 营养不良的三级诊断 中国抗癌协会肿瘤营养与支持治疗专业委员会推荐患者的营养诊断分三级实施,即一级诊断、二级诊断和三级诊断,并根据营养评估和诊断结果确定下一步的营养干预计划。

(1)一级诊断:营养筛查,目的在于发现风险,结果表达为"有无营养风险"。

(2)二级诊断:营养评估,目的在于发现营养不良并判断其严重程度,结果表达为"有无营养不良风险"及"高、中、低营养不良风险"。

（3）三级诊断：综合评价，目的是了解营养不良的原因、类型及后果，结果表达为营养不良及其严重程度。

三、营养干预

营养干预是基于评估和诊断信息建立营养照护计划，并将计划付诸实践的过程，从而解决或改善现存或潜在的营养问题。营养干预方式的选择由营养诊断及其病因决定，为监测进展与衡量结果提供了基础。

（一）营养标准化照护流程模型的营养干预

NCPM 提出的营养干预包括计划和实施两个步骤。

1. 营养干预计划

（1）确定营养诊断的优先级顺序。

（2）获取营养相关证据。

（3）根据每一个营养诊断制订以患者为中心的预期结果。

（4）与患者 / 照护者沟通。

（5）确定干预的计划和策略。

（6）确定干预的时间和频率。

（7）确定需要的资源。

2. 营养干预实施

（1）沟通营养护理计划。

（2）实施营养护理计划。

（二）营养支持治疗的五阶梯原则

国内专家学者提出，营养支持治疗需要遵循五阶梯原则：首选营养教育与咨询，然后依次向上，晋级选择口服营养补充（oral nutritional supplements，ONS）、肠内营养（enteral nutrition，EN）、部分肠外营养（partial parenteral nutrition，PPN）及 TPN，这也是国内营养支持的经典模式。

1. 营养教育与咨询 营养教育与咨询是通过营养信息的交流，帮助个体和群体获得食物与营养知识，培养健康生活方式的活动和过程，是患者营养支持治疗的第一步，也是预防营养不良、改善其营养状况的基础。

（1）平衡膳食知识宣教

1）平衡膳食的定义：指按照不同的年龄、身体活动和能量的需要设计膳食模式，这个模式推荐的食物种类、数量和比例，能最大限度地满足不同年龄阶段、不同能力水平的健康人群的营养与健康需要。

2）平衡膳食的目标：①摄食者得到的热能和营养素均达到个体的生理需要量。②摄入的各营养素比例适当，能达到生理上的平衡。

3）食物种类的选择：①膳食的分类。谷薯类包括全谷物、薯类和杂豆类；

蔬菜水果类;动物性食物类包括畜、禽、鱼、蛋、奶等;大豆和坚果类;纯能量食物包括烹调油和调味品。②食物选择原则。食物多样,谷物为主。

4)食物主要营养素:人体所需营养素有40多种,如蛋白质、脂肪、碳水化合物、矿物质、膳食纤维和各种维生素等。

(2)技能和行为咨询

1)膳食摄入量的计算:食物的标准分量可以通过统一的"重量"来确定。2022版《中国居民膳食指南》中的"标准分量"则是根据食物的能量或蛋白质等量进行互换,再根据食物的类别和营养特点,规定不同类别的食物分量基准值。每类食物的标准分量见表9-2。

表 9-2　各类别常见食物的标准分量

食物类别		食物分量	能量	备注
谷类		50~60g/份	160~180kcal	面粉 50g=70~80g 馒头 大米 50g=100~120g 米饭
薯类		80~100g/份	80~90kcal	红薯 80g= 马铃薯 100g(能量相当于 0.5 份谷类)
蔬菜类		100g/份	15~35kcal	高淀粉类蔬菜,如甜菜、鲜豆类,应注意能量的不同,每份的用量应减少
水果类		100g/份	40~55kcal	100g 梨和苹果,能量相当于高糖水果,如枣 25g、柿子 65g
畜禽肉类	瘦肉(脂肪含量 <10%)	40~50g/份	40~55kcal	瘦肉的脂肪含量 <10%
	肥瘦肉(脂肪含量 11%~35%)	20~25g/份	65~80kcal	肥瘦肉的脂肪含量 10%~35% 肥肉、五花肉脂肪含量一般超过50%,应减少食用
水产品类	鱼类	40~50g/份	50~60kcal	鱼类蛋白质含量 15%~20%,脂肪 1%~8%
	虾贝类		35~50kcal	虾贝类蛋白质含量 5%~15%,脂肪 0.2%~2%
蛋类(含蛋白质 7g)		40~50g/份	65~80kcal	一般鸡蛋 50g/个,鹌鹑蛋 10g/个,鸭蛋 80g/个左右
大豆类(含蛋白质 7g)		20~25g/份	65~80kcal	黄豆 20g=北豆腐 60g=南豆腐 110g=内酯豆腐 120g=豆干 45g=豆浆 360~380mL

续表

食物类别		食物分量	能量	备注
坚果类(含脂肪 5g)		10g/份	40~55kcal	淀粉类坚果相对能量低,如葵花籽仁 10g= 板栗 25g= 莲子 20g(能量相当于 0.5 份油脂类)
乳制品	全脂(含蛋白质 2.5%~3%)	200~250mL	110kcal	200mL 液态奶 =20~25g 奶酪 =20~30g 奶粉
	脱脂(含蛋白质 2.5%~3%)	200~250mL	55kcal	全脂液态奶脂肪含量约 3% 脱脂液态奶脂肪含量 <0.5%
水		200~250mL	0kcal	

注:引自《中国居民膳食指南(2022)》。

2)食物配比:建议每天摄入的食物种类数量至少为 12 种,每周至少 25 种(烹调油和调味品不计算在内)。建议摄入的主要食品种类数见表 9-3,同类食物互换表见表 9-4。

表 9-3　建议摄入的主要食品种类数 *

食物类别	平均每天食用/种	每周至少食用/种
谷类、薯类、杂豆类	3	5
蔬菜、水果类	4	10
禽、畜、鱼、蛋类	3	5
奶、大豆、坚果类	2	5
合计	12	25

注:* 不包括油和调味品;此表引自《中国居民膳食指南(2022)(科普版)》。

表 9-4　同类食物互换表

食物类别	替换食物种类
谷类	稻米、小麦、小米、大麦、燕麦、荞麦、莜麦、玉米、高粱
杂豆	红豆、绿豆、花豆、芸豆、蚕豆、豌豆
薯类	马铃薯、红薯、芋头、山药
蔬菜	叶茎类:油菜、菠菜、芹菜、荠菜、白菜 茄果类:茄子、青椒、西红柿、黄瓜 根菜类:白萝卜、胡萝卜

续表

食物类别	替换食物种类
蔬菜	水生蔬菜:慈姑、菱角、藕、茭白 菌藻类:海带、蘑菇、木耳 鲜豆类:菜豆、豇豆、扁豆 葱蒜和其他类别:大蒜、洋葱、大葱、韭菜
水果	苹果、梨、桃子、西瓜、香蕉、菠萝、橙子、芦柑、橘子
畜禽肉	猪、牛、羊、鸡、鸭、鹅
水产品	鱼、虾、蟹、贝
奶制品	牛奶、羊奶及其制品,如奶粉、酸奶、奶酪、炼乳
蛋类	鸡蛋、鸭蛋、鹅蛋
豆制品	豆浆、豆腐、豆腐干
坚果类	花生、核桃、葵花籽、南瓜子、开心果、松子、扁桃仁、杏仁

注:引自《中国居民膳食指南(2022)(科普版)》。

3)平衡膳食食谱的制作步骤:①评估患者的一般情况,包括性别、年龄、疾病状况、进食状况和身体活动水平。②确定能量/蛋白质需要量。③根据能量/蛋白质需要量确定食物的种类和量。④根据能量/蛋白质需要量进行食物配比。⑤设计菜肴,选择合理的烹饪方式。

(3)食物感染的主要病原体:食物致病菌是可以引起食物中毒或以食品为传播媒介的致病性细菌。食物感染的主要致病菌见表9-5。

表9-5　食物感染的主要致病菌

病原体	主要来源	症状
空肠弯曲菌	受污染的水或食品、未经消毒的奶制品、生的或未煮熟的家禽以及饮用水	痉挛性腹痛、腹泻、血便或果酱样便,量多;头痛、不适、发热
隐孢子虫	受污染的水、食品或土壤	严重腹泻伴体重减轻和吸收不良
产气荚膜杆菌	生的或未煮熟的家禽、变质的食物	腹痛、腹胀、水样腹泻;无热、无恶心呕吐
李斯特菌	未经消毒的奶制品和各种即食食品,并可能在冷藏温度下滋生	肺炎、发热、咽喉炎、腹泻、全身疼痛、脑膜炎、败血病,严重时可导致孕妇流产或新生儿死亡

续表

病原体	主要来源	症状
大肠埃希菌	生的或未煮熟的家禽、受污染的食物、未经消毒的奶制品	腹部绞痛和腹泻、发热、呕吐、溶血性尿毒症
诺如病毒	受污染的水或食品	恶心、暴发性呕吐、腹泻和腹痛
沙门氏菌	蛋类、家禽和其他动物源产品	发热、头痛、恶心、呕吐、腹痛和腹泻
弓形虫	生的或未煮熟的家禽、接触猫粪便或接触被猫粪便污染的物体	淋巴结肿大和发热等类似感冒的症状
创伤弧菌	生的、未煮熟的或受污染的海鲜	发热、呕吐、腹泻和腹痛等肠胃炎症状

2. 口服营养补充（ONS）　若患者经过强化营养教育和咨询指导后，经口摄入量仍无法满足其正常需要量，则推荐使用 ONS。不同患者对 ONS 的需求和耐受度均有所差别，需制订个体化治疗方案以保证安全性和有效性。研究表明，护士主导的 ONS 能够降低移植期间患者体重下降的程度，改善及维持患者的营养状态。因此，护理人员需要掌握 ONS 的使用时机和操作方法，适时为患者提供相关的健康教育和指导工作。

（1）ONS 的定义：是以增加口服营养摄入为目的，将能够提供多种宏量营养素和微量营养素的营养液体、半固体或粉剂的制剂加入饮品和食物中经口使用的一种营养支持方法。

（2）ONS 的适应证和禁忌证

1）适应证：①存在营养不良或营养风险的住院患者；②能量和蛋白质摄入量较低的慢性疾病患者；③需要高能量饮食患者；④咀嚼和吞咽障碍患者；⑤虚弱或食欲减退的患者；⑥接受手术或放化疗的恶性肿瘤患者。

2）禁忌证：①胃张力下降；②急性胰腺炎等急腹症或腹膜炎；③胃肠道功能衰竭，严重消化不良或吸收不良；④肠梗阻；⑤消化道出血；⑥严重肝肾功能不全；⑦先天性营养物质代谢障碍；⑧顽固性呕吐和腹泻；⑨意识障碍。

（3）ONS 的类型：分为水剂和粉剂两种形式。

（4）ONS 的基础量：当膳食提供的能量、蛋白质等营养素为目标需求量的 50%~75% 时，则推荐经口补充肠内营养制剂或特殊医学用途配方食品，推荐剂量为除日常饮食外，至少每日达到 1 673.6~3 765.6kJ（400~900kcal）。

（5）ONS 的提供方式：包括三餐之间补充加餐、小口啜服（sip）或者对固体食物进食困难者提供全代餐。中国抗癌协会肿瘤营养与支持治疗专业委员会推荐 3+3 模式，即三餐食物 + 三顿 ONS。

（6）ONS 的操作要点和注意事项

1）使用 ONS 之前需要专业人员通过使用一些量表对患者的营养不良状况进行筛查和评估，以评估患者是否需要 ONS，并确定患者所需营养制剂的种类、用量及冲调方法。

2）护士在给患者行 ONS 宣教或操作时，需要将所需能量转化为实际营养粉或营养液所需要的具体用量，以便患者理解和执行，如每次多少克粉剂、冲配成多少毫升。

3）ONS 应遵循循序渐进的原则逐渐加量，可以餐间啜饮、分次口服，也可以加入日常饮食中。ONS 制剂的温度以 40℃左右为佳，浓度根据不同产品的性质而定，理论上由稀到浓，按照患者的肠道适应性逐渐递增到目标量。对适应性较差者，在 ONS 前可尝试应用米汤或面汤进行调适，以提高对 ONS 的耐受性。

4）使用 ONS 期间需要观察患者对 ONS 的依从性、接受度，患者临床及营养学指标的变化，以确定是否需要适时更换 ONS 的类型、调整供给方式等。

5）ONS 的营养治疗效果因人而异，一般推荐使用 ONS 的时间为至少 1 个月。

6）评估患者 ONS 补充的量充足与否可以通过患者进食情况、体重改变、体力状况、实验室检查指标进行判断。有证据表明，每天使用 ONS 可以提供额外的能量供应，当额外能量供应达到 400~600kcal 时，有助于机体营养状况的改善。

7）由于患者普遍对营养治疗的认识不足，相关专业人员需要及时对患者进行评估和教育，以提高患者 ONS 的依从性。

（7）ONS 使用过程中的不良反应

1）ONS 制剂的口味单一，患者无法耐受。

2）呕吐：由于疾病本身和药物治疗影响，导致消化系统代谢及味觉产生变化，对营养制剂不耐受。

3）腹痛、腹胀、腹泻：主要与合并消化道疾病致胃肠道黏膜损伤、个体对 ONS 的耐受性存在差异、服用 ONS 制剂的时间和方法以及冲配的温度等因素有关。

3. 肠内营养 现有研究和指南提出，若存在营养不良风险或已经发生营养不良，但其胃肠道功能正常，患者应优先选择肠内营养来满足其营养需求，同时根据患者临床基本情况和营养需求进行动态调整。

（1）肠内营养的定义：指经胃肠道提供代谢需要的营养物质及其他营养素的营养支持方式。

（2）肠内营养的适应证和禁忌证

1）适应证：患者经胃肠道摄入能提供超过50%的能量需求（>5d）时选用。

2）禁忌证：①患者胃肠道功能丧失；②合并严重的、顽固性呕吐；③合并严重的黏膜炎；④大量腹泻。

（3）肠内营养的输注途径和输注方式

1）肠内营养的输注途径：口服和经导管输入，其中经导管输入包括鼻胃管、鼻十二指肠管、鼻空肠管、经皮内镜胃造口（percutaneous endoscopic gastrostomy，PEG）和经内镜下置空肠营养管（percutaneous endoscopic jejunostomy，PEJ），肠内营养的支持途径见表9-6。肠内营养的选择：①若患者可经口进食且胃肠道功能正常，优先鼓励其经口摄食或使用 ONS；②若患者需要短期（<4周）肠内营养支持，可选用鼻胃管；③若患者存在胃潴留或胃蠕动功能较差，则推荐使用鼻肠管；④若患者需要长期（超过4~6周）的肠内营养支持，可选用 PEG 和 PEJ，两者功能相似，其选择主要取决于患者是否存在 PEG 的禁忌证。

表9-6 肠内营养的支持途径

支持途径	置入方法	适应证	禁忌证
口服	—	患者可经口进食，吞咽功能正常 营养摄入不足	不能或不愿意经口摄入，经口摄入无法满足正常的营养需求
鼻胃管	床边置入	患者因为黏膜炎、恶心、口干燥症等导致的无法通过经口摄食满足营养要求 短期应用	胃肠道功能丧失 严重的、顽固性呕吐 胃食管反流 严重的黏膜炎、食管炎、食管狭窄 严重腹泻
鼻空肠管	在 X 线指导下置入或腔镜置入	患者因为黏膜炎、恶心、口干燥症等导致的无法通过经口摄食满足营养要求 胃内喂养有吸入风险 胃肠蠕动不佳或胃排空迟缓	远端肠道阻塞 小肠吸收不良或肠道内细菌过剩 小肠运动障碍
经皮内镜胃造口（PEG）	腔镜，介入或外科手术	吞咽障碍 吞咽功能正常但摄入不足或消耗过度，无法满足正常营养需求 胃扭转 患者需长期饲喂（>6周）	胃次、全切除后，胃排空障碍 幽门或十二指肠不完全梗阻 胃壁肿瘤或受肿瘤侵犯

续表

支持途径	置入方法	适应证	禁忌证
经内镜下置空肠营养管（PEJ）	手术	患者胃排空能力差,需要长期饲喂	

2）肠内营养的输注方式:快速注射法、重力滴注法和专业肠内营养输注泵输注法。

（4）临床肠内营养制剂的类型:按照氮源分为氨基酸型和整蛋白型,进一步分为平衡型和疾病适用型。

1）氨基酸型肠内营养制剂:氨基酸型/短肽型/要素型/半要素型肠内营养制剂主要适用于胃肠道功能障碍、整蛋白型配方吸收较差的患者。其优点是不需消化或仅稍需消化吸收,无渣或少渣,缺点是口感差、渗透压高容易产生渗透性腹泻、没有或仅有轻度刺激肠黏膜增殖的作用,长时间应用会引起肠黏膜功能退变。氨基酸型肠内营养制剂氮源以氨基酸和短肽型存在,氨基酸、脂肪和碳水化合物分别占总能量的 13%~17%、1%~15% 和 70%~90%,含有足够的微量营养素,不含乳糖和膳食纤维,渗透压一般为 400~800mOsm/L。

2）整蛋白型肠内营养制剂:整蛋白型（非要素型）肠内营养制剂以整蛋白为氮源,需要消化才能吸收,主要应用于胃肠功能正常者。该制剂能量密度一般为 1~1.5kcal/mL,渗透压为 200~400mOsm/L。整蛋白型肠内营养制剂可分为平衡标准型配方制剂和疾病特异型配方制剂。①平衡标准型配方制剂:具有成本低、等渗、耐受性好,更加符合饮食标准等优点,广泛应用于需肠内营养支持的患者。平衡标准型配方制剂有完整的蛋白、多聚糖、长链脂肪酸和/或中链脂肪酸,足够的微量营养素,蛋白质、脂肪和碳水化合物分别占总能量的 10%~16%、27%~35% 和 48%~60%。在平衡标准型配方制剂上,还可以添加特定的营养成分或者提高能量密度,如含膳食纤维、高能量密度配方等。②疾病特异型配方制剂:是在平衡标准型配方基础上对蛋白质、碳水化合物和脂肪的成分或比例做出适当调整,以满足不同疾病状况对营养的需求。目前常用的有肿瘤型配方、糖尿病型配方、肝病型配方、肾病型配方和肺病型配方等。

（5）肠内营养的监测与并发症

1）使用肠内营养的患者,护士每日评估导管情况。

2）定期监测患者体重、体液平衡、生化指标和肠功能情况。

3）肠内营养常见的并发症包括导管相关并发症、胃肠道并发症以及代谢性并发症。肠内营养常见的并发症和处理见表 9-7。

表 9-7　肠内营养的并发症及处理

并发症	原因	解决办法
导管相关并发症		
导管移位	移动或牵拉	将导管妥善固定于患者颜面部
导管位置错误	未定期监测导管置入部位	使用吹气或 X 线的方法,定期监测导管位置
导管阻塞	冲管频率不够 冲管方式错误 通过导管给药	使用肠内营养管注食或注药前后,均需 30~50mL 的温水冲洗导管 经肠内营养管注药前,将药品充分研磨或溶解 若怀疑导管堵塞,可尝试用苏打水 / 可乐 / 小苏打 / 雪碧 / 胰酶等冲管
黏膜糜烂 /鼻窦炎	导管原因导致鼻部或咽喉部黏膜的损伤	使用聚氨酯、无污染的肠内营养管 严重者可考虑更换为胃肠造瘘术
胃 / 空肠管位置的渗漏	伤口处理方式错误 气孔位置糜烂	确保植入点伤口愈合或者已用恰当的方式包扎 避免用球形管代替特别设计的肠内营养管
植入部位感染	植入后未使用抗生素 包扎不当 管道维护不当	导管植入后,预防性使用抗生素 确保使用合适的包扎物 患者知晓导管维护知识和如何避免感染 若发生感染,则避免使用该导管,直至感染痊愈
胃肠道并发症		
倒吸	胃排空功能减弱导致的食物反流 导管的位置错误	采用甲氧氯普胺等药物,提高患者的胃排空能力 检查导管的位置 采用间断喂养方式 尝试幽门饲喂和空肠造口饲喂方式 保持患者头部抬高 45°
恶心和呕吐	疾病与治疗因素 患者胃排空能力较弱 注食 / 药的速度过快	选择合适的镇吐药 降低注射速度 采用间断式饲喂
腹泻	疾病诱发 药物因素 肠道感染	使用止泻药 停用抗生素及可能诱发或加重腹泻的药物 降低饲喂速度 严格无菌操作 观察粪便性质,确定患者是否发生消化不良 使用肽类饲喂,以防胃肠感染 必要时做粪便培养,查找致病菌 尝试含纤维素的补充剂

续表

并发症	原因	解决办法
便秘	液体摄入不足 药物因素导致胃潴留 止泻药的过度使用 肠梗阻	检查体液平衡的情况 建议使用缓泻剂 鼓励患者多活动 检查确定是否发生肠梗阻 尝试含纤维素的补充剂
腹胀	胃排空能力弱 注食/药速度过快 便秘或腹泻	使用胃动力药 降低饲喂速度 鼓励患者运动 积极处理便秘或腹泻症状
代谢性并发症		
代谢性的高血糖症	合并有糖尿病 压力反应下的胰岛素抵抗	定期监测血糖水平,使用合适的药物

4）当患者经口摄食和营养状况好转的时候,要逐渐停止肠内营养,护士需要日常评估其经口摄入量是否达标。

4. 肠外营养 指南并不推荐常规使用肠外营养,但因肠内营养的使用面临诸多问题如胃肠道症状、未知的吸收不良状态以及患者耐受性差等,临床实践中更多倾向于采用肠外营养对患者进行营养支持治疗。

（1）肠外营养的定义:是从静脉内供给营养作为手术前后及危重患者的营养支持。全部营养从肠外供给称全胃肠外营养。

（2）肠外营养的适应证和禁忌证

1）适应证:①入院时患者有严重的营养不良(白蛋白<30g/L 或 BMI<18.5kg/m²),或体重下降>10%。②患者对放/化疗的反应强烈,伴随有严重的恶心、呕吐等症状,且无法正常由胃肠道摄入足够营养物质。③肠内营养难以达到 60%~70% 能量需求 3d 以上的患者,或存在肠道黏膜炎、严重放射性肠炎等的患者。④合并有Ⅱ级以上黏膜炎并发症的患者。

2）禁忌证:①患者营养状况尚可,并且有可能 7d 内恢复经口摄食。②患者胃肠道功能正常。③缺乏血管通路。④严重的肝功能异常。⑤预计肠外营养的输注时间少于 7d。

（3）肠外营养制剂类型

1）宏量营养素制剂:①葡萄糖注射液。主要作用是为患者提供身体所需能量。临床常用制剂包括葡萄糖溶液和果糖注射液。②脂肪乳剂。提供必需脂肪酸和能量,稳定细胞结构和脂肪组织。临床常用制剂包括单一长链甘油三酯(long-chain triglyceride,LCT)以及由中链甘油三酯(medium-chain triglyceride,MCT)与LCT混合的中长链(LCT/MCT)脂肪乳剂两大类。③复方氨基酸注射液。肠外营养配方中的氮源来自复方氨基酸注射液,其主要作为氮源参与蛋白质合成。复方氨基酸注射液包括必需氨基酸和非必需氨基酸,临床分为通用型氨基酸注射液和疾病专业型氨基酸注射液。

2)微量营养素制剂:①维生素制剂。包括水溶性维生素制剂、脂溶性维生素制剂以及两者的混合制剂。②电解质和微量元素制剂。临床主要包括钠、钾、钙、磷、镁和部分微量元素,可根据患者生理代谢需要和实验室检查结果进行选择和补充。

(4)肠外营养的输注方式和静脉通路

1)肠外营养的输注方式:全营养混合液输注和单瓶输注。

2)不超过1周的肠外营养支持可选择周围静脉导管输注。

3)预计肠外营养支持时间预计超过10~14d时,采用中心静脉导管输注。

4)不推荐使用股静脉输注肠外营养。

(5)肠外营养的配制

1)肠外营养液的配制必须在无菌操作台中进行,并严格遵守无菌原则。

2)配制全营养混合液(total nutrient admixture,TNA)需重视药物性质、药物相容性、稳定性以及特殊配伍禁忌等。

3)全营养混合液的相容性和稳定性:①维生素。维生素对光不稳定,尤其是维生素A和维生素B_2,输液过程中注意避光。维生素C、维生素A和维生素B_1易产生氧化反应,储存温度过高也会加快氧化速率,注意现配现用。②脂肪乳剂。大量酸性的高渗葡萄糖溶液、阳离子添加剂以及其他药物、维生素和微量元素添加剂等,均会影响其稳定性。③不相溶的盐类组合在一起会形成固体沉淀,如钙与磷反应产生磷酸钙。

(6)肠外营养的监测

1)临床评估:观察患者的生命体征、一般情况、24h出入量,以及肠外营养制剂输注后的反应。

2)实验室检查:监测患者的血常规、尿常规、电解质、生化指标以及C反应蛋白(C reactive protein,CRP)等指标。

(7)肠外营养的并发症

1)导管相关性并发症:气胸、血管损伤、胸导管损伤、导管相关性血栓、导管相关感染等。

2)代谢性并发症:高血糖最为常见,其他还包括低血糖、高血糖非酮症高渗性昏迷、高甘油三酯血症、脂肪超载综合征以及肠外营养相关性肝病。

3）胃肠道并发症：腹泻、肠源性感染等。

四、营养监测与评价

营养监测与评价是确定患者营养问题是否得到解决、整个照护流程是否有效的关键。

1. 营养干预效果评价指标的分类

（1）快速反应指标：实验室参数，如前白蛋白、血常规、肝肾功能，其中前白蛋白为目前最为常用的指标。

（2）中速反应指标

1）人体测量：是常用的静态营养评估法，主要包括对身高、体重、围度（上臂、大腿、小腿、腰围、臀围等）、皮褶厚度（三头肌、二头肌、肩胛下、腹壁和髂骨上等）4 种参数的测定。

2）人体成分分析：是采用双能 X 线吸收测量法（dual energy X-ray absorptiometry，DEXA）、生物电阻抗分析法（bioelectrical impedance analysis，BIA）、计算机断层扫描（computed tomography，CT）、磁共振（MRI）、B 超等对人体组成成分进行测定的方法，其中 BIA 较为常用。

3）体能与健康状况：体能评价包括简易体能评估法（short physical performance battery，SPPB）、日常步速评估法（usual gait speed，UGS）、计时起走测试（timed get-up-and-go，TGUG）、爬楼试验（stair climb power test，SCPT）、6 分钟步行试验（6-minute walk test，6-MWT）、功能伸展测试（functional reach test，FRT）及握力等；健康状况评价包括卡氏功能状态（Karnofsky performance status，KPS）评分。

4）生活质量：主要借助普适性和特异性生活质量测评量表进行评价。

（3）慢速变化指标：生存率、生存周期等。

2. 营养干预效果评价的频率

（1）快速反应指标：每 1~2 周检测 1 次。

（2）中速反应指标：每 4~12 周评估 1 次。

（3）慢速变化指标：每年评估 1 次。

3. 其他常用营养干预效果评价指标

（1）营养相关知识 - 态度 - 行为（knowledge-attitude-practice，KAP）：营养教育与咨询是营养支持的首要措施，因此患者对饮食与营养相关知识、态度和进食行为是评价教育效果的重要指标。专家推荐，患者的 KAP 可通过回答 4 个典型的营养问题进行评价（表 9-8）。

表 9-8　评价患者营养 KAP 的问题

问题	回答		
1. 疾病情况下能量消耗有何变化?	增加	减少	不变
2. 增加营养会促进疾病发展吗?	会	不会	不知道
3. 日常饮食中忌口吗?	严格忌口	有点忌口	不忌口
4. 如果忌口,忌口什么?(多选)	蛋、奶、鱼、肉、豆、蔬菜、水果		

（2）摄食情况

1）食欲状况:采用食欲刻度尺进行评价。

2）膳食质量:食物性状、种类及摄食量,采用 24h 膳食回顾法进行测量。

（3）营养状况:借助营养评估工具如 PG-SGA 等进行评价。

（4）疾病特异性指标:并发症发生率、住院天数、生存周期以及生活质量等。

▶ 第二节　膳食营养素

一、能量

1. 能量的作用和来源

（1）能量的作用:维持生命活动的必要条件。能量的消耗包括静息能量消耗（resting energy expenditure，REE）、基础能量消耗（basal energy expenditure，BEE）、每日静息能量消耗（resting daily energy expenditure，RDEE）、每日总能量消耗（total daily energy expenditure，TDEE）等。

（2）能量的来源

1）人体所需能量的来源:动物性和植物性食物中的碳水化合物、脂肪和蛋白质三种产能营养素。

2）能量的主要食物来源:能量密度最高的食品为油脂类,其次为谷薯和杂豆类;鱼、虾、奶类和蔬菜、水果的能量密度相对低些。

2. 能量的需要量

（1）临床需要评估患者的疾病情况、基础代谢情况、生理指标等个体化情况,确定其目标需要量。

（2）能量需求评估方法

1）测定法:量热计直接测量法、代谢车间接测热法。测定法因价格昂贵、操作复杂,在临床使用存在一定限制。

2）估算法：采用能力估算公式计算，常用公式有 Harris-Benedict 公式、改良 Harris-Benedict 公式、the Mifflin-St Jeor 公式、WHO/FAO/UNU 公式以及拇指法则等。

二、蛋白质

1. **蛋白质的作用** 一般情况下，人体主要依靠碳水化合物和脂肪氧化供能，特殊情况下，机体所需能源物质供给不足，则需要依靠组织蛋白质分解产生的氨基酸获得能量。除了提供能量外，蛋白质还参与多种生理功能，维持细胞组织生长、更新和修复。

2. **蛋白质的需要量** 指南推荐肿瘤患者蛋白质供给量为 $1~1.5g/(kg\cdot d)$，严重消耗者为 $1.5~2.0g/(kg\cdot d)$。

3. **蛋白质的主要食物来源** 主要来源于植物性食物如小麦和豆类，以及动物性食物如蛋、牛奶、肉等。

三、碳水化合物

1. **碳水化合物的作用** 膳食中首要的能量来源，主要功能除了提供能量，还可以维持体内能量代谢的平衡与稳态。

2. **碳水化合物的需要量** 我国健康成人的碳水化合物每日需要量约为 120g。

3. **碳水化合物的主要食物来源** 谷薯类。

四、脂肪

1. **脂肪的作用** 提供能量和必需脂肪酸，是肠外营养的重要能量来源之一。指南推荐肠外营养配方中需要常规添加脂肪乳剂。

2. **脂肪的需要量**

（1）最低剂量供能 6%~8%，最高剂量供能 40%。

（2）高脂血症（甘油三酯 >3.5mmol/L）和脂代谢异常的患者，根据其代谢状况决定是否使用脂肪乳剂。

（3）重度甘油三酯血症（甘油三酯 >4.5mmol/L）患者，避免使用脂肪乳剂。

3. **脂肪的主要食物来源** 动物的脂肪组织和肉类，以及坚果和植物的种子。

五、液体

1. **液体的作用** 膳食的重要组成部分，是营养输送、促进食物消化、吸收和代谢的重要载体，也是一切生命的必需物质。

2. 液体的需要量

（1）体重 1~10kg 者：100mL/（kg·d）。

（2）体重 11~20kg 者：基础量为 1 000mL/d，同时，10kg 以上，每增加 1kg，增加 50mL/d。

（3）体重 21~40kg 者：基础量为 1 500mL/d，同时，20kg 以上，每增加 1kg，增加 20mL/d。

（4）体重 >40kg 者：1 500mL/m^2（体表面积）。

六、维生素

1. 维生素的作用　维持人体正常生命活动所必需的一类低分子量有机化合物。

2. 维生素的需要量　成人每日所需维生素量一般按经口摄入量计算，静脉补充量尚未明确。

3. 维生素的主要食物来源

（1）维生素 A：维生素 A 含量高的食物一部分来源于动物性食物提供的视黄醇，另一部分存在于某些蔬菜和水果中。

（2）维生素 B$_1$：主要来源于谷类、豆类及干果类。

（3）维生素 B$_2$：动物性食品如肝、肾和蛋黄等的维生素 B$_2$ 含量较高，植物性食物主要为豆、菇类和胚芽。

（4）维生素 C：主要来源于蔬菜和水果。

（5）维生素 D：既可以由膳食提供，也可以经暴露日光在皮肤合成。

（6）维生素 E：主要来源于植物油、麦芽、干果和人造黄油等。

（7）维生素 K：主要来源于绿叶蔬菜。

七、常量元素

1. 钾

（1）正常参考值：3.5~5.5mmol/L。

（2）影响因素：血钾过低与高血糖、胃肠道丢失，药物因素如两性霉素、利尿药和皮质激素等有关；血钾过高则与肾功能不全，药物因素如环孢素、他克莫司以及钾离子缓释剂等相关。

（3）营养干预：低血钾者可口服补钾或静脉补充；高血钾者停止补钾。

2. 钙

（1）正常参考值：8.9~10.2mg/dL。

（2）影响因素：低血钙与腹泻、维生素 D 缺乏、低蛋白血症、高磷血症、低镁血症以及药物因素如糖皮质激素等有关；高血钙与肾衰竭、多发性骨髓瘤以及甲状旁腺功能亢进有关。

（3）营养干预：低血钙者注意监测血清游离钙水平，可以口服补充和静脉滴注葡萄糖酸钙溶液。高血钙者停止使用钙剂。

3. 磷

（1）正常参考值：2.5~4.5mg/dL。

（2）影响因素：低血磷与盐皮质激素缺乏、肾性酸中毒，以及药物因素如环磷酰胺、皮质激素以及西罗莫司等有关；高血磷与多发性骨髓瘤、肾衰竭、肿瘤溶解综合征以及摄入过多有关。

（3）营养干预：低血磷者可经口服或静脉补充；高血磷者注意低磷饮食，停止所有磷的补充。

4. 镁

（1）正常参考值：1.8~2.4mmol/L。

（2）影响因素：低血镁与腹泻、吸收不良、严重营养不良、再喂养综合征，以及药物因素如两性霉素、环孢素、袢利尿药等有关；高血镁与肾功能不全以及补充过多有关。

（3）营养干预：低血镁者可通过饮食、口服或静脉补充镁剂；高血镁者停止所有镁的补充，注意先停止静脉的镁剂，再停止口服。

5. 钠

（1）正常参考值：135~145mmol/L。

（2）影响因素：低血钠与消化道丢失过多、液体补充过量、高血糖、尿崩症，以及药物因素如环磷酰胺、环孢素、呋塞米等有关；高血钠主要与药物因素如糖皮质激素有关。

（3）营养干预：液体过量者限制液体摄入；丢失过多者可静脉补充；高血钠者限制钠盐的摄入，改用低钠溶液。

八、谷氨酰胺

1. 谷氨酰胺的作用

（1）酰胺基上的氮是生物合成核酸的必需物质。

（2）是器官与组织之间氮与碳转移的载体。

（3）是氨基从外周组织转运至内脏的携带者。

（4）是蛋白质合成与分解的调节器。

（5）肾排泄氨的重要基质。

（6）核酸生物合成的必要前提。

（7）小肠黏膜的内皮细胞、肾小管细胞、淋巴细胞、肿瘤细胞与成纤维细胞能量供应的主要物质。

（8）能形成其他氨基酸。

（9）维持体内的酸碱平衡。

2. 谷氨酰胺的需要量　尚不明确。

3. 谷氨酰胺的主要来源　口服谷氨酰胺制剂以及肠外谷氨酰胺途径补充。

九、益生菌与益生元

1. 益生菌（probiotics）　是活的微生物，当摄入充足的数量时，会对宿主产生健康益处。益生菌的主要作用：维持正常肠道菌群，抑制病原菌；改善肠道功能；参与营养代谢；调节免疫和内分泌功能，影响精神健康。

2. 益生元（prebiotics）　是能够被宿主微生物选择性利用从而带来健康益处的物质。益生元的作用：调节肠道菌群和肠道功能、调节免疫功能、预防肠道感染、增加矿物质吸收和促进骨骼发育等。由于各种益生元在耐受量、作用机制和作用剂量上存在差异，而且食品中也存在很多益生元，因此很难精确界定其用量。

▶第三节　造血干细胞移植患者饮食与营养管理

长期营养不良状态会严重影响 HSCT 患者疾病相关并发症发生率、健康相关生活质量及总体生存周期等。移植团队和相关医务人员要高度重视此问题。美国肠外肠内营养学会（American Society for Parenteral and Enteral Nutrition，ASPEN）和 ESPEN 等机构建立了 HSCT 患者营养支持指南，提出：所有即将接受清髓处理的 HSCT 患者均存在营养风险，需要进行营养筛查以识别需要营养评估的患者，针对患者个体化情况制订合理的营养照护计划。营养支持的一般步骤包括营养筛查与评估、营养诊断、营养干预和营养评价，HSCT 患者营养管理路径见图 9-1。

一、造血干细胞移植患者营养筛查与评估

移植前的营养筛查旨在确定患者的整体营养状况，是否发生营养不良或存在营养风险，尤其是发现存在营养风险但尚未出现营养不良症状的患者。其次，通过筛查，评估患者是否有潜在危险因素，如食物过敏或食物不耐受，以确定初步治疗方案或备选食谱。

1. 常用的营养筛查和评估指标

（1）疾病史和营养史

1）疾病史：患者移植前的治疗情况、合并症、人类白细胞抗原（HLA）配型、预处理方案、移植用药情况以及移植后并发症等。

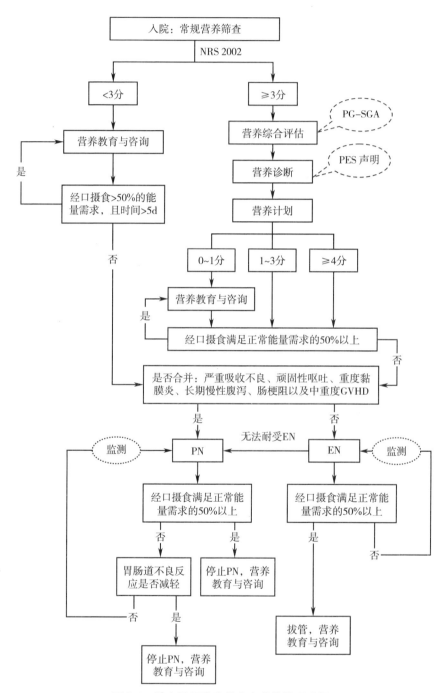

图 9-1　造血干细胞移植患者营养管理路径

2）营养史：患者移植前的基础体重、进食方式、饮食习惯、食物喜好、营养补充剂的使用、前期营养支持情况以及食物过敏史等。

（2）生化指标：血液总蛋白含量与血清白蛋白含量为评估 HSCT 患者营养状态的有效生化指标。

（3）人体体格测量

1）体重：是评估 HSCT 患者的营养状况最常用的指标，持续监测患者体重有助于了解患者短时间内体液和电解质的变化。但该指标容易受疾病、进食、穿着以及测量时间等诸多因素影响，测量时应注意。

2）BMI：BMI 越大者其生存结局可能越差。

3）肱三头肌皮褶厚度：是评估 HSCT 患者常用营养指标之一，与体脂百分比的一致性较高，能够准确地反映 HSCT 患者体脂水平。

4）上臂围和上臂肌围：可以反映人体肌肉和脂肪的储备情况。

（4）人体成分分析：常用的参数包括体脂肪量、肌肉量、蛋白质量、水分量、基础代谢率等。

2. 常用的营养筛查和评估工具

（1）NRS 2002：是 HSCT 患者临床营养风险筛查最常用的工具之一。NRS 2002 的营养筛查结果显示，HSCT 患者在移植各个阶段均存在营养不良风险，其中，移植前营养状况有所下降；预处理阶段和移植早期营养状况不佳，发生营养不良风险较高；移植后 30d 内是中重度营养不良的高危险期；进入康复期后，患者营养状况会逐步改善。将 NRS 2002 与血液总蛋白含量、血清白蛋白含量等指标联合使用，能够更为灵敏地反映 HSCT 患者的营养状况。

（2）PG-SGA：初步筛查后，需要采用系统的营养评估方法，包括病史、体格检查、实验室检查、人体测量、疾病本身和治疗并发症等多项指标综合判断评估 HSCT 患者的营养状况。PG-SGA 具有无创、简便等优点，是美国营养师协会推荐的应用于肿瘤患者营养评估的首选方法，也能够反映 HSCT 患者的整体营养状况。

3. 常用的膳食调查工具　法国癌症中心及相关指南推荐定期对 HSCT 患者进行膳食评估，推荐使用食物记录表，动态监测患者在一定时间内的食物摄入情况，量化患者住院期间的饮食变化。HSCT 患者往往存在膳食摄入量不足、结构搭配不合理、部分营养素摄入不足等问题，需要医务人员加强监测，给予膳食指导。目前，常用的膳食调查工具包括中国膳食平衡指数（diet balance index，DBI）、食物频率问卷（food frequency questionnaire，FFQ）和24h膳食回顾调查表等。

4. 造血干细胞移植患者营养状况的影响因素

（1）疾病和治疗因素

1）恶病质导致机体消耗增加。

2）消化道症状所致经口摄入减少：唾液腺损伤、唾液分泌减少、口干、味觉改变、口腔黏膜炎、吞咽困难、恶心呕吐、食欲减退等。

3）胃肠道黏膜损伤所致的吸收不良，患者常合并有便秘、腹痛和腹泻症状。

4）感染因素：呼吸道、胃肠道的细菌、真菌及病毒感染，导致消耗增加而摄入量减少。

5）药物因素：因抗生素和麻醉药等药物因素所致胃肠道黏膜刺激和电解质失衡。

（2）个体因素

1）知识缺乏：患者及其照护者食物选择、食物配比以及食品加工处理等相关知识缺乏，尤其是文化程度较低者。

2）认知错误：错误地相信某些不科学的膳食观念对疾病的治疗作用。

3）行为不当：患者存在不科学的饮食行为和习惯。

（3）支持系统因素

1）照护者因素：①照护者的烹饪能力，表现为部分家属会尽可能选择各种食物满足患者的进食和营养需求，而能力较差的照护者只能准备单一的食物品种，仅满足患者基本需要。②食物加工处理方式，如对食物的过度加工影响食物质量及口感。

2）环境因素：①住院患者烹饪条件往往受限，甚至缺乏烹饪条件。②医院营养食堂缺乏专业营养师的介入，难以满足 HSCT 患者个体化的营养需求。③外卖产业的迅速发展为患者提供了进食便利，但也增加了安全隐患。

（4）医务人员因素：医务人员饮食与营养相关知识水平以及对健康膳食的态度等。

（5）心理因素：负性情绪如焦虑、抑郁、恐惧等影响进食，其他心理因素还包括厌烦食物。

二、造血干细胞移植患者营养诊断

1. 造血干细胞移植患者常见消化道症状　高剂量放化疗和免疫抑制剂等造成患者胃肠功能损伤，若不及时有效进行消化道症状的管理，患者营养素吸收障碍从而导致营养不良。HSCT 患者常见的消化道症状如下：

（1）食欲减退：与肠道 GVHD、进食困难、味觉改变等有关。

（2）早期饱腹感：与长期进食困难、化疗、GVHD 以及药物因素如环孢素等有关。

（3）口干：与放疗、口腔黏膜炎、口腔 GVHD，以及药物因素如甲氨蝶呤、抗胆碱能药有关。

（4）味觉障碍：与预处理治疗、口腔黏膜炎、口腔感染以及药物因素有关。

（5）恶心呕吐：与大剂量化疗、GVHD、肝脏疾病，以及药物因素如环孢素、甲氧苄啶、磺胺甲噁唑有关。

（6）口腔黏膜炎：与预处理治疗、口腔 GVHD、口腔病毒感染以及甲氨蝶呤的使用有关。

（7）吞咽困难：与预处理治疗、食管炎、GVHD、持续呕吐、胃食管反流以及细菌感染有关。

（8）腹痛：与预处理方案、肠道 GVHD、消化道感染、抗生素的使用以及病毒性肠炎等有关。

（9）腹泻：与预处理方案、肠道 GVHD、消化道感染、抗生素的使用、乳糖不耐受、病毒性肠炎，以及药物因素如胃动力药、镁盐等有关。

（10）便秘：与长期卧床、低纤维素饮食、液体摄入较少、胃肠道功能障碍以及某些药物因素影响等有关。

2. 造血干细胞移植患者特殊营养问题　给 HSCT 患者开具营养诊断时需要关注以下特殊问题：

（1）肝窦阻塞综合征：特征性表现为对肝窦和小静脉上皮细胞的毒性损伤，临床症状为隐匿性体重增加、腹水、右上腹压痛和肝大，可伴有高胆红素血症和肾功能障碍。肝窦阻塞综合征者需要调节肠外营养液的浓度和药物，注意限制钠盐摄入，维持水钠平衡。

（2）肾脏并发症：急性肾损伤是 HSCT 患者常见并发症，营养支持治疗时注意纠正营养不良，减少电解质失衡、机体代谢紊乱和尿毒症的发生。

（3）肺损伤：与感染、化疗和慢性 GVHD 有关。营养支持治疗时注意减少钠盐摄入，控制液体平衡。慢性 GVHD 引起的肺功能不全会增加机体代谢需求，注意补充热量。

（4）铁超载：与多次输注红细胞以及红系的病态造血有关，因此，移植过程中禁止补铁，注意监测血清铁蛋白水平。

（5）糖皮质激素相关的糖尿病：高血糖是异基因 HSCT 患者常见并发症。使用糖皮质激素者尤其注意监测和控制血糖。

（6）移植物抗宿主病：急性胃肠道 GVHD 表现为恶心、呕吐、腹痛、腹泻、厌食等一系列症状，与营养不良的发生密切相关。合并有肠道 GVHD 的患者，除了免疫抑制治疗外，营养支持主要为肠外营养，让患者肠道充分休息。长期慢性腹泻以及腹泻症状较重的患者注意维持机体电解质水平。

（7）代谢综合征：表现为肥胖、高脂血症、高血压和葡萄糖耐量下降等，在移植患者中越来越普遍。

（8）骨质疏松症和维生素 D 的状态改变：是 HSCT 患者常见的并发症之

一,常发生于移植后 1 年。钙的需求通常与个体年龄有关,维生素 D 的补充要根据血清水平调整。可采用定期负重和肌肉强化训练来改善移植后骨密度情况,同时根据血清水平补充钙和维生素 D。

三、造血干细胞移植患者营养干预

长期经口摄入不足或营养不良的 HSCT 患者,需要早期给予营养支持。很多患者在入院时已有营养不良,加之高剂量放化疗以及相关不良反应的影响,不仅造成患者摄入量减少,还造成患者体重下降。若监测到患者存在营养不良风险或已发生营养不良,应尽早开始包括营养教育、营养咨询、口服补充、肠内营养和 / 或肠外营养等干预,从而避免或最大程度上减少进一步体重下降和体细胞质量下降。为了不断满足患者的营养照护需求,应定期对医务人员开展营养学知识的培训,重点发挥护理人员的教育、监督和沟通职能,加强专科疾病的营养干预行为,改善专科疾病的营养照护质量。

1. **营养教育与咨询**　HSCT 患者对营养的需求具有特殊性,并且其发生消化道并发症的风险较高。患者及家属对于消化道症状的管理及非药物干预方式存在的信息缺乏和知识误区会影响疾病预后。移植团队应根据移植不同阶段的治疗特点、患者文化程度及疾病情况,采用不同的教育手段,如口头宣教、宣传手册、饮食日记以及媒体宣教等,适时向患者及其照护者传递饮食与营养知识,提高他们的营养知识水平,纠正不科学的饮食观念和行为,建立良好的饮食习惯。

(1) HSCT 患者的能量估算:HSCT 患者所需能量可以参考 ESPEN 指南推荐给肿瘤患者的需要量,即卧床患者为 20~25kcal/(kg·d),可下床活动患者为 25~30kcal/(kg·d)。HSCT 患者代谢率波动较大,其安静时代谢消耗量(resting metabolic expenditure,RME)波动于基础能量消耗的 79%~121%。

(2) 不同移植阶段患者的进食原则:HSCT 患者处于机体分解代谢亢进状态,能量消耗增加,体重减轻明显,易发生癌症恶病质。移植的各个阶段,各种各样的因素导致患者膳食摄入减少,当膳食摄入量无法满足机体每日能量需求时,可造成不同程度的蛋白质消耗,影响器官的结构和功能,影响患者临床结局。理想的平衡膳食能根据患者的能量消耗指导能量供给,使机体能量的摄入量与消耗量尽可能趋于动态平衡,避免患者进一步体重下降。除此之外,食品安全原则需要贯穿 HSCT 患者饮食的整个阶段。

1) 移植前准备阶段:移植前 1~2 周,患者可经口进食,胃肠道功能正常,此阶段需要积极加强膳食营养补充,给予高热量、高蛋白、高维生素、低脂饮食。

2) 移植阶段:因大剂量放化疗的不良反应,患者进入进食困难时期,加之机体免疫和造血功能低下,患者容易发生胃肠道并发症且存在较高的感染风险。这一阶段需要准确评估患者口腔及胃肠道功能状况,根据个体化情况给予其清淡、易消化的半流食、少渣饮食,遵循少量多餐的进食原则,必要时给予肠内、肠外营养。

3)移植后初期:移植后 30d 内,随着各脏器功能的恢复,患者进食问题有所改善。这一阶段需要积极评估患者存在的饮食与营养问题并给予处理。根据平衡膳食原则合理选择食物的量、种类和配比,积极补充某些营养物质。若患者感觉食欲增加,可鼓励其适当加餐。

4)移植后长期生存阶段:移植 4 周后,患者症状和各项指标好转,胃肠道功能基本恢复正常,患者可逐步过渡到正常饮食。此阶段患者的食材准备无须像移植阶段那样要求严格,但仍需要合理调配膳食质量,关注特殊营养素的补充,避免凉拌、腌制、熏蒸、油炸和烧烤类食物。同时,定期进行营养状况监测,使身体素质得到全面恢复。

(3)HSCT 患者食品安全指导:在满足患者基本营养需求的前提下,确保食品安全、预防食源性感染是 HSCT 患者饮食与营养管理的重要内容。早期不充分的证据建议,HSCT 患者在中性粒细胞减少期间,需要采用严格消毒饮食或低细菌饮食(简称粒缺膳食),以预防肠道菌群紊乱造成的感染。但随后的研究发现,与普通住院饮食相比,粒缺膳食并不能降低感染发生率以及延长生存周期,并且还有增加感染的风险。因此,指南并不推荐 HSCT 患者采用粒缺膳食,重点强调食物安全指导的重要性,即推荐患者在中性粒细胞减少期间,接受适当的食物咨询服务,患者食物的处理和加工应当以减少获得性食物感染威胁为目的。自体 HSCT 患者在治疗前 3 个月、异基因 HSCT 患者在停止服用免疫抑制剂前,需遵循一般食品安全指导,具体内容如下:

1)食物的选购:可以通过眼睛看、鼻子嗅、耳朵听、口品尝和手触摸等方式,鉴别和评价食物色、香、味和外观等,从而正确挑选到新鲜、卫生的食物。食物的选购的注意事项:①选择当季或保质期短的食物。②购买预包装食品(通常所说的包装食品),选择生产日期较近的食品。③购买无污染、无可见腐烂以及外包装无破损的食物。④避免在生、熟食混合储存的商店购买食物。⑤避免从大储存箱里面购买食物。⑥购买需冷藏或冷冻的食物要尽快带回家。

2)食物储存:正确的食物储存方式能最大程度保障食物的营养与新鲜程度,防止食物腐败变质。食物储存的注意事项:①粮食和干果类食品需要低温、通风、干燥和避光储存。②肉类、水产品、蔬菜、水果、豆制品和奶产品需要根据食物特性和标明的储存条件存放。③冰箱冷藏室的温度一般为 4~8℃,冷冻室的温度一般为 -23~-12℃,4~60℃是食物容易发生变质的温度,应避免。④不要将热食放入冰箱,避免冰箱食物放置过多,防止冰箱内温度升高。⑤熟食应放置在冰箱的顶层。⑥生的或解冻的肉、鱼应放置在冰箱的最底部。⑦鸡蛋需要冷藏放置。⑧解冻的食物尽量一次性吃完,避免进行二次冷冻。⑨所有食品应在保质期内吃完,避免进食不新鲜、过期和变质的食物。

3)食物清洁:病原微生物可经砧板、餐具、清洁台面和食物等途径传播,应正确清洁食物,避免食品被污染。食物清洁的注意事项:①手部清洁。清洁和处理食物前,用温水和肥皂洗手;上厕所、打喷嚏、触摸宠物、洗刷脏物、倒垃圾、触摸过头发或脸以及制备生食后,都要重新洗手;手部有破损处者使用防水型膏药。②环境和用物清洁。厨房定期清洁消毒;砧板和刀具等定期消毒;清洗餐具和擦手毛巾分开晾晒和放置;保持宠物远离厨房、盘子和食物;确保衣服经常漂洗、消毒和更换。③食物清洁。生熟食使用不同的砧板和器具,防止交叉污染;肉类让其汁水流尽;生吃食物,吃之前清洗干净;开罐头前,清洁罐头顶部。

4)食物制备和烹饪:适当温度的烹调可以杀死几乎所有的致病性微生物。保证食物熟透是保障食品安全的重要手段。食物制备和烹饪的注意事项:①彻底加温食物至其中心温度达到70℃或以上,尤其是肉、蛋和家禽,且至少持续2min至滚烫。②微波会导致受热不均,尽量只用于解冻。③用微波炉进行加热时,确保获得加工食物所必需的温度。④严格遵守食物的操作说明,不要减少烹调时间。⑤尽量避免重新加热熟食,二次加热要热透。

(4)感染高风险期食物:处于免疫抑制期或粒细胞减少症的HSCT患者,严格限制饮食,尽可能减少食物中可能存在的细菌、病毒或真菌。患者中性粒细胞计数<0.5×10⁹/L的饮食限制见表9-9。

表9-9　中性粒细胞低于0.5×10^9/L的饮食限制

食物类别	饮食限制
畜禽肉类	生的肉和家禽 微熟或半熟的肉和家禽 腌制、油炸的肉和家禽 腊肉 肉酱
水产品	生的鱼、虾、贝类 微熟或半熟的鱼、虾、贝类 腌制、油炸的鱼 鱼酱
蔬菜类	凉拌菜 腌菜 泡菜 未煮熟的菜

续表

食物类别	饮食限制
水果类	未去皮的水果 不易清洗的水果 未煮过的水果
蛋类	生的或没有煮熟的鸡蛋 咸鸭蛋
乳制品	未经巴氏消毒或灭菌的奶制品 乳酸菌饮品 原味奶酪、蓝纹奶酪 未煮过的乳酪
谷薯类	生的、变质的米、面、红薯等
坚果类	没炒熟的坚果
水	凉水 瓶装水或非饮用水 饮料
其他	未煮熟的草药、佐料、香料 干果、蜜饯、糖果 未经巴氏消毒或灭菌的蜂蜜

（5）外出就餐或外卖的注意事项：HSCT患者避免外出就餐，避免去人口密集的公共场所，同时做好个人防护。

1）选择环境干净、整洁、证照齐全的正规餐厅就餐，选择餐厅内通风良好的位置就座。

2）点餐时避免的高风险食物：①含有未煮熟的食材，如凉拌菜、鸡蛋、豆芽、肉类、生鱼片、寿司、家禽或海鲜。②未经巴氏消毒或灭菌的牛奶及奶酪制品。

3）点餐时注意的低风险食物：火锅、海鲜、奶酪、烟熏鱼、未完全煮熟的鱼、素食、鸡蛋等。

4）了解食物的烹饪方法，确认食物的烹饪达到了最低安全中心温度。

5）提倡分餐制，使用公筷和公勺或自带餐具。

6）若将食物打包回家后再进食，尽快冷藏易变质食品（烹饪后2h以内），打包食物尽可能放置于≤4℃的环境。

7）再次食用打包食物，充分加热。

2. **口服营养补充** 护士主导的ONS能够降低异基因HCST期间患者体

重下降的程度,对改善及维持患者的营养状态有一定作用。若患者能够经口进食,但摄入量不足,为了满足营养需求,可鼓励其进高能量、高蛋白密度食物,正餐之间补充点心。相关机构和商家可以基于患者特殊的疾病状况和进食改变状况,调制适合患者需求的口服营养补充制剂,改善其营养状况。

3. 肠内营养 尽管肠内营养是 HSCT 患者可行的营养支持方式,但因一些问题如胃肠道症状、未知的吸收不良或黏膜炎、管道饮食相关问题以及患者舒适度等,其临床使用率不高。

(1)肠内营养的优点:促进黏膜修复;维持肠道黏膜完整性;降低高血糖发生率;维持正常肠道屏障功能,降低感染发生率。

(2)HSCT 患者行肠内营养的适应证

1)若患者胃肠道功能正常,但是经口摄入不足或营养不良,均可推荐其使用肠内营养,但需要排除合并有严重黏膜炎、顽固性呕吐、肠梗阻,严重的吸收不良,长期腹泻或有症状的肠道 GVHD。

2)当 HSCT 患者中性粒细胞 $>1 \times 10^9$/L,血小板计数 $>50 \times 10^9$/L,可以考虑留置胃(空)肠和肠造口导管。

4. 肠外营养 因肠外营养具有良好的耐受性,加之中心静脉导管的广泛使用,临床实践中更多采用肠外营养作为营养摄入不足 HSCT 患者的标准营养支持方式。

(1)肠外营养的优点:改善机体内脏蛋白水平、维持体重以及延长无病生存周期。

(2)肠外营养的风险:血小板减少、感染风险增加以及血糖增高等。

(3)HSCT 患者行肠外营养的适应证

1)接受清髓性预处理,胃肠道不良反应较重者。

2)严重肠道 GVHD 者。

3)严重胃肠道反应如大量感染性腹泻,无法经肠内途径获取足够营养者。

4)营养不良且储备极少者。

5. 营养素的补充

(1)能量:卧床患者能量为 20~25kcal/(kg·d),可下床活动患者为 25~30kcal/(kg·d)。

(2)蛋白质:经历预处理和造血重建的 HSCT 患者,需要积极补充蛋白质,但其具体需要量尚未明确。

(3)脂肪:脂类能够提供能量和必需氨基酸,是肠外营养的重要组成部分,HSCT 患者行肠外营养时,应选择双能源供应、中长链脂肪乳剂,脂糖供能比为 1∶1。

（4）维生素

1）HSCT 患者行细胞减少疗法后，需要补充维生素 C。在美国医学会／营养顾问委员会推荐量的基础上，额外补充维生素 C 350mg/d（体重 <20kg 的患者补充维生素 C 125mg/d 和叶酸 1~2mg/d）。若患者血清铁蛋白 >100μg/L，则停止额外补充维生素 C。

2）移植过程中，患者肠内菌群无法正常产生维生素 K，因此需要常规补充维生素 K。

3）异基因 HSCT 后的最初几个月，应评估患者血清 25- 羟基维生素 D 水平，如果浓度较低，补充维生素 D：① <20ng/mL 者：50 000U/ 周，持续 8 周，随后 1 000~2 000U/d。② <30ng/mL 或类固醇治疗者：1 000U/d。

（5）微量元素：HSCT 患者因无法正常摄入饮食，微量元素的来源受到限制，加之食物与药物的相互作用影响微量元素的吸收，某些并发症如呕吐、腹泻等，进一步导致了某些微量元素的缺乏，如锌（Zn）、铬等。此外，由于多次输注红细胞以及红系的病态造血因素，导致铁元素调节异常，肠道铁转运量增加。因此，移植过程中，患者禁止补铁，防止铁负荷过重。若血清铁蛋白水平明显升高（>1 000μg/L），则避免额外补充维生素 C。

（6）谷氨酰胺：早期 ASPEN 推荐 HSCT 患者的肠外谷氨酰胺补充剂量为 0.2~0.5g/（kg·d），以改善患者的氮平衡状况，降低相关并发症发病率。2015 年的中国肿瘤营养治疗指南也推荐，在骨髓移植患者的肠外营养支持治疗中常规加入谷氨酰胺和鱼油，谷氨酰胺的剂量为 0.6g/（kg·d）。但也有研究指出，与标准化肠外营养组相比，添加谷氨酰胺的肠外营养组患者，其黏膜炎发病率、GVHD 的发病率、早期发病率和死亡率等差异均无明显统计学意义。因此，不推荐 HSCT 患者常规使用谷氨酰胺，药理学剂量的谷氨酰胺还需要更多高质量研究证实效益。

（7）益生菌与益生元：维生素、微量元素、免疫调节制剂以及益生元／益生菌的安全性和有效性尚未被证实是否适用于移植后患者，因此不推荐常规补充。

四、营养监测与评价

1. HSCT 患者营养干预效果评价指标

（1）主要指标

1）体重／体重丢失百分比：与正常体重的患者相比，体重不足患者有较高的疾病复发率，但非复发死亡率略低。

2）移植相关死亡率：营养不良和体重不足患者的移植相关死亡率显著增加。

3）整体生存率:营养不良与消极的临床结局密切相关,但营养支持治疗是否有益于 HSCT 患者的生存率和总体生存周期,尚未明确。

（2）疾病特异性指标:食源性感染发生率、肠道 GVHD 的发生率、中性粒细胞植入时间、血小板植入时间。

（3）次要指标:患者住院天数、住院费用、生活质量以及管饲耐受情况等。

2. HSCT 患者营养随访

（1）随访频率:HSCT 患者营养的改善是一个长期过程,因此建议随访周期为 4 周一个疗程。

（2）随访内容

1）膳食摄入情况:主要关注移植后患者膳食摄入的量是否达标、结构是否合理、营养成分的摄入是否满足其需求以及是否存在不良饮食行为等。尽管各个国家的饮食与营养部门都发布了国家级居民膳食指南,但是 HSCT 患者健康膳食行为的依从性较低,较少患者能够一直坚持优质饮食,维生素 A、维生素 C、维生素 D、镁、钙以及膳食纤维等营养物质的摄入量均低于正常参考标准。

2）营养状况:持续监测患者长期营养状况是否达标、是否存在营养不良风险以及是否发生营养不良等。

（刘敏杰　谢辰）

第十章

造血干细胞移植患者身体活动与运动锻炼

造血干细胞移植（HSCT）在治疗恶性血液疾病和某些实体瘤的同时，相关症状及并发症也不可避免地造成患者各项身体功能的下降。不同程度的虚弱、疲劳症状持续困扰着患者，影响患者身体健康和生活质量（QOL）。食物摄入量和身体活动量是个体保持能量平衡、维持机体健康的两个重要因素。移植期间和移植后，加强营养补充，科学、规律的身体活动和运动锻炼，不仅有助于改善患者睡眠和情绪状态，还有助于改善患者心肺功能、机体疲乏状态以及长期 QOL，在促进患者机体康复中起着不可替代的作用。移植团队可以在 HSCT 的不同阶段，根据患者个体情况制订合理的身体活动与运动锻炼计划，开展不同形式的身体活动锻炼，以促进患者早日康复。

▶ 第一节　身体活动

一、身体活动的概念和分类

1. 身体活动的相关概念

（1）身体活动（physical activity）：又称体力活动，指骨骼肌收缩并消耗能量引起的身体移动。

（2）总能耗（total energy expenditure，TEE）：包括静息消耗（resting energy expenditure，REE）、活动能耗（physical activity energy expenditure，PAEE）以及小部分食物特殊动力学效应产生的能耗（thermic effect of food，TEF）。REE 指维持人体 24h 基本需求的能耗，PAEE 指发生在 REE 之外的所有能量消耗。

（3）运动锻炼：身体活动的下位概念，指有计划、有组织、重复实施的，维持或增进身体健康的身体活动。

2. 身体活动的分类　身体活动的分类方法有很多种，常用的是按照日常活动、能量代谢，以及生理功能和运动方式进行分类。

（1）按日常活动分类

1）职业性身体活动：指工作时的活动，如派送包裹、搬运及农活等。

2）交通往来身体活动：指交通出行有关的身体活动，如步行、骑自行车等。

3）家务性身体活动：指在家里或周边进行的活动，也称生活方式有关的身体活动，如烹饪、清扫及整理院落等。

4）运动锻炼：指职业、家务活动之余，为了改善或维持身体素质、运动能力或健康而进行的有计划、有目的、可重复进行的身体活动，如快走、游泳等。

（2）按能量代谢分类

1）有氧代谢运动：有氧运动（aerobics activity）是指躯干、四肢等大肌肉群参与为主的有节律、时间较长、能够维持在一个稳定状态的身体活动，如步行、长跑、骑车、游泳等。有氧运动有助于增进心肺功能、降低血压和血糖、增加胰岛素的敏感性、改善血脂和内分泌系统的调节功能等，是目前身体活动的最主要形式。

2）无氧代谢运动：无氧运动（anaerobics activity）是指以无氧代谢为主要供能途径，一般为肌肉的强力收缩活动，因此不能维持一个稳定状态的身体活动，如举重、俯卧撑、冲刺跑等。无氧运动可发生在有氧运动末期，也是抗阻力肌肉力量训练的主要形式，有促进心血管健康和改善血糖调节能力等方面的作用，特别是对骨骼、关节和肌肉的强壮作用更大，不仅可以保持或增加瘦体重，延缓身体运动功能丧失，还有助于预防老年人的骨折和跌倒、缓解因其造成的伤害。

（3）按生理功能和运动方式分类

1）抗阻力训练：指肌肉对抗阻力的重复运动，具有保持或增强肌肉力量、体积和耐力的作用，如俯卧撑等。

2）关节柔韧性活动：指通过躯体或四肢的伸展、屈曲和旋转活动，锻炼关节的灵活性和柔韧性。所有年龄段的人都可以通过柔韧性练习来提高关节活动范围（range of motion，ROM）或柔韧性。

3）神经动作练习：包括身体平衡、协调、步态、灵敏性和本体感觉等控制技能的练习，以改善人体平衡和协调能力，如太极拳、瑜伽和体操等。

二、身体活动量

身体活动量是指人体在活动中所承受的生理、心理负荷量以及消耗的热量，取决于活动的强度、频率和持续时间。同样的身体活动量，强度大的可以在较低频率和较短时间完成，强度小的需要较高频度和较长时间。

1. **身体活动强度**　是指单位时间内身体活动的能耗水平或对人体生理刺激的程度，分为绝对强度（物理强度）和相对强度（生理强度），是身体活动和运动锻炼的重要指标。身体活动强度的判断见表 10-1。

表 10-1 身体活动强度的判断

身体活动强度	代谢当量（MET）	最大心率百分比 /%	目觉疲劳程度（RPE）	最大吸氧量（VO$_{2max}$）/%
低强度	<3	40~60	较轻	<40
中强度	3~6	61~70	稍累	40~60
高强度	7~9	71~85	累	61~75
极高强度	10~11	>85	很累	>75

注：引自 2011 年《中国成人身体活动指南（试行）》。

（1）绝对强度：是完成任何身体活动所需要的能力消耗水平，不考虑个人生理承受能力，可以用代谢当量（MET）、焦耳（J）或耗氧量来测量。代谢当量（metabolism equivalent，MET），指运动相对于安静休息时能量消耗的倍数，是国际上反映身体活动绝对强度最常用的单位。个体每周身体活动量的计算公式：

每周身体活动量（MET·min）= 代谢当量（MET）× 每周活动时间（min）。

（2）相对强度：指个人进行任何特定身体活动的难易程度。相对强度考虑了个体生理条件对某种身体活动的反应和耐受能力，通常用最大耗氧量（VO$_{2max}$）、最大心率百分比（%HR$_{max}$）和自觉疲劳程度（rating perceived exertion，RPE）来表示。相对强度更加适用于老年人和有健康问题的个体。

1）最大耗氧量（VO$_{2max}$）：指人体剧烈运动时，人体消耗的氧量可到达的极限水平，也可通过最大运动负荷测试得出。峰值耗氧量（VO$_{2peak}$）是指运动过程中出现摄氧量的最高值，正常人 VO$_{2peak}$ 与 VO$_{2max}$ 两者数值接近，因最大运动平台极难出现，VO$_{2peak}$ 可以近似认为是 VO$_{2max}$。采用摄氧量储备法（VO$_2$R 法）计算身体活动强度公式：

靶 VO$_2$R =（VO$_{2max/peak}$–VO$_{2rest}$）× 期望强度 %+VO$_{2rest}$

其中，VO$_{2max}$ 通常为 30mL（kg·min），VO$_{2rest}$ 通常为 3.5mL（kg·min）；计划身体活动强度范围为 50%~60%。

2）最大心率（HR$_{max}$）和最大心率百分比（%HR$_{max}$）：HR$_{max}$ 指人体剧烈运动时，人体心率可到达的极限水平，最大心率 =220– 年龄。采用心率储备法（heart rate reserve，HRR）计算身体活动强度公式：

THR =（HR$_{max}$–HR$_{rest}$）× 期望强度 %+HR$_{max}$

其中，THR 为靶心率；HR$_{max}$ 为最大心率，通常为 180 次 /min；HR$_{rest}$ 为安静时的心率，通常为 70 次 /min；计划身体活动强度范围为 50%~60%。

3）自觉疲劳程度：通过受试者自我感觉来评价运动负荷的指标，包括个体主观用力和疲劳程度，通常借助主观感觉疲劳程度量表进行测评。

（3）正常成人身体活动强度推荐：美国运动医学会（American College of Sports Medicine，ACSM）提出，健康状况不佳者可进行低、中强度（30%~40% HRR 或 VO_2R）的有氧运动；健康状况良好者可进行中等（40%~60% HRR 或 VO_2R）、高强度（60%~90% HRR 或 VO_2R）的有氧运动。可采取间歇式训练方式来完成推荐强度。2021 版《中国人群身体活动指南》提出：中等强度的身体活动（3~6MET）是有益于身体健康的活动水平。

2. 身体活动持续时间

（1）定义：指进行一次某项身体活动所需的时间，通常以"分钟"表示。身体活动时间的累积是指为达到某种身体活动目标的时间，由某一周期内每一次特定身体活动时间合计而来。

（2）正常健康成人的身体活动持续时间：正常成人（18~65 岁）每天至少需要进行 30min（每周至少 150min）的中等强度的身体活动，或每天至少 20min（每周至少 75min）的较大强度的身体活动，也可以采用中、高强度相结合的活动方式。

3. 身体活动频率

（1）定义：身体活动频率指某一段时间内进行身体活动的次数，一般以"周"为单位。

（2）正常成人活动频率：每周至少 5d 的中等强度的有氧运动；或每周至少 3d 的高强度有氧运动。身体活动频率可以结合时间来确定，每天 30min 的推荐量可分次进行，但每次至少持续 10min 或以上。

三、身体活动的测量

身体活动的测量方法包括标准测量法、客观测量法和主观测量法。标准测量法包括双标水法和间接测热法；客观测量法利用机械、仪器设备等进行测量；主观测量法主要借助身体活动问卷进行测评。标准测量法和客观测量法多用于实验研究，从身体活动能量消耗角度进行测量。主观测量法多用于流行病学调查和临床功能状态评估。

1. 标准测量法

（1）双标水法：是客观测量法中精确程度最高的方法。该方法让受试者通过服用经非放射性同位素 ^2H 和 ^{18}O 双重标记的水，通过测量尿液中同位素的含量，得到 ^2H 和 ^{18}O 的代谢速率，从而计算 CO_2 生成率和 O_2 消耗量，得出单位时间的能量消耗，结合人体基础代谢率，计算身体活动消耗。

（2）间接测热法：通过测量呼吸中的气体来计算 TEE，准确率较高，是能量测定的金标准,也是实验室和限制性情境中最常用的身体活动测量法。

2. 客观测量法

(1) 运动传感器

1) 计步器:即机械式步伐计数器,可以感应人体重心垂直方向的运动,精确记录行走的步数,是最受欢迎和最广泛使用的运动传感器。

2) 加速度传感器:是目前较为复杂的运动传感器,通过感应水平面、侧面和垂直方向的加速度值来推算身体活动的频率和强度。

3) 心率计:包括心电式心率计和光电式心率计,其优点是不仅能够客观、持续地测量体力活动能量消耗,还能记录身体活动的强度、持续时间及频率;不足之处在于单纯的心率不能灵敏地反映身体真实运动情况。

(2) 智能可穿戴设备:是以人为载体,通过便携式穿戴,实现设备与人体交互。智能可穿戴设备是身体活动测量领域的新兴工具,综合加速度计、心率计以及其他测量方法,能够更为全面地获取身体活动的信息。

3. 主观测量法

(1) 问卷调查法

1) 国际身体活动问卷(international physical activity questionnaire, IPAQ):由国际身体活动测量工作组于 2001 年制定,分为长卷和短卷 2 个版本,调查个体近 1 周的身体活动情况。IPAQ 长卷包括 25 道个体身体活动相关问题及 2 道个体静坐相关问题。身体活动情况由活动类型(工作、交通、家务、休闲)和活动强度(步行及中等、高等强度)构成。每类活动进一步询问 3 种不同强度身体活动的 1 周频率(d/ 周)和每天累计时间(min/d)。IPAQ 短卷包括 7 道问题,简单地分为步行、中等强度和高强度,询问不同强度身体活动的 1 周频率和每天累计时间。

2) 全球身体活动问卷(global physical activity questionnaire, GPAQ):由 WHO 编制,包括工作(有偿和无偿)、交通(步行和骑车)和自由支配时间(休闲、娱乐等)3 个方面的身体活动信息,共 16 个条目。个体活动级别标准:能量消耗达到 8MET/d 为高强度身体活动,能量消耗达到 4MET/d 为中强度身体活动,能量消耗达到 1MET/d 为低强度身体活动,通过计算个体每天在这 3 个领域中、高强度身体活动的总量,将其 1 周的总能量消耗划分为高强度身体活动、中强度身体活动和低强度身体活动 3 个级别。久坐行为由最后一个问题进行评定:"一天中你要花多少时间坐 / 躺着?"。

3) 健康体适能机构运动前筛查问卷:由 ACSM 等机构认证,用于运动前对受试者身体功能的基本情况进行了解和筛查。量表包括病史、症状、其他健康问题和心血管危险因素 4 个部分,采用"是"或"否"来回答。病史、症状和其他健康问题部分有任何特殊主诉者,运动前需要咨询医生或运动过程中需要专业人员的监督。心血管危险因素部分,若无任何主诉,则可进行身体活动与运动锻炼。

4)身体活动准备问卷(physical activity readiness questionnaire,PAR-Q):由ACSM推荐使用的身体活动风险评估调查问卷,用于筛查运动前的风险因素。PAR-Q包括7个身体活动相关问题,采用"是"或"否"来回答。7个问题任意一道回答"是"者,需要做进一步的医学检查和诊断;若回答均为"否",则可进入下一部分的检查。

5)主观感觉疲劳程度(ratings of perceived exertion,RPE)量表:由Brog等于1970年根据心理学原则制定,用于测定受试者在运动时自我评定所感知的运动负荷量的程度。量表分值范围为6~20分,得分越高,患者自觉疲劳程度越重。其中,12~13分为中等费力强度,14~16分为重度费力强度。该量表常用于有氧运动联合抗阻运动的运动量测评。

6)日常生活活动能力评定(activities of daily living,ADL):是对患者独立生活能力及功能残损状况做出的评定,不同级别代表不同的功能水平及残损程度,同时级别变换可以反映患者功能的改善或恶化情况。常用的ADL量表为Barthel指数评定量表,其通过对进食、洗澡、修饰、穿衣、控制大便、控制小便、用厕、床椅转移、平地行走及上楼梯10项日常活动的独立完成程度进行打分和分级。Barthel指数评定量表得分范围为0~100分,0分代表完全无生活自理能力,100分代表生活自理能力良好。根据该量表得分,可以将个体的ADL分为3个等级:≤40分为差,有重度功能障碍,大部分日常生活活动不能完成或需要他人服侍;41~60分为中,有中度功能障碍,需要极大的帮助方能完成日常生活活动;>60分为良,有轻度功能障碍,能独立完成部分日常活动,需要部分帮助。

(2)观察记录法:通常采用身体活动日记,即详细记录每15~30min的活动内容,连续记录1~3d,通过日记内容计算身体活动总的能量消耗。

▶ 第二节 造血干细胞移植患者身体活动

一、造血干细胞移植患者身体活动前评估

1. 造血干细胞移植患者身体活动前评估的内容

(1)患者一般状况评估:包括患者的性别、年龄、个人体质状况、生命体征、功能状况以及患者的运动喜好等。

(2)患者疾病及治疗状况评估

1)病史:是否合并心血管疾病、脑血管疾病、肺部疾病、肾脏疾病、代谢性

疾病、骨骼肌肉问题、深静脉血栓或栓塞症以及外周神经性病变等。

2）原发病情况：原发病诊断及治疗、贫血和血液系统异常情况。

3）疾病症状：是否有头晕、乏力、心悸、呼吸困难、胸部不适、恶心呕吐、营养不良、疼痛及疲乏等症状。

4）用药史：是否正在服用影响身体活动的药物，如降压药、利尿药以及治疗心脏病的药物。

（3）体格检查

1）体重：测量体重指数、腰围等。

2）生命体征测定：包括呼吸、脉率、心律和安静状态下的血压。

3）骨关节和肌肉情况：是否存在限制运动的骨关节疾病。

4）肺部听诊：听诊呼吸音情况，判断肺部感染的严重程度。

5）心脏听诊：有无心脏杂音。

6）肢体水肿情况：下肢水肿和外周动脉搏动的触诊。

7）神经功能检查：反射和认知功能检查。

8）肌力评级：肌力是指肌肉的收缩力量，一般分为 6 级（表 10-2）。

表 10-2　肌力分级标准

分级	表现
0	完全瘫痪、肌力完全丧失
1	可见肌肉轻微收缩但无肢体活动
2	肢体可移动位置但不能抬起
3	肢体能抬离但不能抗阻力
4	能做对抗阻力的运动，但肌力减弱
5	肌力正常

（4）肺功能测试：常用方法为肺活量测定法，常用的数据包括用力肺活量（FVC）、第 1 秒最大呼气量（FEV_1）、FEV_1/FVC 和呼气量峰值（PEF），以识别患者是否存在限制性或阻塞性呼吸问题。

（5）身体活动的危险因素

1）急性全身性感染，伴发热、疼痛和淋巴结肿大。

2）合并心脑血管疾病，如严重高血压、不稳定型心绞痛、急性心肌炎、心律失常、心肌梗死等。

3）未控制的代谢性疾病，如甲状腺功能亢进症、黏液性水肿等。

4）精神或躯体功能障碍无法行主动运动。

2. 造血干细胞移植患者身体活动的影响因素

（1）身体层面：疾病及治疗带来的躯体症状和并发症，如恶心呕吐、疼痛、营养不良、贫血、疲乏、睡眠障碍、身体虚弱、活动性感染、GVHD 等，导致患者无法运动。

（2）心理因素：对患者身体活动的影响源于躯体功能状况。移植前，患者参与身体活动的积极性较高；随着移植治疗的开始，患者入住空气层流无菌病房，各种因素导致其内心困扰程度较高，身体活动意愿明显下降。移植后，恢复较好的患者会表现出较高的身体活动积极性，躯体症状较多者活动积极性较差。

（3）环境因素：人文环境因素表现为医务人员对患者运动态度，以及病友之间的运动态度和评价。物理环境因素表现为特殊的住院环境使患者运动方式受限，尤其是移植期间，封闭式的隔离病房，患者活动空间有限。

（4）其他：患者个体化因素，如性别、年龄、文化水平、经济状况等，以及患者对身体活动的认知水平、社会支持状况等。

二、造血干细胞移植患者身体活动处方

1. 造血干细胞移植患者身体活动的内容

（1）有氧运动：是 HSCT 患者最常见的身体活动类型，适用于不同移植类型、不同治疗阶段的患者，尤其是接受非清髓性预处理或入院时身体功能状况较差的患者。

1）步行：简单易行，保护性隔离期间也可进行，对心血管和骨关节损伤较小，是 HSCT 患者进行有氧运动的首选方式。个体身体活动的能量可以千步当量来衡量，即一千步当量相当于普通人中等速度（4km/h）步行 10min（约 1 000 步）。一千步活动量的各类活动所需时间见表 10-3。

表 10-3 一千步活动量的各类活动所需时间

活动项目		强度/MET	千步活动量时间/min	强度分类
步行	3km/h，慢速，水平硬表面	2.0	20	低
	4km/h，水平硬表面；下楼；下山	3.0	10	中
	4.8km/h，水平硬表面	3.3	9	中
	5.6km/h，水平硬表面；中慢速上楼	4.0	7	中
	6.4km/h，水平硬表面；0.5~7kg 负重上楼	5.0	5	中
	5.6km/h 上山，7.5~11kg 负重上楼	6.0	4	高

续表

活动项目		强度/MET	千步活动量时间/min	强度分类
自行车	<12km/h	3.0	10	中
	12~16km/h	4.0	7	中
	>16km/h	6.0	4	高
家居	洗盘子,熨烫衣物	2.3	15	低
	做饭或准备食物,走动,看孩子(轻度用力,坐位)	2.5	13	低
	擦窗户	2.8	11	低
	整理床铺、搬桌子	3.0	10	中
	手洗衣服	3.3	9	中
	扫地、扫院子、拖地板、吸尘	3.5	8	中
	和孩子游戏,中等用力(走/跑)	4.0	7	中
文娱体育	柔韧性活动(压腿、拉韧带),哈他瑜伽	2.5	13	中
	慢速舞蹈,排球练习	3.0	10	中
	早操,太极拳	3.5	8	中
	乒乓球练习	4.0	7	中
	健身操,上下楼,羽毛球练习	4.5	6	中
	网球练习	5.0	5	中
	一般健身房运动,集体舞,起蹲	5.5	4	中
	走跑结合(慢跑成分少于10min),篮球练习	6.0	4	高
	慢跑,足球练习,轮滑旱冰	7.0	3	高
	跑步(8km/h),跳绳(慢速),游泳,滑冰	8.0	3	高
	跑步(9.6km/h),跳绳(中速)	10.0	2	高

注:引自 2021 版《中国人群身体活动指南》。

2)骑车:也是有氧运动常用的锻炼方式之一,一般以中等速度骑行 30min 左右,也可采用间歇式骑车法,即先慢骑,再逐步加速。

3)日常生活活动:在步行锻炼的基础上,鼓励患者尽可能参加日常生活中的各种身体活动,如做家务、娱乐等。注意事项:①避免久坐。若无特殊禁忌,鼓励患者能站不坐,每小时活动一下,避免长时间看手机和电视。②充分利用休息时间。康复期间的患者,可利用休闲时间散步、骑车等。③加强日常生活自理能力。疾病情况允许者尽可能自己完成吃饭、穿衣、洗澡以及做家务等日常活动,避免过分依赖他人。

（2）抗阻力训练:一般需要借助自身体重、弹力带、拉力器、哑铃和沙袋等器械来完成,以增加肌力。HSCT患者治疗期间和移植后身体活动明显减少,导致肌肉萎缩和肌力下降,尽早进行抗阻力活动有助于保持身体协调性。对于HSCT患者而言,相比其他运动类型,抗阻力训练对塑造肌肉质量更加有效。

1）弹力带:轻便易行,任何地点都可开展,运动过程中不易发生跌倒事件,是HSCT患者进行抗阻运动最安全的方法。借助弹力带可以完成俯卧撑、深蹲起、过顶臂屈伸、屈膝收腹以及腿部拉伸等训练。

2）举重练习:举杠铃、哑铃、壶铃、沙袋等。

3）固定器械:坐姿推胸、划船训练、肩上推举、仰卧屈体以及站姿腿弯举等。

4）徒手练习:仰卧起坐、俯卧背伸展以及俯卧撑等。

（3）柔韧性训练:是针对人体各肌肉、关节和韧带组织进行的伸展性活动和弹性活动,包括动力拉伸和静力拉伸。

1）动力拉伸:指有节奏地通过多次重复某一动作的拉伸方法,如左右转体、想象踢球和徒手箭步蹲行等。

2）静力拉伸:是指通过缓慢的动力拉伸,将肌肉、肌腱、韧带等软组织拉长,并停留一定时间的练习方法,如单腿站立。

（4）神经动作练习:包括身体平衡、协调、步态、灵敏性和本体感觉等控制技能的练习,以改善人体平衡和协调能力,如练习太极拳、瑜伽和体操等。

（5）联合运动:不同身体活动形式,锻炼效果不尽相同,相比单一的有氧活动或抗阻力训练,联合运动方式能让患者更受益。因此,HSCT患者的身体活动应以有氧耐力运动为主,结合抗阻力、关节柔韧度和日常生活中的各种身体活动,运动形式尽可能多样化。有氧运动结合抗阻力活动,如步行结合弹力带、骑车或慢跑结合哑铃等;有氧运动结合抗阻力活动基础上,可增加呼吸功能训练、放松训练,以及颈、肩、腰、膝、脚踝等关节的伸展运动。

2. 造血干细胞移植患者身体活动量

（1）身体活动强度:HSCT患者身体活动强度取决于患者的个体基本情况、初始身体活动水平以及疾病状态。移植期间和移植后初期,宜选择中、低强度身体活动。免疫和造血功能完全恢复、机体情况稳定的康复期患者可以尝试中、高强度抗阻力活动。具体活动过程中,可以参考靶心率、自觉费力程度、每个动作的最大重复负荷和最大吸气压指标决定。

1）靶心率:相对大多数成人的要求,HSCT患者运动靶心率相对低一些,为贮备心率的40%~60%或50%~70%。

2）自觉费力程度：采用主观感觉疲劳程度量表进行测评。通常将 HSCT 患者的量表得分，有氧运动强度维持在 12~13 分，抗阻运动强度维持在 14~16 分。

3）每个动作的最大重复负荷：代表做一个极限强度动作的重复次数，常用于调整和适应高强度的抗阻运动。

4）最大吸气压：代表呼吸训练时吸气肌锻炼的强度，HSCT 患者一般以40% 的最大吸气压作为负荷进行吸气肌训练。

（2）身体活动持续时间和频率：HSCT 患者的身体活动时间需根据个体情况、治疗进程、活动类型和活动强度进行调整，循序渐进，逐步达到身体活动目标。活动的时间和频率通常为 10~60min/ 次，每天 1~5 次，持续时间 4~24 周。移植期间和移植后初期，患者身体情况较差、体力尚未恢复者，可增加每日或每周的运动频次，减少每次运动时间，如 10~15min/ 次，每天 2~3 次；处于移植前准备期或移植后康复期，身体情况良好，活动意愿较强者，可增加运动时间、减少运动频次，如 30min/ 次，每天 1~2 次。

三、造血干细胞移植患者身体活动指导

HSCT 患者在身体活动和运动锻炼前，应接受身体素质测试与评估，明确病史、合并症、治疗进展以及用药情况等信息，做好活动前准备工作。理想的身体活动计划需满足机体对健康和体适能的需求，除了 ADL 外，具体活动内容应该涵盖有氧运动、抗阻力训练、柔韧性练习以及神经动作练习等，日常生活中还需要注意避免久坐行为。

1. 单次身体活动的基本组成　一次简单的身体活动应该由热身、体能训练、整理活动以及拉伸 4 个阶段组成。

（1）热身：是指进行至少 5~10min 的低、中等强度的有氧活动和肌肉耐力运动，以增加关节活动度，降低损失风险。

（2）体能训练：包括至少 20~60min 的有氧运动、抗阻力活动、柔韧性训练、神经动作练习以及竞技运动。

（3）整理活动：包括至少 5~10min 低到中等强度的有氧活动和肌肉耐力运动，目的是使个体心率（heart rate，HR）和呼吸频率（breathing rate，BR）恢复到正常水平，消除机体在较大强度运动过程中肌肉所产生的代谢物。

（4）拉伸：时间为 10min，一般安排在热身和整理活动后，也可使用保温袋热敷肌肉后进行。

2. 不同移植阶段患者身体活动指导　HSCT 患者身体功能在移植前就已经受到疾病影响，因此有必要鼓励其早期开展身体活动。研究表明，患者在移植的任何阶段进行身体活动和运动锻炼均是可行且有益的。身体活动和运动锻炼的类型需要根据其不同移植阶段的身体状况决定。

（1）移植前期:患者由于已经接受了一定时期的放化疗,身体活动量有所下降,因此,移植前 1~4 周,积极开展身体活动和运动锻炼有助于增强患者的肌肉力量和心脏血管储备,为即将到来的移植治疗做准备。研究发现,自体 HSCT 患者在移植前进行一定量的身体活动和运动锻炼,有助于动员造血干细胞,提高移植的成功率。

1）有氧运动:可开展每天 30~60min（每周 150~300min）,每周≥5d 的中等强度有氧运动;或每天 20~30min（每周 75~100min）,每周≥3d 的较大强度有氧运动;或者同等量的中、高强度运动相结合。主要运动形式可以选择步行、骑脚踏车和游泳等。

2）抗阻力训练:可进行每周≥2d 的中等强度抗阻力训练,可将身体划分为上肢（胸部、肩部、上背部、肱二头肌、肱二头肌和腹部）和下肢（臀部、大腿和小腿）两个部分进行锻炼,每个肌群采用一项动作。

3）柔韧性训练:可进行每次 30~60s,每周≥2d 的拉伸训练。HSCT 患者以静力拉伸方式为主,强度为拉伸至感觉紧绷或轻微不适。

（2）移植期间:病房环境因素和患者身体因素使运动方式较为局限,且患者造血功能和免疫功能尚未恢复,常常伴随各种躯体症状。此阶段,医务人员可以根据患者治疗进展制订不同程度的身体活动训练计划。患者可以选择中、低强度的抗阻力训练,关节主动活动练习、呼吸功能锻炼等。活动量为每次 5~10min,每天 3~6 次,每周≥5d。患者的身体活动和运动锻炼一定要在专业人员的监督下进行,适时调整运动方案,严格保障患者安全。

（3）移植后初期:因保护性隔离、输液、24h 床旁监测、发热、疲乏以及疼痛等因素,患者的身体活动量显著下降。这一阶段,患者可以选择中、低强度的身体活动,如抗阻力运动和关节主动活动相结合,内容包括颈部运动、肩部运动、肘部运动、臀部伸展或弯曲训练、小腿抬高以及踝关节背伸和跖屈等;抗阻力运动包括二头肌弯曲、三头肌伸展、胸部按压、下蹲、膝盖伸展、腿弯曲和伸展训练等。身体活动量为每次 5~30min,每天 1~6 次,每周≥5d。身体虚弱者可适当减少活动时间,增加活动频率,根据身体情况采用渐进式运动训练。

（4）移植后长期生存期间:随着患者造血和免疫功能的恢复,移植后长期生存期间,患者的注意力从治疗疾病逐步过渡到身体康复和 QOL。此阶段患者可以开始尝试中、高强度的身体活动与运动锻炼,如躯干运动、腰腹运动、广播体操等,同时做好长期的锻炼计划,以预防慢性疲劳、肌肉减少和肌肉质量下降等问题。建议从出院当天开始,以有氧运动和抗阻力训练为主,辅以呼吸功能锻炼、放松训练、日常生活自理能力训练等。活动频率为每次 30min,每天 1~2 次,每周持续 5d,身体状况较好者可在此基础上增加活动量。

3. 造血干细胞移植患者身体活动的注意事项

（1）HSCT 患者身体活动的基本要求

1）血小板计数 <20×10^9/L，绝对卧床休息。

2）血小板计数 >20×10^9/L，血红蛋白 >80g/L，可行床上活动。

3）血小板计数为（20~50）$\times 10^9$/L，可行床边活动。

4）血小板计数 >50×10^9/L，可循序渐进地开展身体活动与运动锻炼。

（2）HSCT 患者身体活动的禁忌证

1）合并血小板减少症：血小板计数 <20×10^9/L。

2）中重度贫血：血红蛋白 <80g/L。

3）活动性出血。

4）高热。

5）中重度感染。

6）中重度恶心呕吐。

7）躯体疼痛。

8）合并病理性骨折。

（3）HSCT 患者身体活动的注意事项

1）HSCT 患者开展身体活动和运动锻炼前，需要进行健康体检和评估。身体活动需要根据患者个体情况、治疗进展、疾病康复状态以及患者意愿决定。

2）身体活动强度应从低强度到中等强度进行，锻炼内容应简单易行，便于患者操作和掌握。

3）移植期间和移植后早期，患者身体虚弱，要做好活动前准备工作，活动过程中根据个体情况调整运动强度、持续时间，以降低骨折风险。

4）多发性骨髓瘤和合并有骨转移性病变者，加强医务人员的监测和患者自我检测，做好医学检查和随访。

5）体内留置管道和接受放射治疗者避免游泳类运动方式。

6）骨髓抑制患者具有感染风险，避免去人口密集和公共场所如健身房进行运动锻炼。

7）服用特殊药物者注意药物对运动反应的影响。

四、造血干细胞移植患者身体活动效果评价

1. 心肺功能和身体功能评定

（1）心功能评定：常用方法包括主观感觉分级，如心脏功能分级和自觉用力程度分级、心脏负荷试验如心电运动试验、6 分钟步行试验（6-MWT）等。

1）心脏功能分级：通常采用美国心脏协会的分级方法（表 10-4）。

表 10-4　心脏功能分级（美国心脏协会）

分级	表现
Ⅰ级	体力活动不受限制，一般性活动不引起心功能不全征象
Ⅱ级	体力活动轻度受到限制，一般活动可引起乏力、心悸、气急等症状
Ⅲ级	体力活动明显受限制，轻度活动可引起心功能不全征象
Ⅳ级	体力活动重度受到限制，任何活动都会引起心功能不全征象，甚至休息时也有心悸、呼吸困难等症状

2）自觉用力程度分级：通常采用主观感觉疲劳程度量表进行测评。

3）心电运动试验：包括极量运动试验、亚（次）极量运动试验、症状限制运动试验以及低水平运动试验。国内最常用的是 Bruce 方案，即平板运动试验方案和世界卫生组织（WHO）推荐方案，即踏车运动试验方案。

4）6-MWT：是主要通过检测者在平直坚硬的走廊内步行 6min 所通过的最大距离判断其心功能强度的一种检测手段。6-MWT 结果参考值：正常成人一般为 400~700m；<150m 提示重度心功能不全；150~425m 为中度心功能不全；426~550m 为轻度心功能不全。6-MWT 是评价心肺功能最简单易行的方法。研究显示，规律的身体活动和运动锻炼可以有效延长 HSCT 患者 6min 步行的距离。

（2）肺功能评定：主要评估患者呼吸困难程度以及进行肺容积和肺通气测定。

1）呼吸困难程度：呼吸困难是患者主观感觉和客观征象的综合表现，主观上感觉吸气不足、呼吸费力，客观上表现为呼吸频率、节律和深度的改变，呼吸困难程度分级见表 10-5。

表 10-5　呼吸困难程度分级

分级	表现
Ⅰ级	患者在劳动后比正常人更容易出现呼吸短促的情况
Ⅱ级	患者在快走或爬楼梯过程中出现明显的气短现象
Ⅲ级	患者说话、穿衣等轻微活动就会出现气短症状
Ⅳ级	患者不能做任何活动，安静过程中就会有气短的表现，而且不能平卧

2）肺容积和肺通气测定：①肺容积测定指标包括潮气量（TC）、深吸气量（IC）、补呼气量（ERV）、肺活量（vital capacity, VC）、功能残气量（FRC）及残气量（RV）。②通气功能测定指标包括每分通气量（VE）、最大通气量（MVV）、用力

肺活量(forced vital capacity,FVC)、肺泡通气量(VA)。③运动气体代谢测定指标包括摄氧量(VO_2)、最大摄氧量(VO_{2max})/峰值耗氧量(VO_{2peak})、代谢当量以及无氧阈(AT)。HSCT患者常用的指标为峰值耗氧量、肺活量以及用力肺活量等。研究发现,峰值耗氧量是HSCT患者病死率的预测因子,移植前每分钟峰值耗氧量≤16mL/kg的患者,相比峰值耗氧量>16mL/kg的患者,前者有更高的移植后死亡风险。规律开展有氧运动和抗阻运动,能够提高HSCT患者的峰值耗氧量,改善其心肺功能。诸多研究也推荐HSCT患者早期开展呼吸功能锻炼,以改善其呼吸困难症状和心肺功能。

(3)肌肉力量:肌肉组织和肌肉力量对于个体维持机体内环境稳定、保持体位以及完成各项活动有重要作用。肌肉力量的下降不仅影响患者的活动能力和平衡能力,还会增加其跌倒和骨折的风险。HSCT患者移植期间使用的药物存在肌肉毒性,加之身体活动量显著减少,患者普遍存在四肢肌肉力量的下降。研究表明,移植后6个月内发生的肌肉力量下降一般在5年内都难以恢复,因此,有必要早期加强HSCT患者的肌肉力量训练。HSCT患者上肢肌肉力量常用的测评方法包括握力器测量握力、电子背力计测量背力、30s手臂弯曲试验;下肢肌肉力量常用的测评方法包括30s椅子站立试验、膝关节屈伸等动肌力测试、膝关节最大等动屈伸肌力、踝关节最大等动屈伸肌力、仪器测量股直肌横截面积、定时爬楼梯试验等。

(4)身体功能状态:可采用卡氏功能状态(KPS)评分进行测评。KPS量表的得分为0~100分,0分代表死亡,100分代表正常水平,得分越高,表明健康状况越好。一般认为,KPS得分在80分以上为生活自理,50~70分为生活半自理,50分以下为生活不能自理,需要他人的帮助。规律的有氧运动,如步行等可以改善HSCT患者的身体功能状态,移植后100d的测评结果显示,相比身体活动较少的患者,前者KPS评分≥90分的比例更高。

2. 心理功能指标

(1)情绪状态:情绪是一种基于反应(愉快、不愉快)和激活(唤醒)的独立多维度、短暂、主观的感受状态。身体活动会影响HSCT患者的情绪状态,并且这种作用受施加运动剂量影响。除了改善负性情绪,身体锻炼也与自尊、快乐、幸福感等积极情绪存在相关性。

(2)焦虑:证据表明,规律的中、高等强度的身体活动能减少个体的一般性焦虑感;快速、多次、短暂的运动锻炼能减少焦虑症状;规律的中、高等强度的身体活动能减少成人和老年人的焦虑行为。

(3)抑郁:规律的中、高等强度的身体活动能降低个体抑郁的发生率。无论抑郁程度是否达到临床诊断标准,身体活动都能减轻抑郁症状,尤其是重度抑郁症患者的症状。

（4）自我效能感：个体的身体活动行为与自我效能感存在相关性，能够规律进行身体活动和运动锻炼的患者其自我效能感往往处于较高水平。医务人员也可以从提升患者疾病管理的自我效能感来促进其规律锻炼。

3. 疾病特异性指标

（1）疾病症状的严重程度：HSCT 患者往往经历不同程度的症状困扰。研究显示，运动锻炼、放松训练联合心理教育能够改善 HSCT 患者症状群（口腔黏膜炎、胃肠道症状、生理症状、情感症状以及认知功能）的严重程度。

（2）全血细胞计数：有限的证据表明，规律的身体活动和运动锻炼能够改善 HSCT 患者中性粒细胞减少症、血小板减少症的持续时间，提高个体的血红蛋白水平。研究表明，相比身体活动量较少或无活动组的患者，规律进行床上功能锻炼组的患者淋巴细胞计数有所增加且差异有统计学意义。一项规律的有氧运动、抗阻力训练联合重组人红细胞生成素治疗的研究的结果证实，运动能够减少 HSCT 患者红细胞输注次数和干细胞尝试采集次数，改善其氧合功能。

（3）住院天数：规律的身体活动和运动锻炼能够改善 HSCT 患者的呼吸功能状况、免疫功能以及整体身体功能状况，因此，相比长时间卧床和久坐的患者，规律身体活动和运动锻炼的 HSCT 患者的康复效果可能更好，机体恢复较快，住院时间缩短。

（4）病死率：规律的身体活动和运动锻炼能够降低 HSCT 患者的总体病死率。

4. 其他测评指标

（1）健康相关 QOL：规律的身体活动能够改善个体健康相关 QO。对于 HSCT 患者，移植期间和移植后开展规律的身体活动和运动锻炼，能够有效提高其整体 QOL 水平，具体表现为规律运动可以改善患者的躯体功能，放松心情，缓解其内心压力，改善其情绪功能，以及通过各种训练活动，改善其认知功能，但对于患者的社会功能和角色功能方面的改善程度不明显。

（2）认知功能：规律的中、高等强度的身体活动与认知改善之间存在相关性，会对认知功能的多个维度产生有利影响，主要表现为能够降低个体患痴呆的风险和改善其执行能力。此外，身体活动能改善认知功能的其他组分，如记忆力、处理速度、注意力和学业表现等。认知功能减退是 HSCT 患者移植后常见的症状之一，移植后 1~5 年，患者言语流畅性和执行功能等方面仍低于正常标准，规律的运动锻炼能够降低 HSCT 患者认知功能障碍发生率，但具体运动的内容还需要进一步探讨。

（3）疲乏水平：移植期间和移植后，疲乏症状均会困扰患者，影响其日常生活。规律的身体活动和运动锻炼可以改善 HSCT 患者的疲乏程度。研究显示，移植后 6 个月,运动组患者的疲乏水平仍有下降。

(4)睡眠:睡眠是一种可逆的感知觉减退的行为状态,其特征为对环境无反应,是一生中健康和幸福感的重要决定因素。研究表明,规律的身体活动和运动锻炼不仅能够缓解个体焦虑、抑郁水平,还能增加大脑内 5- 羟色胺浓度,提高患者免疫力,是一种改善睡眠质量的有效方法。采用多导睡眠监测方法的研究的结果显示,增加中、高等强度的身体活动能减少个体睡眠的潜伏期、改善睡眠效率、提高睡眠质量,个体能获得更多的深度睡眠。使用睡眠相关的主观测评量表的研究的结果表明,增加中、高等强度的身体活动能减少个体白天打瞌睡的情况,提升睡眠质量,降低催眠药的使用频率。HSCT 患者普遍存在睡眠质量下降情况,主要原因为躯体不适、留置管道影响、内心压力困扰以及环境嘈杂等,规律的身体活动和运动锻炼可以转移其注意力,放松身心压力,改善睡眠状况。

(毛靖 刘敏杰)

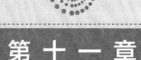

第 十 一 章

造血干细胞移植幸存者教育与家庭支持

随着移植治疗技术和支持性护理的不断发展,造血干细胞移植(HSCT)例数不断增加,患者的生存率不断提高,生存周期不断延长。幸存者即幸存活下来的生还者,国外对于癌症幸存者的定义为"从癌症确诊到生命结束的所有患者都属于癌症幸存者",国内对癌症幸存者的定义为"已经完成常规治疗如手术、放化疗,进入随访期的癌症患者"。HSCT患者在经历了血液恶性疾病的诊断、化疗、移植前预处理以及干细胞输注等一系列艰难时期,回归家庭和社会后,HSCT幸存者仍需要面对生理、心理、社会和精神等多方面的挑战。为了促进患者身心康复,移植团队和相关医务人员需要协助患者有计划地管理疾病,制订近期和长远的健康照护计划,包括避免和识别并发症、如何应对新的健康问题、内分泌功能恢复计划、营养管理、身体活动以及复查等。HSCT患者的身心康复是一个长期目标,在此过程中,患者的家庭成员在照护活动中扮演着不可替代的角色,因此,给予其家庭必要的信息支持和心理护理也是十分必要的。

▶ 第一节 造血干细胞移植幸存者教育

一、出院准备服务

1. **出院准备服务的概念** 出院准备服务(readiness for hospital discharge)又称为出院计划、出院规划,是指秉承以患者为中心的理念,在患者入院后即对其进行评估,筛选出有后续照护需求或有延迟出院风险的患者,由多学科医疗团队共同讨论为患者和家属提供合适的出院后照护计划或协助其转入合适的下级机构或养老机构接受照护,使患者和家属能安心地离开医院,同时保证患者得到持续而完整的医疗照护服务。

2. 出院准备服务的主要原则

（1）时效性：尽早筛查出有出院准备服务需求的患者，一般为入院后24~48h，以便有充分的时间收集患者信息，制订出院照护计划。

（2）多学科协作：包括医师、护士、药剂师、营养师、康复治疗师、心理咨询师等在内的服务团体，同时鼓励患者和家属积极参与。

（3）患者及家属参与：作为出院准备服务的主要受益者，患者及家属的参与对于制订有针对性的出院计划、提供高质量的出院照护服务也是十分必要的。

（4）专人协调：为了保证患者在各个单元照护的连续性，专人负责患者管理对于优化出院准备服务质量尤为重要，通常由具有一定工作经验的护士担任，尤其是高级实践护士。

（5）积极调动社会资源：患者完成主要治疗出院后，其身边的社会资源是延续照护系统的重要内容。社会资源主要指能够保障患者出院后获得持续照护的资源，如居家护理服务、医疗康复机构、社区卫生保健服务中心、日间照护中心和辅助用具租借服务中心等。

3. 出院准备服务的实施者

（1）高级实践护士：由护士主导、多学科小组参与的形式。护士负责各专科小组成员的工作协调、出院计划的制订与实施以及随访等。

（2）出院准备服务小组：由专业医师、护理管理者、高级实践护士、协调者以及其他学科专业人员组成。小组成员定期召开多学科个案讨论会，商讨制订患者出院准备服务的各项具体工作内容和照护计划。

4. 出院准备服务的测评工具

（1）出院准备度评价量表（readiness for hospital discharge scale，RHDS）：由Weiss等编制，包括自身状况（7个条目）、疾病知识（8个条目）、出院后应对能力（3个条目）、可获得的社会支持（4个条目）4个维度，共22个条目。其中，第1个条目为是非题，以"是"或"否"作答，不计入总分。其余条目以0~10分作答，0分代表"一点都不知道"，10分代表"完全知道/能"，条目3和条目6为反向计分，总分越高，受试者的出院准备越充分。量表总的内容效度指数为0.85，Cronbach's α系数为0.93，各维度Cronbach's α系数为0.85~0.93。中文版RHDS由林佑桦等汉化，包括个人状态（3个条目）、适应能力（5个条目）和预期性支持（4个条目）3个维度，共12个条目。中文版RHDS的Cronbach's α系数为0.97，各维度的Cronbach's α系数为0.81~0.97。

（2）出院指导质量量表（quality of discharge teaching scale，QDTS）：由Weiss等于2007年编制，包括患者出院前需要的内容（6个条目）、患者出院前实际获得的内容（6个条目）和指导技巧及效果（12个条目）3个维度，共24个条目。前 2 个维度的 12 个条目形成配对的 6 组条目,通过比较这两个维度的得分,了解出院指导的效果。量表采用 0~10 分计分方式,整个量表通过计算"患者出院前实际获得的内容"和"指导技巧及效果"维度的总分(0~180 分)来衡量出院指导的质量,得分越高,出院指导质量越好。中文版 QDTS 由王冰花等汉化,包括 24 个条目,整个量表的内容效度指数为 0.98,Cronbach's α 系数为 0.924,各维度的 Cronbach's α 系数为 0.882~0.935,Guttman 折半系数为 0.847。

(3) Blaylock 风险评估筛选表(Blaylock risk assessment screen,BRASS):由 Blaylock 于 1992 年提出,用于患者入院时筛选有长期住院风险且需要出院计划服务的个案。量表包括年龄、居住状态 / 社会支持、功能状态、认知能力、行为模式、活动能力、感觉异常、既往住院或进急诊的次数、现存的疾病问题及目前使用的药物种类 10 个项目,总分为 0~40 分。根据受试者得分情况分成 3 个级别:<10 分表示对出院计划服务的资源需求很少;10~19 分表示需要出院计划服务的资源介入;≥20 分表示患者病情复杂、困难,需要出院计划服务,包括康复和后续照护资源。

(4) 癌症患者综合需求评估量表(comprehensive needs assessment tool in cancer for patients,CNAT):由 Shim 等研制,我国赵新爽等汉化,用于评估癌症患者综合需求的量表,包括身体症状需求、心理情感需求、知识信息需求、实际支持需求、社会精神支持需求、医疗和护理需求、医院设施需求 7 个维度,共 59 个条目。量表采用 4 级评分,从"不需要""低需求""中需求"到"高需求",依次记为 0、1、2、3 分,分数越高表明患者需求水平越高。总量表的 Cronbach's α 系数为 0.952,各维度的 Cronbach's α 系数为 0.824~0.948;总量表的重测信度为 0.807,各维度的重测信度为 0.790~0.902;总量表的折半信度为 0.812,各维度的折半信度为 0.732~0.835。

(5) 连续性护理量表(patient continuity of care questionnaire,PCCQ):由 Hadjistavropoulos 等于 2008 年编制,包括与医院团队的关系、信息的传递、与社区团队的关系、书面表格的管理、后续追踪 / 随访的管理以及社区与医院团队间的沟通管理 6 个维度,共 41 个条目。量表采用 1~5 分计分方法,1 分代表"非常不同意",5 分代表"非常同意"。我国台湾学者陈晓梅等于 2013 年将其引入并汉化,得出 6 个维度 35 个条目的中文版量表,其整体表面效度为 0.93,Cronbach's α 系数 0.96,重测信度为 0.94,具有良好的信效度。

5. 出院准备服务的实施时机和方式

(1) 实施时机:患者入院期间(48h 内)和出院后的连续护理。

(2) 实施方式

1) 非制度化的出院准备服务:即传统的出院服务,只有医生和护士参与,缺乏完善的出院计划流程、转介服务系统以及出院服务记录。

2）制度化的出院准备服务：医务人员主导，患者与家属积极参与计划的制订，具有完善的出院计划流程、格式化转介系统以及完善的出院准备服务记录，对患者利益相关人员的角色、功能和职责都进行了清晰的界定。

6. 出院准备服务的实施流程

（1）识别

1）筛选服务对象：判断有后续照护需求或延迟出院风险的患者。

2）主要考察因素：原发疾病、年龄、日常生活自理能力、经济状况、认知功能状况以及照护者照护能力等。

（2）评估：完整的评估内容应包括患者的医疗与照护需求，如日常生活自理能力、认知功能、疾病相关自我管理能力、出院后的照护需求；家庭状况评估，包括家庭环境、主要照护者的照护能力、社会支持水平；社会资源评估，如社区资源是否满足患者康复需求。

（3）计划：根据整体评估结果制订患者住院期间和出院后的照护计划。

1）住院期间：关注患者照护需求的满足和出院后照护技巧的训练。

2）出院后：关注患者后续康复安排，确认其是返回家庭还是转入当地相关机构。返回家庭者需要重视其主要照护者的照护知识和技能指导，提供相关医疗辅助器械介绍以及可利用的医疗资源等；拟转入其他机构者，为患者准备好疾病资料，并与相关机构进行有效沟通，保证患者照护的延续性和连续性。

（4）执行：根据出院计划提供健康教育、护理措施、协调与转介服务。

（5）评价：患者照护需求的满足程度、患者对出院准备服务的满意度、非计划性再入院情况、整体医疗照护的满意度。

二、造血干细胞移植幸存者的出院准备服务

HSCT 的过程通常为 1 个月左右，具体时长因人而异。完成移植的患者，通常会转入普通病房进行进一步观察和治疗，恢复较好的患者也可以直接出院。移植团队可以为有需求的 HSCT 幸存者提供出院准备服务，服务时机可以从患者拟行 HSCT 开始，直至出院后 100d。出院准备服务的内容包括患者整体评估、制订出院计划、出院后康复指导、专科会诊咨询服务、协助转诊、提供社区和居家护理服务信息、医疗器械和辅助用具咨询服务以及随访等。

1. 出院指征

（1）血常规：中性粒细胞计数 $>(0.5\sim1.0)\times10^9$/L，血小板计数 $>50\times10^9$/L。

（2）其他重要实验室检查结果基本正常。

（3）无活动性感染及其他合并症。

（4）可经口摄食，营养状况良好。

（5）一般身体功能状况良好，可服用和耐受口服药物。

2. 筛选出院准备服务对象

(1) 筛查时机：患者拟行 HSCT 日起，一般于 24h 内完成筛查。

(2) 服务对象：基于筛查结果，将有需求的 HSCT 患者纳入出院准备服务的个案。基于血液疾病的严重性和 HSCT 治疗方式的特殊性，患者往往有较高的照护需求，因此也可以考虑为所有 HSCT 患者提供出院准备服务。

(3) 筛查工具：尚缺乏特异性 HSCT 患者出院准备服务筛查量表，可以借助普适性量表或根据移植患者特点自制筛查工具。

3. 出院整体评估

(1) 整体评估时机：筛选出有出院准备服务需求的患者后，可进一步开展整体评估，以充分获取患者信息。

(2) 整体评估的内容：①一般信息，包括患者性别、年龄、文化程度、经济状况、主要照护者、联系方式等。②原发疾病及移植相关治疗信息，包括移植前的基本治疗信息、移植预处理方案、人类白细胞抗原（HLA）配型、造血干细胞输注、造血和免疫重建情况等。③身体状况，包括日常生活自理能力和身体功能状态。④营养状况，包括营养风险筛查、营养综合评定结果以及营养支持情况。⑤治疗需求，包括患者对移植治疗的目标、专科会诊需求及治疗沟通需求。⑥出院后的服务，包括出院后服务的内容和形式、协助转诊需求、医疗器械和辅助用具咨询服务。⑦可获取社会资源，包括患者的居家护理和社区服务信息、社会支持水平及经济支持情况。⑧再入院，包括患者出院后 30d 内以及移植后 100d 内的非计划性再入院风险。⑨照护者信息，包括照护者性别、年龄、与患者的关系、文化程度以及照护能力和意愿。

(3) 整体评估工具：可借助出院准备服务的测评工具或自行设计 HSCT 患者的整体评估单。造血干细胞移植患者出院评估单见附录十二。

4. 制订出院计划 根据整体评估结果为 HSCT 患者制订个体化的出院计划，造血干细胞移植患者出院计划清单见附录十三。

(1) 出院基本信息：出院小结、出院尚存症状等。

(2) 出院用药清单：出院后的持续用药情况，包括药品、剂量、服药时间、服药方法和用药注意事项。

(3) 出院后初步护理计划：根据患者移植后的症状和并发症情况，与移植医师充分沟通后，初步制订短期的护理计划。

(4) 出院护理服务项目内容和方式：与患者及家属沟通后，确定出院后的主要服务内容和方式。

(5) 随访记录：随访项目、时间和随访者。

(6) 后续医疗支持：患者是否需要转介至其他医疗保健机构进行治疗。

5. 出院后的康复指导内容

（1）疾病监测

1）原发病监测：①移植后 1 年内，每个月复查骨髓穿刺结果，行骨髓细胞学、微小残留病灶等检测。第一次做骨髓穿刺检查后需将检查报告送法医鉴定，检测骨髓供受者嵌合度。②移植后第 13~24 个月，每 2~3 个月复查骨髓穿刺结果。③移植后第 25~60 个月，每半年复查骨髓穿刺结果。④移植后第 3 个月左右，行腰椎穿刺检查，检测脑脊液供受者嵌合度，若存在供受体嵌合，建议 1~2 个月后再次复查。⑤根据原发病危险度分级、移植前缓解状态等情况，高危患者适当增加监测次数。⑥再生障碍性贫血患者移植后，根据医师建议完成 1 次骨髓穿刺、腰椎穿刺检查，检测骨髓、脑脊液供受者嵌合度。

2）GVHD 监测：移植后 3 个月内每周复查血常规、肝肾功能、电解质和药物浓度（环孢素或他克莫司）。临床表现主要观察 5 方面：①皮肤表现包括色素减退或色素沉着、皮肤异色、皮肤硬化、皮肤瘙痒、皮疹、疼痛、肢体活动受限等。②口腔有无口干、疼痛、口腔溃疡、张口困难等。③眼部有无眼干、疼痛、红、肿等。④胃肠道有无食欲减退、恶心、呕吐、腹痛、腹泻、体重下降等。⑤肝脏有无总胆红素、碱性磷酸酶（ALP）、γ- 谷氨酰转移酶（GGT）、丙氨酸转氨酶（ALT）、天冬氨酸转氨酶（AST）值升高。

3）其他并发症监测：①移植后早期并发症，包括口腔黏膜炎、感染、急性GVHD、骨髓抑制、移植失败、胃肠道功能紊乱、出血性膀胱炎、肾脏毒性反应以及特定的心理社会问题等。②移植后 3 个月内，每周复查巨细胞病毒（CMV-DNA）、EB 病毒（EB-DNA），必要时复查 C 反应蛋白（CRP）、肺部 CT。③移植后 3~6 个月，每 2 周复查巨细胞病毒、EB 病毒，必要时复查 C 反应蛋白和肺部 CT。④移植后 6~12 个月：每月复查巨细胞病毒、EB 病毒，必要时复查 C 反应蛋白和肺部 CT。⑤若供者或患者合并有肝炎病史，监测相关肝炎指标，如乙肝病毒 DNA。⑥再生障碍性贫血患者，每 3 个月复查免疫功能重建全套。

（2）居家环境及安全指导

1）移植后患者可能单独居住一室，其居室除了保持基本的干净、舒适和整洁外，需要尽可能将引起感染或其他疾病的灰尘、细菌、真菌保持在最低水平，每日需要采用 500mg/L 的含氯消毒液擦拭房间的地面、物表及桌面。

2）居家室内消毒可选用紫外线灯照射，2 次 /d，每次 30min，紫外线照射消毒时患者应离开房间，消毒完后开窗通风 20~30min。

3）每日开窗通风，持续使用空气净化器，保持室内空气新鲜，温湿度适宜。

4）物品消毒：优先选择物理消毒法，如煮沸、蒸汽消毒等。

5）移植后的几个月内，患者要避免接触动物，防止动物毛发、粪便携带感染源；避免在家中种植花草和摆放鲜花，防止土壤、水和植物中的感染源；避免使用地毯,防止地毯上携带的尘螨和细菌。

6)患者返回家庭,尽可能减少亲朋好友和同事等的探视,尤其是移植初期,防止交叉感染。

(3)日常生活管理

1)个人清洁与卫生:①手卫生。掌握七步洗手法,保持良好的洗手习惯,洗手方法正确。②保持口腔卫生。保持良好的漱口习惯,漱口方法正确;每天早晚用软毛牙刷刷牙,避免用力过度,防止牙龈出血。③做好鼻腔护理。保持鼻腔清洁、湿润,每日采用清水或生理盐水清洗鼻腔,鼻腔干燥者可用红霉素眼膏涂抹,避免用手抠鼻腔,防止出血。④做好眼部护理。避免长时间观看电视和使用手机,眼睛干涩者可使用不含防腐剂的人工泪液滴眼,避免使用双手揉搓眼部。⑤会阴及肛周的护理。每日清洗会阴部,保持会阴和肛周皮肤的清洁、干燥。⑥全身皮肤的护理。保持皮肤清洁,勤洗澡,皮肤干燥者可选用温和的中性洗涤剂或香皂洗澡,涂抹护肤霜。⑦毛巾和衣物消毒。毛巾及贴身衣物定期清洗和更换,消毒可采用500mg/L的含氯消毒液浸泡30min,内衣、内裤单独清洗和消毒。

2)营养补充:①移植后患者需要加强机体营养补充,可根据患者的家庭环境、医疗条件、移植类型和目前所使用的药物制订营养补充方案。②移植后初期,患者有口腔黏膜炎和味觉改变等症状,常伴有消化道黏膜损伤,需要加强饮食卫生,预防食源性感染。③食物要求新鲜、清淡、易消化;给予患者高营养、高蛋白、高维生素、低糖、低脂、低胆固醇饮食,如鱼类、鸡蛋、牛奶、肉,以及维生素含量较高的新鲜蔬菜、水果等;避免生冷、油炸、熏烤和坚硬食物,不饮浓茶、咖啡。④进食要根据患者口腔吞咽、胃肠道消化情况,循序渐进,开始以流质、半流质和软食为主,逐步过渡到普食。⑤食欲不佳者可少食多餐,切忌暴饮暴食。⑥注意补充机体水分,无水肿和特殊限制者,每日饮水量应在2 000mL以上。⑦指导患者每周测量和记录体重。

3)外出活动:①放化疗以及特殊药物的使用,使HSCT患者易对阳光过敏,因此患者需要避免阳光直射,外出时尽量选用遮阳设备和防晒用品。②患者到室外进行身体活动时,注意佩戴口罩,尽量选择人少、空气清新的地方,避免去人员密集处。③避免接触身边的患病人群。④避免接触接种活疫苗未满1个月的人群。⑤外出注意保暖,预防感冒。

4)身体锻炼:①移植后早期,患者需要充分休息,保持充足的睡眠。②观察骨、关节活动情况,有无关节僵硬、活动受限以及疼痛等症状。③造血重建和免疫功能恢复后,无特殊不适,可以进行适当的身体锻炼,以恢复体力,增强体质。④身体锻炼的强度应根据疾病恢复情况和身体耐受情况决定,循序渐进,逐渐增加活动量,推荐局部肢体锻炼、平地步行等方式,每次锻炼以轻微出汗、略感疲劳为宜。⑤移植后 1~2 年内,患者不宜从事过重的体力劳动,避免参加剧烈的体育活动。

(4)用药指导:移植后患者造血系统和免疫系统的恢复需要一定过程,为了预防 GVHD、感染和复发等问题,患者常常需要服用各种免疫抑制剂、抗真菌药物、预防病毒感染的药物以及其他辅助性用药等。移植后各种药物的服用时间长短因人而异,移植团队需要做好出院患者的用药指导,避免药物不良事件的发生。造血干细胞移植后常用药物及注意事项见表 11-1。

表 11-1　造血干细胞移植后常用药物及注意事项

药品	不良反应	注意事项
免疫抑制剂		
环孢素/他克莫司	食欲减退、恶心、呕吐、腹痛等 慢性肾衰竭,表现为乏力、腰酸、夜尿增多、水肿等 其他:震颤、惊厥、手足麻木、头痛,偶有抽搐,多毛症,皮肤色素沉着,高血压等	严格按剂量服药 定期监测血药浓度
吗替麦考酚酯	厌食、腹泻、胃炎、食管炎、胃肠道出血、干咳、呼吸困难、轻度骨髓抑制	
抗真菌药		
伏立康唑	恶心、呕吐、腹泻或头晕、头痛,极少部分患者出现发热、皮疹等变态反应	饭后服用 严密监测肝功能 监测患者的精神症状,若出现幻觉、谵妄等立即停药
伊曲康唑	常见胃肠道不适,厌食、恶心、腹痛、便秘 少见的有头痛、月经紊乱、头晕、转氨酶升高等	出现神经系统症状或肝功能异常时立即停药 服药过程中出现变态反应,及时就医
泊沙康唑	高胆红素血症、转氨酶升高、干细胞损害、恶心、呕吐	禁止和西罗莫司联合使用 随餐服用 监测肝肾功能
氟康唑	常见胃肠道不适,恶心、呕吐、腹痛、腹泻 较常见头痛、头晕、白细胞和血小板减少、轻度皮疹	出现肝功能损伤症状或严重皮肤反应时立即停药 监测患者的精神症状,若出现幻觉、谵妄等,立即停药 服药过程中出现其他不适及时就医 监测肝功能

续表

药品	不良反应	注意事项
卡泊芬净	肿胀和外周水肿、电解质紊乱	监测肝肾功能、电解质 使用过程中出现皮疹、面部肿胀、瘙痒、支气管痉挛等立即停药
两性霉素 B	寒战、高热、严重头痛、食欲减退、恶心、呕吐、低血压、低钾血症、心律失常	须用 5% 葡萄糖溶液配制,避光使用,泵入 6h 以上,严格控制速度 采用中心静脉输注,避免外渗 严密监测血尿常规、肝肾功能、电解质

预防肝脏排异药物

药品	不良反应	注意事项
牛磺熊去氧胆酸胶囊	消化系统反应:恶心、呕吐、上腹部不适、隐痛	饭后服用 消化道溃疡活动期患者禁用
熊去氧胆酸胶囊	胃肠道紊乱:稀便或腹泻等 肝胆功能紊乱	遵医嘱服药 治疗前 3 个月每月监测肝功能,后期每 3 个月监测肝功能

预防病毒感染药物

药品	不良反应	注意事项
伐昔洛韦	偶有恶心、呕吐、腹泻、食欲减退或头晕、头痛,长时间使用偶见痤疮、失眠、月经紊乱	服药期间适量饮水 肝肾功能不全者慎用 定期随访 一旦出现疱疹症状和体征,尽早用药
缬更昔洛韦		遵医嘱服药 治疗过程中监测血常规

预防卡氏肺炎药物

药品	不良反应	注意事项
甲氧苄啶 / 磺胺甲噁唑	皮疹 血尿、尿痛、尿闭 白细胞减少、粒细胞减少、血小板减少及再生障碍性贫血 消化系统反应,如恶心、呕吐等 变态反应多见,表现为严重的渗出性多形红斑、中毒性表皮坏死松解型药疹等 可致肝肾损害,引起黄疸、肝功能减退,严重者可发生肝坏死	对磺胺类药物过敏者禁用 药物变态反应多见,过敏体质及有其他药物过敏史者应尽量避免使用 用药期间应定期检查血常规、肝肾功能 肝病患者避免使用本类药物

预防低钾血症药物

药品	不良反应	注意事项
氯化钾片	消化系统反应:恶心、呕吐、腹痛、腹泻	片剂应吞服,不得嚼碎服用 餐后服用,减少刺激

续表

药品	不良反应	注意事项
氯化钾片	咽部不适、胸痛 高钾血症:软弱、乏力、手足口唇麻木、焦虑、意识障碍、心律失常	粪便中出现似完整药片的骨架和衣膜属正常现象 警惕高钾血症
抗生素		
阿莫西林/ 克拉维酸钾	不良反应轻微、一般耐受良好	用药前需皮试 对青霉素或β-内酰胺类抗生素过敏、传染性单核细胞增多症的患者禁用
阿奇霉素	消化系统反应:恶心、呕吐、腹痛、腹泻、消化不良 变态反应:偶有发热、皮疹、关节痛、头痛、头晕等症状,过敏性休克和血管神经性水肿罕见 少数患者可出现一过性中性粒细胞减少、血清转氨酶升高 眩晕、耳鸣、听力减退或丧失等耳毒性反应,少见	禁用:对本药或其他大环内酯类药物过敏者 慎用:严重肝功能不全者或严重肾功能不全者 用药前后及用药期间应监测肝功能 饭前1h或饭后2h空腹口服
莫西沙星	全身反应:头痛、腹痛 消化系统反应:腹痛、食欲减退、便秘、肝功能异常、胆汁淤积性黄疸 中枢神经系统反应:高血压、心悸、四肢水肿、QT间期延长 骨骼肌系统反应:关节痛、肌痛 皮肤黏膜反应:皮肤干燥、瘙痒、皮疹,外阴阴道假丝酵母菌病,阴道炎 其他:呼吸困难、味觉异常	禁用:有喹诺酮类药物过敏史者、儿童 慎用:在致心律失常的条件(如严重的心动过缓或急性心肌缺血)存在时应慎用、有或怀疑有可导致癫痫发作或降低癫痫发作阈值的中枢神经系统疾病的患者、严重肝功能不全的患者
调节肠道菌群药物		
蒙脱石散	少数发生轻微便秘	加入50mL温水中摇匀服用,不能将药品直接倒入口内用水冲服或用水调成糊、丸状服用,以免造成本药在消化道黏膜上分布不均,影响疗效 服用其他药物应与本品至少间隔1h 治疗急性腹泻时应注意纠正脱水 用药期间饮食以清淡流质为主
酪酸梭菌活菌片	少见	此药为活菌制剂,需冷藏保存 饭后半小时温水服用,水温<40℃ 避免与抗菌药物同服

续表

药品	不良反应	注意事项
二联活菌肠溶胶囊	偶见恶心、头痛、头晕、心慌	遵医嘱服药,3 个月以下的婴儿须在医生指导下用药 常温、干燥、避光储藏 治疗 1 个月症状无改善者停药,与医生商议

1)指导患者严格遵医嘱定时、定量服药,严禁擅自更改药物剂量或停药。

2)患者出院时协助患者核对出院带药项目、剂量、给药途径和服药时间,向患者及家属讲解药物的治疗作用、注意事项和不良反应,做好服药记录。

3)遵医嘱复查血药浓度,以便医师根据药物不良反应、血药浓度检测结果来调整药物种类和剂量。

4)定期复诊,复查外周血或骨髓穿刺。

5)指导患者如何与医务人员商讨与药物相关的问题等。

(5)管道的居家护理

1)达到治疗目标后,应尽可能拔除身体内的管道,以降低导管相关感染风险。

2)携带中心静脉导管回家的患者,做好管道的健康教育工作:①暂时不使用的导管,接头处可用纱布包裹固定,避免污染。② PICC 导管可用松紧适宜的丝袜、袖套或网套固定,防止意外脱管。③指导患者和家属每日评估导管情况,观察有无敷料污染和松脱、导管脱出体外、穿刺点红肿、疼痛和渗血、导管内有回血等异常情况。④告知导管定期维护的时间,PICC 导管应至少每 7d维护一次,输液港应至少每月维护一次。⑤回家后,携带 PICC 导管侧肢体可进行简单的日常活动,坚持进行功能锻炼如握拳、屈肘部等,但避免负重和剧烈运动。⑥洗澡时注意保护好导管侧手臂,可采用保鲜膜和毛巾缠绕保护,洗澡时尽量举起穿刺侧手臂,避免淋湿和污染。

3)做好留置管道的置管信息和护理记录。

4)若在家发生非计划性脱管,指导患者进行简单的导管固定和保护,立即去医院进行处理,不可自行拔管。

(6)性生活指导:人类性反应周期包括兴奋期、平台期、高潮期和消退期,均会受到环境、疾病和药物的影响。移植对患者性生活的影响因人而异,部分患者在移植后很快就能获得高质量的性生活,而部分患者移植后很长时间都无法恢复到正常的性生活。

1）移植给患者带来的性方面的改变：性欲低下、性交困难、性高潮困难、阴道干涩、生殖器改变、自尊心低下以及疼痛等。

2）移植患者性生活注意事项：①移植后早期，患者机体各项功能尚未恢复，身体虚弱，不宜有强烈的性生活，但可以行亲昵的行为，如轻吻、拥抱、温柔的性前戏等替代性行为。②移植后康复期，若患者一般情况良好，自觉精力充沛，无发热、乏力、盗汗、食欲减退、体重减轻等不适的症状，则可以开始尝试性生活。最初，需要根据身体情况适度进行，可以采用一些节省体力的体位。若性生活恢复正常一段时间后，患者无特殊不适，则可以进入正常的性生活状态。③为了预防泌尿、生殖系统感染性疾病的传播，鼓励移植后早期使用避孕套。④若存在泌尿、生殖系统感染症状，如尿频、尿急、尿道口疼痛、女性白带增多、白带异味、腰酸、发热等现象，停止性生活，并到医院就诊。⑤若夫妻双方有一人患有性病，停止性生活。

3）改善患者性生活的措施：①鼓励患者讨论自身存在的性问题，交流过程中注意保护患者隐私。②向患者解释疾病和治疗如何影响性功能。③建立良好的性行为环境。④积极干预性方面存在的问题，如激素替代治疗改善早期绝经状态，阴道干涩者可使用水溶性润滑剂等。⑤必要时可求助于专业的性事辅导员和专业机构进行治疗。

（7）心理护理：完成移植治疗后，部分患者会转至普通病房继续进行治疗，病情稳定、恢复较好的患者则会出院。患者离开依赖已久的移植中心，内心会感到不安和焦虑。返回家庭后，因缺乏专业的医疗照护，患者的日常生活状态会面临各种各样的不确定感。因此，护理人员除了评估患者及家属需求、做好健康指导外，也需要关注其内心状况，协助其适应新生活和新角色；鼓励出院后的 HSCT 患者尽快恢复日常生活自理能力，减少对他人的过分依赖。病情稳定者，也可以进行适当的身体活动，调整自身情绪状态，保持乐观、积极向上的生活态度。

（8）随诊指导

1）随诊的项目：患者一般情况、血常规、肝肾功能、巨细胞病毒、EB 病毒、B 超、肺部 CT、心电图、肠镜、骨髓检查、脑脊液检查、药物浓度、免疫功能、内分泌功能、原发病情况、并发症情况等。

2）随诊时间：①移植后 3 个月内，每周一次。②移植后 3~6 个月，每 2 周一次。③移植后 6 个月至 1 年，每月一次。④移植后第 3 个月、6 个月、1 年、2 年、3 年，患者均要进行全面的复查，如遇病情特殊情况，调整随访时间间隔。每次门诊复查时，患者可以征询医生下次检查的时间和项目，提前做好准备工作。

三、造血干细胞移植幸存者长期照护

移植后患者的康复过程具有长期性和不稳定性,免疫抑制剂的长期使用、慢性 GVHD 的发生、复发风险以及其他远期问题等,很多患者存在诸多未被满足的照护需求,对此,移植中心需要为每位 HSCT 患者建立长期照护计划以及终身随访制度,以便长远评估移植效果。HSCT 患者的长期照护计划通常从移植结束后 3~6 个月开始,可以持续数年乃至终身性的照护服务。移植团队中的护理人员,可以承担 HSCT 个案管理师角色,为患者提供长期的疾病监测和康复指导服务,担任 HSCT 患者与移植医师乃至多学科团队之间的联络员,维护患者治疗和照护的连续性和完整性。移植幸存者长期照护计划需要关注患者在长期日常生活中可能面对的各种各样的问题,并提供相应的解决方案。

（一）长期照护

1. 长期照护的概念

（1）长期照护的定义:长期照护(long-term care)是卫生保健和社会系统的组成部分,由正式照护者、非正式照护者、专业人员和志愿者等为需要照护的个体所提供的照顾服务,以确保长期不能完全生活自理的个体获得最大程度的独立、自主、参与、自我实现以及尊严等,以维持良好的生活质量。

（2）长期照护的特质

1）持续性和多元性:对患者提供长时间和全人照护服务。

2）整体性与支持性:以患者为中心,以患者家庭为单位提供的服务。

3）独立性与品质性:以尽可能改善患者功能状态和生活品质为目标。

4）服务性与制度性:是一种照护服务,兼具满足需求的制度。

2. 长期照护服务模式

（1）机构式:包括疗养机构、长期照护机构、护理之家、医院附属护理之家以及退伍军人之家等。

（2）居家式:居家服务、紧急救援、居家喘息等。

（3）社区式:日间照护、社区康复中心等。

（二）造血干细胞移植患者长期照护服务

1. 长期照护计划　在出院计划的基础上,进一步评估 HSCT 患者在长期生存期间可能遇到的问题,制订长期护理计划。

（1）长期照护服务内容:①日常生活管理;②饮食与营养;③运动锻炼;④用药管理;⑤认知功能锻炼;⑥生育指导;⑦免疫接种;⑧学习与就业指导;⑨协调社会关系;⑩心理护理。

（2）疾病监测与随访:HSCT 患者每年应接受全身检查,监测患者原发病

和并发症情况,对患者机体功能和心理社会影响进行筛查,评估其是否需要后续医疗支持,指导患者及时就医。HSCT 后长期生存患者的预防与筛查建议见表 11-2。

表 11-2 造血干细胞移植后长期生存患者的预防与筛查建议

组织 / 器官	具体内容
眼部	所有 HSCT 患者均应在移植后 6 个月、1 年及随后的每年进行 1 次眼部临床症状评估 慢性 GVHD 患者按照干燥综合征和白内障的标准,于移植后 6 个月、1 年及随后的每年进行 1 次眼部评估 所有伴随有视觉症状者,均应进行眼部检查
口腔	HSCT 患者应在移植后 6~12 个月进行牙齿评估,随后每年至少 1 次 慢性 GVHD 或者接受过放疗的患者,注意口腔恶性肿瘤的发生
呼吸系统	所有 HSCT 患者应在移植后 6 个月、1 年及随后的每年进行 1 次临床肺评估 所有 HSCT 患者均应避免吸烟及接受放射性物质 慢性 GVHD 患者在移植后 2 年内,每隔 3~6 个月进行肺功能评价 自体移植的患者如果移植前有缺氧、放射暴露或者其他肺毒性损害,应积极监测肺功能 根据肺功能检测及临床症状考虑行胸部 X 线检查
血管	所有 HSCT 患者均应每年评估心血管危险因素 有规律地评估血管并发症 有血栓病史者应评价血液的高凝状态
肝脏	移植后第 1 年之内,每 3~6 个月进行肝脏功能的检测 丙肝或乙肝患者,每年至少检测 1 次乙型肝炎表面抗原及通过 PCR 检测病毒载量 丙肝感染 8~10 年的患者,应行肝脏组织活检以评估肝硬化 移植后 1 年,应监测血清铁蛋白 丙肝患者或长期输注红细胞者应评价肝功能
肾和膀胱	所有 HSCT 患者均应常规监测血压 若早期有异常,在移植后 6 个月、1 年及随后的每年进行血压、尿蛋白、尿素氮及肌酐检测 肾功能不全者应行超声或者肾组织活检,以明确原因
免疫系统	长期使用免疫抑制剂预防慢性排异的患者可以使用抗体预防感染 长期接受激素治疗的患者可以使用抗真菌药物 慢性 GVHD 或长期使用免疫抑制剂的异基因 HSCT 患者,应监测 CMV-DNA 抗体 长期接受免疫抑制剂治疗的慢性 GVHD 者,预防生殖器单纯疱疹病毒感染

续表

组织/器官	具体内容
内分泌	移植后所有患者应至少每年行1次甲状腺功能评估 长期使用激素者应缓慢减停激素 长期接受激素治疗的患者,在急性期应加大激素量 青春期前的女性,在移植后1年内评估其内分泌、生殖系统功能,同时在儿科内分泌医师的指导下进行后续功能评估 青春期后的女性,每年评估内分泌、生殖系统功能 有生殖系统症状的男性,评估其生殖功能,包括促性腺激素释放激素、促性腺激素及性激素 儿童时期,每年评估生长速率和甲状腺功能,若生长速率异常,还应评估生长激素功能
骨骼	成年女性及长期使用激素或钙调磷酸酶抑制剂的患者1年内应进行骨密度检测,随后评价骨密度以评估治疗反应 钙剂、维生素D、双膦酸盐以及规律运动,可以预防骨量流失 评估患者甲状腺及生殖系统功能,以降低骨量流失 可以考虑使用双膦酸盐预防长期使用激素所引起的骨骼副作用 不建议筛查股骨头坏死
神经系统	移植后第1年按照神经系统功能缺失的标志及症状进行神经系统临床评估 有症状者应行诊断性检查(X线检查、神经传导等)
继发性肿瘤	每年咨询肿瘤风险和临床评估 每年进行胸部及皮肤自我检查和医院检查 ≥40岁的女性患者,每年行子宫颈涂片检查、乳腺X线检查 <40岁的女性有放射暴露史者,应行乳腺X线筛查
其他	移植后6个月、1年及随后的每年评估患者生活质量 移植后6个月及随后的每年评估成人患者性功能

注:此表由欧洲骨髓移植协作组/国际骨髓移植登记处/美国骨髓移植协会制定。

2. 长期照护服务传递方式

（1）电话随访:若患者康复情况较好,可以每个月对患者进行一次电话随访,以了解其康复情况。

（2）门诊访视:HSCT患者定期来医院复查,可以关注患者来院的时间,门诊随访评估患者健康行为依从性、并发症以及机体各项功能的恢复情况。

（3）微信公众平台:建立HSCT患者的微信群或公众号,不定期与患者联系,宣传移植后康复护理知识。

（4）医患交流会:每年为HSCT患者举行1~2次大型交流会,为医务人员与患者、病友之间提供面对面沟通交流的机会。

3. 长期康复过程中的健康指导

（1）疾病监测与并发症管理

1）疾病监测：除了遵医嘱常规复查血常规、肝肾功能、CMV-DNA、EBV-DNA、CRP 和肺部 CT 等项目外，还需要定期监测骨髓穿刺和腰椎穿刺结果。

2）晚期并发症的管理：①慢性 GVHD 是移植相关死亡的主要原因之一，并与大部分晚期并发症有直接和间接关系。②眼部并发症：主要为外眼病、白内障及视网膜病变，其中囊下白内障为 HSCT 晚期常见并发症，唯一的治疗方法为外科手术。③肺部并发症：包括气道和肺实质的损失，应指导患者注意监测血氧饱和度，观察有无胸闷、呼吸困难、咳嗽、气短等表现。④骨和关节并发症：HSCT 引起骨丢失和骨质疏松症的特征为骨量减少及易发生骨折，骨坏死的最初症状为疼痛，多为髋关节受累。⑤内分泌系统并发症表现为甲状腺功能不全、生长发育迟缓以及性腺功能减退。移植后，部分患者会发生临床型甲状腺功能减退、生长发育迟缓。移植对性腺功能的影响：男性表现为睾丸损伤、睾丸体积减小、精子量减少以及促卵泡生成素水平上升；女性表现为生殖细胞损伤和卵巢内分泌功能障碍。HSCT 后常见的远期并发症及危险因素见表 11-3。远期并发症的管理关键在于患者做好疾病自我监测与定期复查、医院定期随访，积极避免危险因素，发现问题及时就医。

表 11-3　造血干细胞移植后常见的远期并发症及危险因素

并发症类型		危险因素
眼部	外眼病、白内障、视网膜病变	头部放疗、全身放疗、激素
肺部	肺间质纤维化	腹部放疗、全身放疗、移植前应用含铂类药物、异环磷酰胺、大剂量甲氨蝶呤、手术、钙调磷酸酶抑制剂
心血管系统	心肌病/充血性心力衰竭	使用蒽环类药物、胸部放疗、女性、移植后并发症（糖尿病和高血压）
	心肌梗死	胸部放疗、合并冠状动脉疾病危险因素，如吸烟、高血压、高血脂、肥胖等
骨和关节	无血管性骨坏死	骨骼高剂量放疗、使用皮质醇类激素、钙调磷酸酶抑制剂、地塞米松、青春期、女性
	骨质疏松	移植前颅脑脊柱放疗、性腺放疗、全身放疗、皮质醇类激素、合并有甲状腺功能减退、性腺功能减退、生长激素缺乏
内分泌系统	甲状腺功能不全	甲状腺区域放疗、全身放疗、女性、高龄
	生长发育迟缓	颅脑放疗、全身放疗、皮质醇类激素、低龄

续表

并发症类型		危险因素
内分泌系统	性腺功能减退	使用烷化剂、颅脑脊柱放疗、腹腔骨盆放疗、性腺放疗、全身放疗、女性、青春期
泌尿系统	肾功能不全	移植前应用含铂类药物、异环磷酰胺、大剂量甲氨蝶呤、全身放疗、腹部放疗、手术、钙调磷酸酶抑制剂、年轻
继发性肿瘤	骨髓增生异常综合征、急性髓系白血病、淋巴瘤、实体瘤	大剂量烷化剂、全身照射、病毒感染（EBV、HBV、HCV）、HLA 配型不相合

（2）日常生活管理

1）饮食与营养：患者胃肠道功能和免疫功能恢复后,饮食上无须严格限制,但仍要注意遵守食品安全指南。饮食应为高蛋白、高维生素,富含多种维生素、铁、叶酸、维生素 B_{12} 等造血所需元素原料的食物,如鸡蛋、瘦肉、动物内脏、红枣、新鲜的蔬菜水果等。避免进食凉拌、腌制、辛辣、熏烤类食物。避免进食表皮易滋生细菌的水果,食用前要削皮,柑橘、橙子和西柚大量食用会影响药物浓度,建议少吃。

2）运动锻炼：是移植后长期康复的重要内容之一。进入康复期,机体各项功能恢复较好者,可以根据自身状况制订长期运动锻炼计划。锻炼要有规律,持之以恒,量力而行,从较低强度的运动量逐步过渡到较高强度的锻炼。长时间服用激素会导致肌肉萎缩、肌肉收缩力下降和骨质疏松,而规律的锻炼有助于增强肌肉的收缩力和张力。移植团队可以为有需求的患者制订长期锻炼计划,以应对康复期疲乏和体力受限等问题。

3）用药管理：有些药物如抗排异和抗感染的药物需要长期服用,但随着生存周期的延长及患者各项功能的恢复,部分患者会自认为已经"完全康复",从而降低服药及自我监测的依从性,导致身体器官的不必要损害。对此,移植团队要引起重视,定期对患者的服药情况进行督查,及时将患者用药情况和检查结果反馈给医生,以便适时调整用药方案。

（3）认知功能锻炼：认知功能障碍是指移植后患者出现的各种认知损害,包括注意不集中,感知觉、学习与记忆、抽象思维和执行力、语言、反应速度、躯体运动功能损害等。研究表明,移植后患者会出现不同的认知问题,移植后1~5 年患者言语流畅性和执行功能都会有所改善,但仍低于正常标准。认知功能障碍需要早期干预、早期预防。移植团队可以指导患者开展各种形式的认知功能训练,如记忆训练、反应速度训练、注意力培训、语言记忆练习和运动锻炼等。对于确诊为认知功能障碍的患者,积极干预,必要时转介给专业的医疗团队进行系统治疗。

(4)生育指导:移植前期治疗和预处理期间大剂量放化疗会导致患者性腺功能衰竭和永久性不孕不育,尤其是在青春期以后接受治疗者。移植后,GVHD 的发生会导致精子和卵子死亡,女性患者容易发生卵巢衰竭,妊娠后自然流产的发生率也相对较高。因此,移植团队在进行相关治疗前,需要评估患者性腺功能损害的危险因素和可能的发生率,做好沟通、解释工作。对于有生育需求的患者,引导其了解辅助生育技术,提前保存精子、卵子、胚胎、卵巢组织和睾丸组织等以满足其生育需求。

(5)免疫接种:长期生存的 HSCT 患者会逐渐失去对脊髓灰质炎病毒、破伤风杆菌、白喉、麻疹等病原体的免疫力,易发生流感嗜血杆菌、肺炎链球菌等病原微生物感染,因此,很有必要在移植后的合适阶段对 HSCT 患者进行再免疫。患者的免疫状态是决定其是否进行预防接种的重要因素,针对移植患者的特殊机体状态,灭活疫苗的安全性优于减毒活疫苗。

1)灭活疫苗:指先对病毒或细菌进行培养,然后用加热或化学剂将其灭活,使其在人体内不会繁衍,也不会致病,但人体的免疫系统能识别并攻击它们,从而帮助人体建立免疫力,抵抗致病菌的入侵。

2)减毒活疫:指先对病毒或细菌进行一定处理,使其不会致病,但能够繁衍,同时通过模仿一次感染的过程,引起人体产生类似患病的免疫反应,进而帮助人体获得对这种致病菌的免疫力。HSCT 患者应用减毒活疫苗的禁忌证:①异基因移植患者 2 年内;②自体移植患者 2 年内;③正在接受免疫抑制治疗的患者;④合并慢性 GVHD 的患者;⑤移植后恶性疾病复发的患者。

美国疾控中心和欧洲骨髓移植协作组推荐的免疫接种管理建议时间表见表 11-4。

表 11-4 美国疾控中心和欧洲骨髓移植协作组推荐的免疫接种管理建议时间表

疫苗	美国疾控中心建议剂量和时间表	欧洲骨髓移植协作组建议剂量和时间表	抗体反应	注释
灭活疫苗、亚单位疫苗、重组疫苗管理建议				
白喉 - 百日咳 - 破伤风(百白破)	3 次:第 12、14、24 个月	3 次:第 1 次在第 6~12 个月,随后两次每次增加 1~3 个月	好	推荐 10 年后加强免疫 7 岁以下儿童推荐百日咳类毒素
乙肝	3 次:第 12、14、24 个月	6~12 个月开始第 1 组	差	

续表

疫苗	美国疾控中心建议剂量和时间表	欧洲骨髓移植协作组建议剂量和时间表	抗体反应	注释
甲肝	未常规指明	2次,时间不明确	好	有乙肝或丙肝病史、肝脏 GVHD、慢性肝病以及在不发达地区居住或旅行的高危患者
流感	每年,从 6 个月开始	每年,从 4~6 个月开始	不明	密切接触者免疫接种 1 年
脊髓灰质炎（灭活疫苗）	3次:第12、14、24 个月	3次:第1次在第6~12个月,之后分别间隔 1~3 个月	好	
麻疹	1次:第24 个月	1次:第24 个月	好	
流行性腮腺炎	1次:第24 个月	未特别标注	好	
水痘-带状疱疹	禁忌使用	在第 2 年		

菌苗管理建议

疫苗	美国疾控中心建议剂量和时间表	欧洲骨髓移植协作组建议剂量和时间表	抗体反应	注释
B 型流感嗜血杆菌	3次:第12、14、24 个月	3次:第1次在第6~12个月,随后两次每次增加 1~3 个月	好	
肺炎球菌多糖	2次:第12、24 个月	1 次在 12 个月	差	
肺炎球菌结合疫苗	未特殊说明	特殊群体考虑应用	好	
脑膜炎球菌多糖	考虑在高危人群	考虑在高危人群	好	
脑膜炎球菌结合疫苗	未特殊说明	未特殊说明	不明	对造血干细胞移植患者的免疫原性和疗效尚未研究

减活病毒疫苗管理建议

疫苗	美国疾控中心建议剂量和时间表	欧洲骨髓移植协作组建议剂量和时间表	抗体反应	注释
麻疹	1次在第24 个月	1 次在第 24 个月	好	
流行性腮腺炎	1次在第24 个月	未特殊说明	好	

续表

疫苗	美国疾控中心建议剂量和时间表	欧洲骨髓移植协作组建议剂量和时间表	抗体反应	注释
风疹	1次在第24个月	只对儿童和有生育要求的	好	
水痘-带状疱疹	禁忌	2年内可以考虑		

（6）学习与就业指导：移植后6个月内避免工作和上学，异基因HSCT者需要更长的时间让身体恢复。移植后6个月，患者生理、心理、社会和精神健康状况均有所改善，疾病情况稳定、恢复较好的患者可以尝试返回学习/工作岗位。移植后3年，患者可以根据自身情况和疾病康复情况选择全职或兼职工作。移植后5年，无合并症的患者可以根据自身需求，考虑正常回归全职工作。

（7）协调社会关系：随着病程的推移和疾病的康复，HSCT患者的社会支持水平会有所降低。一方面，住院期间，患者会主动向医务人员、社会团体、亲朋好友等寻求并接受支持。出院后，长期受疾病困扰的患者会因自身疾病特殊性、长期的心理压力以及担心给他人造成负担而拒绝请求他人帮助，导致社会支持利用度降低。另一方面，出院后的患者暂时失去了医务人员的系统支持、来自社会和亲朋的关怀，患者感受到的社会支持减少。因此，医务人员对于长期生存的HSCT患者，也要提供一定的医疗支持和延续护理服务，同时鼓励患者保持与外界的沟通与交流，积极寻求有效的社会支持网络以及病友团体的协作，维系和协调良好的社会支持关系。

（8）心理和情感调适：康复期的HSCT患者，不仅身体上存在诸多限制，可能会出现延迟效应，如认知功能障碍、内分泌功能障碍、不育等，而且还会遭遇各种各样的心理社会问题，如维持职业、社交障碍等。部分患者还会经常回想起患病和移植时期的各种经历，甚至感到压抑和悲伤，怀疑当初的选择，害怕疾病会复发。对于长时间生活在压抑、悲伤情绪中的患者，可以指导其转换心态，适当参加娱乐活动如听音乐、下棋等，与积极乐观的病友保持沟通交流，也可以向专业心理医师寻求帮助。

▶ 第二节　造血干细胞移植幸存者的家庭支持

家庭是以血缘和婚姻关系为基础的社会基本构成单位，家庭成员除了为患病的个人提供物质上的保障，还在其抗病过程中提供良好的情感和心理支持。和 HSCT 患者一样,家庭成员,尤其是家庭中的主要照护者,往往面临着诸多心理压力,并且有时候内心经历的痛苦程度高于患者。整个移植和康复过程中,患者的家庭成员或主要照料者不仅要为患者提供良好的日常生活照护、医疗援助、经济支持等,还要感受亲人经历的痛苦。家庭支持是指以患者家庭为中心,对家庭成员提供的帮助和支持。为 HSCT 患者提供家庭支持服务,对满足其照护需求、维护家庭功能的完整性具有重要意义。

一、造血干细胞移植后家庭功能的改变

1. 家庭功能的概念

(1)家庭功能的定义:是家庭系统运行状况、家庭成员关系以及家庭的环境适应能力等方面的综合反应。

(2)家庭功能的维度

1)家庭亲密度:指家庭成员间的相互关系。

2)家庭适应性:指家庭系统应对外部环境压力或家庭发展需要而改变其权力结构、角色分配或联系方式的能力。

3)家庭沟通:指家庭成员彼此间的信息交流。

2. 造血干细胞移植患者家庭功能的改变

(1)家庭关系的改变:家庭关系主要指家庭成员之间的情感联系,如夫妻关系、亲子关系;也包括家庭成员之间的互动,如父母抚养方式、夫妻冲突等。患病和移植对家庭成员关系的影响是多方面的,主要表现在以下几个方面:

1)亲密感:移植会让患者产生更多的亲和动机,更加依赖家庭成员,家属也会尽可能地陪伴和支持患者,这样的家庭亲密感会不断增加。家庭成员间互爱互助,彼此间进行情感的沟通与支持。

2)疏离感:部分 HSCT 患者认为患有威胁生命的疾病,加之特殊的机体状况,会使其与亲朋及同事的关系逐步疏远。患者更希望和病友在一起交流情感和经历,避免接触社会其他群体。

3)恶化:因繁杂的照护任务和严重的经济负担,部分患者的家庭关系会在患者患病及移植治疗后逐步恶化,加之患者情绪容易受治疗效果的影响,波动较大,容易导致家庭氛围和家庭成员关系紧张。

(2)家庭成员角色改变:疾病对家庭成员角色的影响,主要表现在患者及其主要照护者层面。

1)患者角色改变:HSCT 患者多为中青年,承担着社会和家庭责任,在工作和家庭中扮演着重要角色。疾病会使其社会角色减弱甚至缺失,在家庭中由照护者变为被照护者。具体表现:社会方面,患者社会工作能力的减弱、从事劳动的能力较弱;家庭方面,患者抚养子女、赡养老人、家庭财务支持功能、

家务管理功能等均有所下降。

2）主要照护者角色改变：家庭成员中的主要照护者，作为移植照护团队的重要成员之一，往往和患者共同经受着疾病和治疗给个体和家庭造成的影响。对HSCT患者的长期照护意味着家庭成员长期照护角色的转换，照护者需要花大量的时间和精力照顾患者的日常生活起居、为患者提供精神心理支持、学习管理疾病的知识和技能、参与患者的治疗决策等，并且频繁地陪同患者往返医院、社区和家庭之间，其家庭功能和社会功能往往会被削弱。需要平衡照护、家庭和工作角色的照护者，甚至会发生角色冲突和紧张。

3）其他家庭成员的角色转变：不承担主要疾病照护任务的家庭成员，往往需要分担更多的家庭责任，为患者提供良好的经济支持。

二、造血干细胞移植患者家庭支持

HSCT患者的家庭成员在患者移植期间和移植后很长一段时间，需要应对疾病和移植治疗给生活带来的改变。HSCT的主要照护者往往为患者的配偶、父母、子女或兄弟姐妹等，负责患者全面的医疗照护和生活护理，往往承担着较重的生理、心理负担，即使在移植后1年左右，主要照护者往往还存在疲劳和睡眠问题，伴随着各种焦虑感，需要相关人员给予帮助和支持。移植的各个阶段，主要照护者均有着较高的照护需求。这些照护负担和未被满足的照护需求，严重影响着照护者的健康状况。

1. 造血干细胞移植照护者的照护负担

（1）照护者负担定义：是指家庭成员在照顾患病家庭成员时所引起的生理、精神、心理、情感、社会、经济等方面的变化。相较其他慢性疾病，HSCT主要照护者承担着较多的职责，家庭照护负担沉重。

（2）主要照护者的照护职责：除了承担患者的诊疗安排和护理工作，照护者还要安排好患者的饮食、住宿，乃至生活起居等，为患者提供良好的心理支持工作。HSCT主要照护者的职责见表11-5。

表 11-5　造血干细胞移植主要照护者的职责

职责	具体内容
疾病治疗决策及安排	与患者及家庭其他成员共同协商做出治疗决策
	与移植团队沟通治疗进展
	安排患者后续治疗的辅助工作
提供照护服务	疾病监测与记录
	症状管理

续表

职责	具体内容
提供照护服务	用药管理
	皮肤及管道的护理
	协助医疗随访
生活护理	饮食与营养
	个人卫生
	活动
	休息
	娱乐
给予情感支持	鼓励患者积极治疗
	患者情感分享
	承担患者的各种情绪宣泄
	安抚患者焦虑情绪
	心理支持
经济支持	协调患者的治疗费用与供给
	患者日常开销供给
维护家庭环境	购物
	做家务
	清洁和卫生
	预防感染
为他人提供支持	作为患者与其他家庭成员或朋友之间交流的桥梁
	病友支持服务

（3）HSCT 主要照护者的照护负担

1）生理层面：疲劳、睡眠障碍、认知功能下降以及性生活困难等。

2）精神层面：缺乏精神支持、缺乏信仰以及与精神团体疏远等。

3）心理层面：疾病和治疗造成既往生活节奏的中断、担心移植效果、担心患者疾病复发、对自己和家庭未来的不确定感以及对死亡的恐惧等。

4）情感层面：焦虑、恐惧、疾病不确定感等。

5）社会层面：移植所带来的社会角色的改变、社会支持水平下降、无法重返工作、婚姻关系紧张等。

6）经济层面：移植前原发疾病的治疗以及移植相关费用，对普通家庭来说是巨大的经济负担。

2. 造血干细胞移植家庭照护者的照护需求

（1）疾病信息和照护知识需求

1）疾病信息：移植前后，患者及家属均希望获取治疗效果和预后方面的信息，年纪较轻及单身的 HSCT 照护者更渴望知晓未来自己将面对什么。

2）新技术和药物治疗信息：对于特殊疾病状态如 GVHD、感染等，以及因移植所造成的永久性功能损伤，患者希望能获取更好的治疗技术或药物信息。

3）护理和康复知识：患者希望能够通过不同途径获得健康教育服务。

4）照护知识与技能的专业需求：移植后，家庭成员承担着重要的照护工作，他们迫切希望获取专业医务人员的指导，如疾病监测、移植后用药管理、如何避免感染以及相关症状的管理等。

（2）对医务人员的需求：主要表现在需要专业人士给予健康指导，保持沟通与交流，希望医务人员能够关注、重视患者。

（3）自身健康管理需求：HSCT 患者的家庭成员往往长期伴随着疲乏和睡眠问题，部分家庭的主要照护者自身也伴随着躯体疾病或存在潜在的健康问题。

（4）精神心理支持需求：除了躯体症状，HSCT 照护者往往也有较高的焦虑、抑郁水平，尤其是并发症较多、复发患者以及丧偶的照护者。这类照护者希望能从各个层面获取情感宣泄途径和心理指导。部分照护者还希望能有精神寄托，如加入正式的志愿者团体，以缓解精神压力。

（5）家庭和社会支持需求：家庭成员的支持是 HSCT 患者的重要精神支援，社会支持是患者家庭与疾病抗争过程中的重要力量。患者需要家庭的支持，患者的家庭成员尤其是主要照护者也希望获取来自亲朋好友、同事乃至社会团队在生活、精神、心理和经济等各个方面的支持和帮助。

（6）经济与服务需求：移植相关的直接医疗费用和间接费用较高，患者家庭往往承担着巨大的经济负担，需要尽可能获取缓解经济压力的渠道，如医疗保险、社会救助等。此外，医务人员可以鼓励疾病康复较好的患者重返工作岗位，分担家庭的经济负担。

（7）医院设施和服务需求：指医院为了切实维护和保障患者的权利，在患者就医过程中所提供的便民措施。医院环境的建设不仅要满足医疗技术水平的要求，也要尽可能地便利患者及家属，为其提供舒适便利的就医环境。

（8）实际支持需求：主要指交通、住宿、家庭照护服务、便民措施等方面的需求。对于偏远地区或外地就诊的患者，实际支持需求突出。HSCT 的治疗周期较长，照护者往往需要通过多方渠道安排食宿和交通问题，准备充足资金，从而为患者提供全面、完善的后勤保障。

3. 造血干细胞移植幸存者的家庭支持

（1）提供良好的健康教育和照护技术指导服务：自患者拟行 HSCT 起，移植团队与患者主要照护者沟通交流患者住院期间及出院后的健康照护计划，为其提供充足的疾病与康复知识，指导其所需的特殊照护技能。

（2）为照护者提供良好的心理和情感支持：主动与照护者取得情感联系与交流，倾听其情感表达与负性情绪的宣泄，通过一些心理干预方法，如意念减压、放松训练、音乐疗法和运动疗法等，提高照护者对压力情景的适应性和应对能力。

（3）积极优化患者就医环境：HSCT 患者的治疗和康复周期较长，医疗机构需要为其创造良好、便捷的就医环境，加强以患者为中心的人文关怀环境建设，创建和谐的医疗环境。

（4）加强家庭成员之间的亲情沟通：家庭成员之间有着深深的情感纽带，相互支持和帮助对于患者的康复有着重要意义，因此医务人员需要尽可能为其创造沟通机会，尤其是患者移植和住院期间，鼓励其开展深入的沟通与交流，表达彼此间的需求和感受。

（5）建立和谐的病友交流平台：为病友之间提供交流平台，如开展交流会，建立微信群等，以促进病友之间分享成功经验和积极情感。

（方云　刘敏杰）

第十二章

造血干细胞移植患者生命质量

随着移植治疗技术和支持性护理的不断发展,造血干细胞移植(HSCT)患者的生存率不断提高,生存周期不断延长,生命质量(quality of life,QOL)也成为了人们关注的焦点。相关研究推荐将生命质量作为移植效果的评价标准之一,且生命质量被认为是继生存率之后的第二大治疗效果评价指标。不同移植类型患者的生命质量存在较大差异,部分患者康复状态较好,甚至恢复到正常健康人水平;部分患者经历较长时期的生理功能、情绪功能及认知功能障碍,难以回归到正常的学习或工作岗位。关注 HSCT 患者生命质量,使之真正回归社会和家庭是 HSCT 治疗效果评价领域的一个关键问题。

▶ 第一节 生命质量的概念和维度

一、健康相关生命质量的概念

1. **健康相关生命质量的定义** 生命质量又称生活质量或生存质量,世界卫生组织(WHO)将健康相关生命质量定义为:不同文化及价值体系中的个体对个人目标、期望、标准和所关注事物的体验。此定义涵盖了个体的生理健康、心理/情感状况、信仰、社会关系、独立能力和与周围环境关系等方面。

2. **生命质量的概念内涵** 生命质量的内涵经历了由"客观社会经济指标"到"主观体验指标"的转变,因此,对患者生命质量的定义,不仅包含主观评估的内容,还要涵盖患者报告的除了主观经验以外的功能影响和活动行为。关于生命质量概念的几个公认观点如下:

(1)生命质量是一个多维度概念,包括身体功能、心理功能和社会功能等。

(2)生命质量是一个主观测评指标,且由被测者进行自我评价。

(3)生命质量需要建立在一定文化价值体系下。

二、健康相关生命质量的维度

健康相关生命质量的维度主要包括身体状况、功能状况、社会功能、心理/情感状况、精神领域以及整体生命质量等部分。

1. 生命质量的维度

（1）WHO 定义的生命质量领域：包括身体功能、心理功能、宗教信仰与精神寄托、生活环境、社会关系以及独立能力。

（2）Ferrell 的生命质量思维模式：包括身体健康状况、心理健康状况、社会健康状况以及精神健康状况。

（3）Spilker 的生命质量三层金字塔：Spilker 将生命质量的维度分为 3 个部分。其中，顶部为整体健康状态评估，被定义为个体对自己整体生活的满意程度以及对自身整体健康状况的评价，这也意味着对患者生命质量的评估通常是基于患者角度，而非医务人员。中层一般包括对个体 3~6 个领域的评估，如身体健康、精神健康、心理健康、社会功能和经济等。底部详细说明了生命质量各个领域的组建，如身体领域包括躯体症状、疲劳、睡眠等，心理领域包括焦虑、压力和担忧等，精神领域包括宗教、信仰等，社会领域包括社交、娱乐等。健康相关生命质量金字塔见图 12-1。

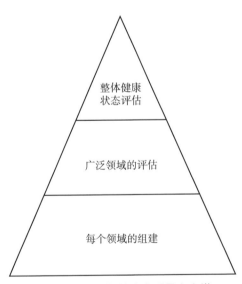

图 12-1 健康相关生命质量金字塔

2. HSCT 患者生命质量的维度 HSCT 患者生命质量研究的维度除了基本的生理、心理和社会维度，还会加入一些移植相关的特异性维度。HSCT 患者生命质量的主要维度见图 12-2。

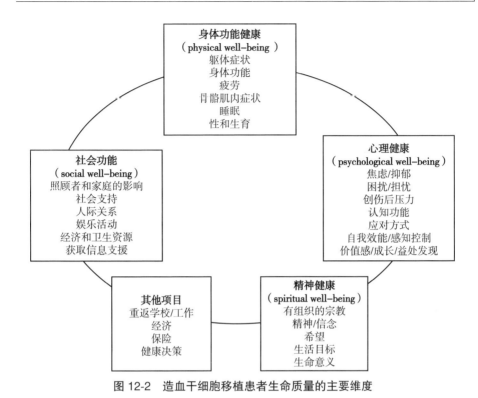

图 12-2 造血干细胞移植患者生命质量的主要维度

▶ 第二节 造血干细胞移植患者生命质量现况和影响因素

一、造血干细胞移植患者生命质量现况

HSCT 患者生命质量的研究涵盖了从移植前至移植后长期生存期间的各个阶段。通常,HSCT 患者在移植后 1 个月生命质量状况最差;移植后 1~3 个月有所恢复,但仍处于生命质量低下水平;移植后 3 个月,随着造血功能和免疫功能的逐步恢复,生命质量逐渐改善;移植后 6~12 个月,患者生命质量明显改善;移植后第 1 年,各项生理、心理功能均有所恢复,部分患者甚至能达到移植前水平,但也有部分患者仍需经过几年才得以康复;移植后第 3 年,大部分患者能恢复到正常的生活、工作状态,具有良好的生命质量状态。

1. 身体功能

（1）身体健康的标准

1）WHO 提出的个体身体健康的 5 个方面:消化功能良好、吸收功能良好、运动功能及神经协调功能良好、思维敏捷、睡眠质量良好。

2）体重指数（BMI）:国际生命科学学会（International Life Sciences Institute,

ILSI)中国办事处规定的中国人 BMI 处于正常范围。

（2）HSCT 患者身体功能现况：HSCT 患者身体功能的损害主要体现在身体活动能力下降，而活动能力的下降会引起肌蛋白的丢失，增加感染和死亡的风险。研究发现，HSCT 患者在移植前放化疗的准备过程和移植后免疫抑制药等治疗中，身体功能均受到不同程度的损害。随着移植时间延长，身体功能可以逐渐改善，但很难恢复到患病前的活动状态。移植后早期（100d 以内），患者生命质量情况较差，因为此时患者的造血系统和免疫系统尚未完全康复，机体抵抗力下降，且为移植后急性并发症的高发时期，躯体不适和并发症的发生不仅在生理上增加了患者的虚弱与不适，还在心理上给患者带来了困扰与焦虑，从而使其生命质量下降。移植后 3~12 个月，随着各项身体功能的恢复，生命质量逐步得到改善，但仍低于正常水平。疲乏是引起 HSCT 患者身体活动能力下降的主要原因之一，移植 1~5 年内有 41% 的患者存在重度疲劳；随着移植时间的延长，患者的疲劳程度有所缓解。在移植 >15 年的患者中，仍有 35% 存在重度疲劳症状，影响着生命质量。

2. **心理健康**　HSCT 患者的情感功能障碍主要表现为焦虑和抑郁，可出现在移植的各个阶段。移植前，39.4% 的 HSCT 患者存在焦虑情绪，40.4% 的患者出现抑郁症状。移植后造血重建时期，隔离的环境、虚弱的身体以及症状的困扰，极易导致或加重患者焦虑、抑郁的产生，需要引起医务人员的重视。移植后 1 周，随着症状的改善，患者会产生积极的情绪。部分患者将会树立新的人生观，变得更加敬畏生命，部分患者会产生各种心理障碍，如因身体意象改变而感到自卑、因性功能改变无法与伴侣讨论亲密话题而感到羞愧、因害怕疾病会复发增加家庭负担及未能返回工作岗位而感到情绪低落等。移植后长期存活者的情感-心理状态可分为 3 组：迅速恢复组、1~2 年恢复组和长期存有社会心理问题组。既往经历过应激生活事件、合并有精神病史和治疗依从性差者，更容易出现心理、情感问题。情感功能通过多种生理机制影响着患者的身体状况以及移植后的恢复，移植后 1 年内是 HSCT 患者身心恢复的关键时期，此阶段的生活及机体功能的恢复对其生命质量有着重要影响。

3. **精神健康**

（1）精神生命质量：是指个体精神生活的优劣程度，对自己所享有精神生活的满意程度，属于一种自我感受，可以通过信念、价值感、生活目的、幸福感以及成就感等来衡量。

（2）HSCT 患者精神健康现况：HSCT 患者精神健康与生命质量存在相关性，但不同文化背景的 HSCT 患者其精神健康水平的差异性较大。

4. **社会功能**　HSCT 患者社会功能的减弱主要表现为因生理或心理因素导致社会活动数量和质量的降低。血液系统恶性疾病的诊断及 HSCT 的特殊治疗手段,给患者家庭带来巨大影响。移植过程中,疾病预后的不确定性和治疗相关经济负担会导致患者家庭关系紧张。移植后,患者普遍存在家庭功能受损、社会功能减弱,需要较长时间恢复。研究显示,移植后 6 个月、1 年、2 年分别有 52%、77% 及 84% 的患者社会功能恢复到良好。是否重返工作岗位 / 学校是体现社会功能状况的重要指标之一。有研究显示,移植 1 年后仅 52% 的患者能够回归到原来的工作当中。移植后 2 年,80% 的患者可恢复工作或学习;移植后 5 年,该比例可达到 84%。与移植后回归到工作中的患者相比,失业的患者更容易产生疼痛、焦虑、抑郁和睡眠问题,严重影响生命质量。

5. **角色功能**　个体通常会通过自己在家庭和社会中的地位来判断自身价值,因此角色功能也成为生命质量的重要维度之一。HSCT 患者治疗和住院的周期较长,对患者角色功能影响较大,尤其是移植前和移植后 100d。随着生存周期的延长,移植后 2 年,幸存的 HSCT 患者均可以考虑重返学校 / 工作和社会,根据身体状况承担一定的社会和家庭责任,维系各种角色功能的完整性。

二、造血干细胞移植患者生命质量影响因素

对于生命质量的定义和评估,推荐采用被测者主观评价的形式进行,但是对于生命质量影响因素的分析,通常采用客观指标。HSCT 患者的生命质量与诸多因素有关,主要包括患者个体化因素如年龄、性别、婚姻、文化程度,疾病及治疗因素如原发病、合并症、移植类型、预处理方案、移植后并发症,以及其他家庭社会因素和经济因素等。了解患者生命质量的影响因素,能够为进一步提升生命质量的干预提供参考。

1. **患者个体因素**

（1）性别:对患者生命质量的影响表现为女性 HSCT 患者的生命质量水平普遍低于男性患者,主要原因有三方面。首先,大剂量放化疗和免疫抑制药物的使用导致患者身体意象受损,外形的改变会给女性患者造成更多的心理困扰和负性情绪。其次,女性患者性功能障碍的严重程度高于男性,对其生命质量产生不良影响。再者,女性患者在处理移植后的诸多问题时存在较多的困难,全职胜任学习和工作的比例低于男性,其社会功能明显低于男性患者。随着移植时间的进展,两者生命质量的差异也会更加显著。

（2）年龄:对移植后患者生命质量的影响,各项研究得出的结论不一,表现为年轻患者优于年长患者,年龄越大的患者,其并发症发生率较高,相比之下,年轻患者躯体功能健全,器官储备功能较强,机体恢复较快;也有研究认为年长患者的生命质量优于年轻患者,因年老患者承担着较轻的家庭和社会责任,其心理状态较好。

（3）婚姻状况:配偶为 HSCT 患者最主要的照护者,不仅能为患者提供良

好的生活照护和物质支持,也能为其提供他人无法替代的情感支持。相比单身独居者,受配偶照顾的患者,在治疗和康复的过程中躯体和生活各方面的需求更能得到满足,心理、情感等方面更能得到支撑。缺少配偶的单身独居者,缺乏配偶这一特殊的情感交流途径,治疗过程中的孤独感更强烈,降低了其生命质量。

(4)家庭收入:对生命质量的影响表现为收入越高其生命质量越好。移植费用相对较高,家庭收入低的患者,经济负担重,精神压力大,部分患者还会怀有拖累家庭的负罪感,心理状况不佳。并且,收入高的患者,其基本生活水平、自我疾病认知和医疗保健评价都具有良好的基础,对疾病有一定控制感,能够以良好的心态应对各种问题,这也是影响其生命质量的因素。

2. 疾病及治疗因素　患者躯体症状的严重程度与生命质量显著相关,原发疾病类型和分期、预处理方法和用药等均是影响 HSCT 患者生命质量的重要因素。

(1)移植类型:同种异体移植患者与自体移植患者相比,其移植后并发症发生率较高,尤其是发生急、慢性 GVHD 的风险程度。并发症对个体躯体情况、功能状况、情绪状态和社会功能等均存在影响,因此,自体移植患者的生命质量相对优于同种异体移植患者。

(2)预处理方案:使用 RIC 方案的患者,其移植后的疲劳程度低于其他方案的患者,生命质量最为理想。但也有研究发现,无论是移植后 100d,还是移植后 2 年,RIC 方案与清髓性预处理方案患者生命质量的差异无统计学意义。

(3)造血重建功能:临床上造血干细胞的成功植入具体表现为髓系、红系和巨核细胞的恢复,其中血小板的植活时间较长且变异较大,快者可在 2 周左右恢复,慢者可延迟至移植后数月甚至 1 年。研究发现,造血重建对患者移植后 1 个月和 3 个月的生命质量存在显著影响,表现为:造血重建功能延迟的患者虚弱、乏力、全身不适以及肌肉酸痛等症状更为突出。免疫功能低下通常会加剧感染等并发症的发生,进一步损害患者的身体功能。身体的不适会影响其情绪状态,延长的住院天数会增加医疗费用和经济负担,这些均影响其生命质量。

(4)移植时间:移植后短期(通常为 100d 内),HSCT 患者生命质量较差,随着时间的延长,患者各项身体功能恢复,其生命质量逐步得到改善。

(5)移植后并发症:并发症的发生与发展不仅严重损害患者的生理功能和生活状态,也加重了患者的焦虑、抑郁和恐惧等负性情绪,尤其是合并有急、慢性 GVHD 的患者,极大地影响了患者身体功能、角色功能、社会功能和情绪状态,导致患者生命质量低下。

3. 经济因素　经济因素对 HSCT 患者生命质量的影响是多方面的,包括治疗相关费用、营养、生活卫生以及治疗的依从性等。移植费用较高,对普通家庭来说是一笔巨大的费用支出,加之康复周期较长,潜在费用支出相对较大。患者出院后,移植后卫生条件改善和营养补充也需要经济投入。患者营养状况和感染防控甚至直接影响移植相关的死亡率。

4. 社会因素

(1) 社会支持:能够对个体生活应激事件起缓冲作用,减少其对压力严重程度的感知,转移和分散注意力,减少负面情绪的作用强度和时间,甚至改变患者的应对方式及行为,影响患者的治疗决策和依从性,从而提高生命质量。研究表明,HSCT 患者的社会支持水平与其生命质量成正相关。家庭和睦、亲朋好友的关爱是患者强有力的精神源泉。移植前、移植过程中乃至移植后很长一段时间,社会支持持续影响着患者的生命质量。在进入空气层流无菌病房前,患者社会支持水平最高,随着时间进展会有所降低。移植后 3~12 个月患者的社会支持水平最低,因为患者完成移植回到家中,各项功能逐渐恢复,加之患者病程较长,与外界的沟通交流减少,来自朋友、同事和社会的关怀逐渐减少。移植时间 >12 个月时,患者社会支持水平对生命质量的影响作用逐渐下降,因为此时患者进入康复期,身心功能恢复,患者开始对他人的关心、关爱需求程度降低。

(2) 重返学校 / 工作岗位:长期幸存的 HSCT 患者中,是否重返学校 / 工作岗位是衡量其康复水平的重要指标之一。部分患者在移植 1 年后,开始重返工作岗位;移植 3 年后,部分患者会恢复全职工作。移植后恢复全职的患者生命质量状况远远优于未能重返学校 / 工作岗位者。

5. 其他因素

(1) 应对方式:反映个体对应激事件相对稳定的应对行为和认知活动,包括积极应对和消极应对。积极应对的患者表现为有着积极的思维方式,遇到特殊情况能保持良好的心理状况,心理韧性程度高;常康复过程中,能主动建立积极的生活和行为方式,健康行为依从性较好。消极应对会加重创伤事件给个体造成的心理压力。因此,积极应对者的生命质量往往优于消极应对者。

(2) 性生活:尽管长期存活的 HSCT 患者有较好的生命质量,但仍有部分患者存在持续影响其健康和生活的问题,如性功能改变。性生活的满意程度也是健康相关生命质量的重要内容之一,不和谐的性生活会增加患者心理困扰程度,尤其是年轻患者,他们往往需要得到专业人员的帮助。

(3) 睡眠质量:HSCT 患者在入住空气层流无菌病房进行治疗期间,睡眠障碍问题较为突出,治疗完成出院后,也存在各种各样的睡眠问题。睡眠障碍会加重患者的疲劳程度,长期睡眠不足还会导致机体免疫功能下降,延缓患者各项功能的康复。个体的心理状况,如焦虑、抑郁,也与其睡眠存在相关性。

（4）营养状况：患者的营养状况与生活质量成正相关。营养对于增强患者体质、促进机体康复有着重要作用。为 HSCT 患者建立合理的饮食结构，提升进食体验，促进其享受进食乐趣是优化其生命质量的有效方式。

▶第三节　造血干细胞移植患者生命质量的测评

生命质量的测评通常采用访谈法、观察法、主观报告法、症状检测法以及量表评价法。其中，量表评价法是借助信、效度和反应度良好的标准化测评量表对患者进行生命质量的测评方法，也是应用最为广泛的方法。量表的类型主要为普适性量表、疾病特异性量表和领域特异性量表。此外，患者报告结局（patient-reported outcomes，PROs）作为一种能够准确测评患者生命质量的工具，受到越来越多学者的推荐，PROs 不仅可以了解相关影响因素、促进医患有效沟通，还可以作为判断预防性干预效果、临床治疗效果评价以及疾病预后的重要依据之一。

一、健康相关生命质量测评量表

1. **癌症治疗功能评估 - 骨髓移植生命质量测评量表**　癌症治疗功能评估 - 骨髓移植生命质量测评量表（functional assessment of cancer therapy-bone marrow transplant，FACT-BMT）由癌症治疗功能评估量表通用版（functional assessment of cancer therapy-general version，FACT-G）发展而来，是用于测量 HSCT 患者生命质量的特异性量表，由共性模块 FACT-G 和骨髓移植特异模块组成。2002 年，Lau 等将 FACT-BMT 量表翻译为繁体中文版；2019 年，我国学者颜霞等将 FACT-BMT 量表汉化为中文版。FACT-BMT 共 5 个模块，共性模块包括 4 个维度：躯体状况（7 条），得分 0~28 分；社会 / 家庭状况（7 条），得分 0~28 分；情感状况（6 条），得分 0~24 分；功能状况（7 条），得分 0~28 分，共 27 个条目；特异模块包括 10 个条目，详细描述了 HSCT 相关症状和特殊关注项目，得分为 0~40 分。FACT-BMT 量表采用 Likert 5 级评分法，从"一点也不"到"非常赞同"依次计为 0~4 分，其中包括正向和负向计分，总得分范围为 0~148 分，分数越高生命质量越好。近年来，FACT-BMT 已被广泛应用于我国 HSCT 患者生命质量的测定。

2. **癌症患者生命质量测定量表**　癌症患者生命质量测定量表（cancer quality of life questionnaire-core 30，QLQ-C30）是欧洲癌症研究与治疗组织（European Organization for Research and Treatment of Cancer，EORTC）开发的适用于测定所有癌症患者生命质量的特异性量表。2005 年，我国学者万崇华等对中文版 QLQ-C 30 量表进行了评价，发现其具有良好的信效度，可用于中国癌症患者生命质量的测评。QLQ-C30 包括 15 个领域,共 30 个条目,其中条目 1~28 为 4 级评分,1~4 分分别代表"从来没有""有一点""较多"和"很多";条目 29 和 30 则采用 7 级评分,1 代表"非常差",7 代表"非常好"。15 个领域包括 5 个功能领域(躯体、角色、情绪、认知和社会)、9 个症状领域(疲劳、疼痛、恶心呕吐、气促、失眠、食欲丧失、便秘、腹泻和经济困难)以及 1 个总体健康领域。功能领域和总体健康状况领域得分越高说明功能状况和生命质量越好,症状领域得分越高表明症状越多,生命质量越差。随后,EORTC 在 QLQ-C30 的基础上,发展了针对不同癌症的特异模块,与 QLQ-C30 构成了特异性生命质量测量量表,即 HSCT 患者的特异性模块(high-dose chemotherapy 29,HDC 29)包括胃肠道反应、焦虑、对家庭功能的影响、身体意象、性、住院问题 6 个方面以及 8 个单一条目(皮肤问题、发热/寒战、尿频、骨骼肌肉疼痛、常规用药、整理用物、生育、区分生活中重要内容的经验),共 29 个条目,用于测量移植不良反应和相关特异性问题。

3. 健康状况调查问卷 健康状况调查问卷(short form 36 health survey questionnaire,SF-36)是美国波士顿健康研究所研制的简明健康状况调查问卷,应用于普通人群的生命质量测定,主要包括 8 个方面的内容。①生理功能:测量健康状况是否妨碍正常的生理活动。②生理职能:测量由于生理健康问题所造成的职能限制。③躯体疼痛:测量疼痛程度以及疼痛对日常活动的影响。④总体健康状况:测量个体对自身健康状况及其发展趋势的评价。⑤精力:测量个体对自身精力和疲劳程度的主观感受。⑥社会功能:测量生理和心理问题对社会活动的数量和质量所造成的影响,用于评价健康状况对社会活动的效应。⑦情感职能:测量由于情感问题所造成的职能限制。⑧精神健康:测量 4 类精神健康项目,包括激励、压抑、行为或情感失控、心理主观感受。此外还包括一个附加指标——整体健康变化,用于评定过去 1 年的健康状况变化。

4. 骨髓移植幸存者生命质量量表 骨髓移植幸存者生命质量量表(quality of life in bone marrow transplantation survivors tool,QOL-BMT)是由 Grant 等于 1992 年构建,用于测量骨髓移植幸存者生命质量的特异性量表。QOL-BMT 包括生理健康、心理健康、社会健康和灵性健康 4 个维度,共 30 个条目。其中,26 个条目采用 100mm 视觉模拟量表评分,包括正向计分和负向计分;其余 4 个条目为客观题:体质量的变化、是否经常感冒、当前用药以及是否知道慢性 GVHD。量表各维度 Cronbach's α 系数为 0.40~0.86,总 Cronbach's α 系数为 0.85。该量表因仅在生理健康维度内容里包含了慢性 GVHD 的内容,其他关于 HSCT 的特异性条目较少,且各条目评分为 0~100 分,填写较为耗时,并未得到广泛使用。

5. 儿童/青少年生命质量测评量表 儿童/青少年生命质量测评量表(the

pediatric quality of life inventory measurement models，PedsQL）由美国加州圣地亚哥儿童医院和健康中心的 Varni 等研制，我国学者卢奕云等汉化，用于评估 2~18 岁儿童及青少年生命质量的系统性测量工具。PedsQL 由生命质量共性部分的普适性核心量表（generic core scales）和多套测量不同疾病儿童 / 青少年生命质量的特异性疾病模块（disease specific modules）构成。每套量表根据各年龄段儿童 / 青少年的认知发展水平和理解能力，从 2 岁到 18 岁分别制订了包括儿童 / 青少年自评和家长报告两个部分的各年龄段的测量量表。儿童 / 青少年自评部分包括 5~7 岁量表、8~12 岁量表和 13~18 岁量表；家长报告部分包括 2~4 岁量表、5~7 岁量表、8~12 岁量表和 13~18 岁量表 4 种。PedsQL 普适性量表包括生理功能、情感功能、社会功能和角色功能 / 学校表现 4 个维度，共 23 个条目。儿童 / 青少年癌症模块量表包括疼痛 / 受伤、恶心、操作相关焦虑、治疗相关焦虑、担忧、认知问题、对外貌的自我感觉、交流问题 8 个维度，共 27 个条目。量表采用 5 级评分，询问患者最近 1 个月内某一事情发生的频率，0~4 分分别代表"从来没有""几乎没有""有时有""经常有"和"一直有"。各维度的分数为所含条目分数总和除以条目数，总表的分数为各条目分数的总和除以全表条目数，得分越高，表明生命质量越好。

二、患者报告结局

1. **患者报告结局的定义**　PROs 是指直接来自患者报告的有关健康状态的任何方面和治疗效果的信息，区别于来自他人的报告，如医生、护士等报告的患者结局。患者自我报告的结局指标包括疾病症状、治疗不良反应、功能状况以及整体健康状况等。PROs 强调报告来源于患者，鼓励患者参与医疗过程。

2. **患者报告结局的内容**

（1）健康相关生活质量：基于患者生理、心理和社会功能的综合评价指标。

（2）症状：包括疾病症状和治疗相关症状，采用严重程度、变化趋势及对患者身心功能影响进行测评。

（3）患者满意度：患者对治疗和护理的满意程度。

（4）疾病和治疗对患者日常生活、社会功能的影响程度。

（5）患者健康行为依从性，受价值观、信仰以及环境因素影响。

（6）直接来自患者报道的治疗结局。

3. **患者报告结局的测量**

（1）测量工具

1）通用评价：对自己整体健康状况进行评价。

2）特定疾病评价：基于特异性量表及相应的内容进行评价。

（2）测量方法：访谈法、问卷调研以及基于网络平台的自我测评。

（3）患者报告结局测量信息系统（patient-reported outcomes measurement information system，PROMIS）：是由美国国立卫生研究院研制，用于患者进行疾病症状和生命质量自我测评的标准化工具系统。PROMIS 主要包括儿童和成人两大类别，涵盖生理、心理、社会健康三人模块，适用于健康人群和任一疾病人群。

▶ 第四节　造血干细胞移植患者生命质量的干预

HSCT 患者的治疗和康复是一个动态的过程，尽管移植过程中每个阶段的治疗模式相似，但由于不同个体经历不同，其生命质量也会存在较大差异。根据患者个体化情况，因地、因时制宜地选择个体化的干预措施，优化 HSCT 患者生命质量是促进患者身心康复的重要内容。

一、生命质量的主要干预措施

1. **症状干预**　躯体症状是影响 HSCT 患者生命质量的重要内容之一，因此也是生命质量干预不可缺少的一部分。医务人员除了加强对症状的监测与管理，还可以通过适当的健康教育提高患者的疾病认知水平和控制感，降低躯体不适感，提高患者生命质量。

2. **心理行为管理**

（1）身体活动：包括住院期间的身体活动和运动锻炼与返回家庭后的功能锻炼，内容以有氧运动和抗阻力训练为主。科学、规律的身体活动和运动锻炼，能够增强力量、提升耐力、分散注意力、保持良好情绪状态等，是提升患者生命质量的重要干预方法。

（2）压力管理：主要形式为正念减压、渐进式放松训练、音乐疗法以及接受和承诺疗法等。

（3）认知行为训练：指导患者加强自我认知训练，积极开展情绪表达，提升应对技巧，设定人生目标等。

3. **精神心理干预**

（1）生命意义疗法：指为失去目标和意义的个体寻找和发现生命意义，树立生活目标，以积极心态面对生活的心理治疗方法。主要干预方法包括团体生命意义心理疗法（meaning-centered group psychotherapy，MGP）、个体生命意义干预、意义构建干预（meaning-making interventions，MMI）、生命意义为中心的个体意义治疗（individual meaning-centered psychotherapy，IMCP）、人生回顾干预（life-review，LR）和死亡教育课程（death education program）。

（2）关注和解释疗法：指通过关注训练，引导个体转移注意力，关注新奇的事件,在培养感恩、接受和宽恕等技能的同时,指导个体解释、远离偏见,提高其心理灵活性的方法。

4. 其他干预策略　对 HSCT 患者生命质量的影响因素开展干预活动,如提升个体社会支持水平、通过不同途径缓解患者经济负担、改善患者营养状况和睡眠质量以及促进积极心理建设,提升患者积极应对行为等。

二、不同移植阶段患者生命质量的干预

1. 移植前患者生命质量的护理　近年来,HSCT 的适用范围逐渐扩大,移植前患者的疾病状况、身体功能状态、经济水平和社会资源等差异性较大,患者有着不同的社会心理需求。此阶段改善患者生命质量的措施主要是为患者及家属提供良好的信息支持,降低疾病和治疗的不确定感。患者移植前的身心状况与移植后身体、心理适应能力以及生存率存在相关性。移植后可能出现的长期困扰患者的问题,如生育,也需要在移植前做好相应的指导工作。

2. 移植过程中患者生命质量的护理　移植过程中,尤其是急性治疗期,疾病不良反应和植入成功是影响患者生命质量的重要问题。改善患者生命质量的措施包括积极处理患者的疾病症状,如口腔疼痛、恶心、呕吐、脱发以及疲劳等,同时做好躯体各个部位感染的预防工作。

3. 移植后患者生命质量的护理

(1)改善患者躯体症状:移植后初期(<100d),改善生命质量的重点在于做好患者的出院指导,关注急性期并发症的发生及对患者躯体功能的损害,以及由此所产生的一系列精神心理问题。此阶段患者各项免疫功能尚未完全康复,身体虚弱,需要指导家庭照护者做好陪护工作。移植后康复期(>100d),影响生命质量的躯体症状包括疲劳、认知功能减退、骨骼肌肉症状和性交困难等,移植团队可以为患者建立长期照护计划,指导患者及家属应用缓解症状的措施,必要时转介专业医疗机构对症状进行干预。

(2)日常生活指导

1)指导患者合理作息,建立科学、规律的生活方式。

2)注意补充机体营养,避免生冷不洁食物。

3)按时休息,保证充足的睡眠,提升睡眠质量。

4)加强身体活动,培养合理的兴趣爱好,适当参与一些娱乐活动,缓解躯体疲劳症状。

5)逐渐培养患者的生活自理能力,摆脱疾病阴影的困扰。

6)指导病情恢复较好的患者返回学校／工作岗位,正常生活。

7)鼓励患者时刻保持健康乐观的心理,适应新的生活。

8)指导患者维持必要的社交关系,鼓励患者加入 HSCT 支持小组等社交

组织,维系其社会功能的完整性。

（3）心理护理:HSCT长期幸存者度过急性期后,还要面对认知功能障碍、不孕不育、性交困难、慢性GVHD以及疲劳等各种问题,会因缺乏应对策略而感到沮丧,心理负担较重。患者会经历各种心理情感变化,移植团队可以提前做好告知工作,告诉患者哪些情绪变化是正常的心理反应,哪些不良情绪需要积极处理,尽可能在其有需求时提供帮助。移植团队可以协助病友组织交流会,沟通改善给患者日常生活造成困扰的方法,鼓励病友团结协作,相互支持。HSCT患者的心理支持和护理需要贯穿移植治疗的整个过程,医疗团队不仅要关注患者心理状况,还要做好患者家属的心理调适工作。

（4）精神照护:引导患者寻求正向的精神寄托,鼓励其有意义、有目的、有价值地生活。

（5）随访指导:出院后,患者暂时脱离医疗团队的密切关注,医疗支持系统被缩减,患者需要独自面对各种潜在的医疗问题,且缺乏应对策略。移植团队尤其是与患者密切接触的护士,需要做好长期的随访和指导工作,帮助患者及家庭应对可能出现的各种问题。

（毛靖　刘敏杰）

第 十 三 章

造血干细胞移植患者心理护理

▼

　　造血干细胞移植（HSCT）是治疗血液恶性疾病和某些实体瘤的有效方式，但因其高风险、高强度的治疗手段，往往伴随着严重的生理、心理和社会问题。大剂量放化疗的预处理及相关治疗对患者身体带来的不适，加之移植需要在空气层流无菌病房进行，与外界隔绝，患者会产生各种各样情绪和心理反应。移植后初期乃至数年，HSCT患者及其照护者往往面临着各种复杂的生理、心理和社会问题。各项研究表明，良好的心理状况有助于促进患者适应疾病，积极配合治疗，从而有利于疾病康复。反之，负性情绪如焦虑、抑郁、悲伤、痛苦、愤怒等的发生和发展，可引起机体内部的不良反应，加重疾病甚至使患者失去治疗的信心。《中国肿瘤心理临床实践指南2020》中指出，临床医务人员需要关注患者在不同疾病阶段（诊断初期、积极治疗期、积极治疗结束后、疾病进展期、生命终末期等）出现的特定心理问题，并为其提供心理社会肿瘤学服务。

▶ 第一节　造血干细胞移植患者的心理特点和影响因素

一、造血干细胞移植各阶段患者的心理特点

　　1. **造血干细胞移植前**　HSCT患者在移植前就经历了血液疾病的诊断以及化疗，大多数了解自己的病情，面对即将到来的新一轮治疗，心理状况较为复杂，表现为对配型成功的喜悦，以及对移植治疗的期待、焦虑和恐惧。

　　（1）对移植治疗的期待和欣喜：移植给了患者康复和生的希望，患者因配型成功感到高兴，期待通过医学技术的进步和自己的努力，彻底摆脱疾病的折磨，恢复健康，回归社会和家庭。

　　（2）对预后的不确定性：尽管患者通过各种途径知晓了移植的基本过程，但对其效果和预后缺乏全面了解，担心可能的并发症对自己躯体造成的痛苦，容易感到紧张和焦虑。

（3）面对死亡的恐惧：移植是一项高风险的治疗过程，存在移植失败风险，患者甚至还要面对死亡。当移植团队与患者及家属开展知情同意，尤其是医师交代治疗的不良反应和意外风险、医患双方共同签订治疗协议书时，患者往往内心感到恐惧。

2. 造血干细胞移植期间

（1）预处理阶段

1）隔离的孤独感：患者入住空气层流无菌病房后隔离的时间约为1个月，处于封闭、狭窄的新环境，接受不熟悉的治疗程序，环境的陌生感和与亲人、朋友的分离，均使其感到孤独和寂寞。患者的孤独感程度与隔离时间成正比，隔离时间越长，孤独感越强烈，伴随孤独而引发的焦虑、恐惧和抑郁等心理问题越多，有的患者甚至会表现出精神症状。

2）应对治疗不良反应的痛苦和焦虑：移植后1~2周是患者最困难的时期，大剂量放化疗和造血重建给躯体带来各种痛苦与不适，如恶心、呕吐、口腔黏膜炎、发热、腹痛、腹泻等，均会使患者产生较大的情绪波动，对疾病的治疗和护理出现厌倦、烦躁、易怒和不配合情绪。这段时期，患者身体和情绪上的脆弱性增加，遭遇严重的心理困扰，部分患者还会发展为创伤后应激障碍（post-traumatic stress disorder，PTSD）。死亡威胁感是此阶段患者比较特殊的心理特点，部分患者会出现病态性恐惧，还可能伴随个性方面的改变，需要引起医务人员的重视。

（2）造血功能恢复期

1）植入后的期待和欣喜：造血干细胞输注完毕后，患者的焦虑感得到充分缓解。随着血象的恢复、各方面症状的好转、躯体痛苦的减轻，患者会进入充满希望的等待期，期待早日解除隔离，与家人和朋友团聚。

2）对亲人的愧疚感：移植的供者通常为患者的兄弟姐妹或子女，患者对其产生感激之情的同时，也会因担心动员及干细胞采集等对供血者身体带来的痛苦和影响产生内疚感。

3. **造血干细胞移植后初期**

（1）敏感：随着移植过程的结束和血象的逐渐恢复，患者这一阶段心理状况趋于稳定。患者会对身体的自觉症状过度敏感，十分关注自己的血象改变，心情随血象的改变而高兴和担忧。

（2）担忧：患者血象恢复，离开隔离病房时，会萌生较强的自我保护意识强，因害怕感染而不敢接触外界环境。

（3）喜怒无常：出院患者感到欣喜的同时，往往会产生失去依赖的心理，变得易怒而压抑。长时间严格隔离，可使患者的感官发生改变，出现意志消沉、焦虑、睡眠失调、幻觉等，部分患者的情绪失调会延续至出院后1个月乃至更长时间,对周围的人、事、物感到厌烦,产生恼怒、敌意等心理障碍。

4. 造血干细胞移植后长期随访阶段 移植后免疫功能的恢复需要 1~2 年的时间,患者主要表现为两种心理特点。并发症少、移植效果好的患者会产生感恩、希望、期待及回报社会的心理;移植效果差、并发症多的患者会产生焦虑、后悔、恐惧和绝望心理,疾病不确定感是其最直接的体验。

(1)对新生的感恩:历经了疾病和治疗过程的"磨难",患者会对来之不易的健康倍加珍惜,对生命倍加关注,感激帮助和关心自己的亲朋好友。

(2)适应新生活的挫折感:移植康复期,患者需要学会放弃"患者"角色,重新建立正常新生活,尽可能在社会、工作和家庭中恢复有价值的角色。患者在进行严格的疾病自我管理的同时,需要积极应对日常生活、学习、工作、婚恋和生育等各种问题,各种限制以及自理较差者往往会产生新角色适应的挫折感。

(3)接受疾病长期影响的现实:尽管身体虚弱和疲劳等症状会长期伴随患者,但是,具有较强应对和抗压能力的患者,能够协调好疾病管理与正常生活之间的关系,建立长期与疾病共存的生活状态,积极重塑有价值的生活角色。

(4)应对并发症的焦虑和恐惧:移植后可能出现的并发症造成的痛苦和身体意象的改变会导致的各种心理问题,如过度躯体关注、自我评价下降、依赖心理增强、退缩以及抑郁,这些心理问题反过来会加重躯体疲劳,形成恶性循环。

二、造血干细胞移植患者心理状况的影响因素

HSCT 患者在不同的移植阶段具有不同的心理特点,影响 HSCT 患者心理状况的因素主要有以下几个方面:

1. 性别 在 HSCT 患者中,女性的不良心理状态比例高于男性,主要原因在于移植后患者的社会功能和家庭功能受损,患病前主要承担家庭功能的女性患者,因疾病原因角色发生转变,需要家人给予更多的照顾和帮助。大剂量化疗和免疫抑制剂的长期使用,使女性患者经历了较多的内分泌功能紊乱、性功能障碍等,影响家庭日常生活。加之移植后,较多患者会经历身体意象的改变,尤其是合并慢性皮肤 GVHD 的患者,会对在意外形的女性患者带来严重的心理负担。

2. 个体人格特质 是影响其压力感知和压力应对的重要因素之一。不同人格特质者在相同环境,同一应激原下的反应各不相同。研究发现,神经质型特征的 HSCT 患者在隔离时更容易出现焦虑症状,内向型特征的患者更有可能在隔离期间出现较高的抑郁症状。具备上述特征的 HSCT 患者,移植前

合并有焦虑、抑郁及精神病史,则是移植期间发生心理问题最重要的独立预测因子。

3. 躯体症状和身体功能　移植预处理期间的大剂量放、化疗,移植后免疫抑制剂的长期使用,加之疾病和治疗相关并发症,患者在移植的不同阶段经历着各种问题,身体功能受到严重损害。研究显示,HSCT 患者心理情绪状况与躯体症状和身体功能成正相关,进食困难、疼痛、恶心、呕吐和疲乏等,是造成患者内心痛苦的重要因素,合并 GVHD 者其心理问题更为突出。

4. 社会支持　研究表明,HSCT 患者社会支持水平与心理问题症状成负相关,与心理弹性成正相关。在面对重大生活应激性事件时,患者得到的社会支持越高,其心理问题越少。HSCT 患者的社会支持力量除了家庭成员,还包括社会个体、组织、政府机构等各方面的情感、物质和精神支持。来自医务人员的关注,使患者感到安全,更有信心获得康复。家庭成员的陪伴和支持,使患者能够及时分享情绪,积极应对各种应激事件,建立生活信心。病友的关心和鼓励,使患者不再感到自己是孤独的个体。社会支持力量能够满足和理解患者的精神心理需求,帮助患者解决诸多疾病、生活和情感上的各种问题,协助其建立情绪宣泄的途径,缓解心理压力。

5. 应对方式　面对疾病和治疗,HSCT 患者会采取不同的应对方式。积极应对的患者对未来充满信心,善于学习和交流,在压力面前保持乐观情绪,寻求安慰和帮助,积极配合治疗;消极应对的患者则容易焦虑、易怒,遇到并发症或移植效果不乐观的时候,容易灰心失望,自暴自弃,甚至不配合治疗及护理,产生放弃移植的念头。研究显示 HSCT 患者若采取"屈服"的方式应对疾病,即接受患病事实,移植术后其"个人力量"会有所增强,能够更加从容地应对创伤事件。若患者采取"回避"的方式应对疾病,即不愿接受事实,往往情绪消极,内心痛苦加剧,治疗依从性差。采取"面对"的方式应对疾病的患者,积极心态会化为内在驱动力,促使患者以乐观积极心态面对困难和痛苦,在逆境中寻求出路,在生活中寻找生命意义。这一类患者往往生活质量较好,内心成长水平较高。

三、造血干细胞移植常用的心理测评工具

1. 综合性医院焦虑抑郁量表　综合性医院焦虑抑郁量表(hospital anxiety and depression scale,HADS)由 Zigmond 与 Snaith 于 1983 年编制,主要应用于综合性医院患者焦虑和抑郁症状的筛查。该量表包括 2 个部分:焦虑亚量表(HADS-A)和抑郁亚量表(HADS-D),分别有 7 个条目,共 14 个条目。量表每个条目按 4 级(0、1、2、3 分)计分,其中 7 个条目评定焦虑,条目的分值总和为焦虑评分,简称 A 分;7 个条目评定抑郁,条目分值总和为抑郁评分,简称 D 分。

分值划分参考标准:0~7分属无症状;8~10分属临界症状;11~21分属明显症状。HADS已广泛应用于临床肿瘤患者心理痛苦的筛查。

2. **焦虑和抑郁自评量表** 焦虑自评量表(self-rating anxiety scale,SAS)和抑郁自评量表(self-rating depression scale,SDS)由Zung分别于1971年和1965年编制,由评定对象自行填写,用于评定其主观焦虑、抑郁感受。SAS和SDS量表各自包括20个条目,主要评定依据为项目所定义的症状出现的频度,分为4个级别的评分:1~4分分别代表"没有或很少时间""少部分时间""相当多时间""绝大部分或全部时间",带*号者为反向计分。量表得分(总粗分)为20个条目得分相加,经过换算成标准总分,即总粗分(X)乘以1.25后,取整数部分即为标准总分(Y)。

3. **医学应对问卷** 医学应对问卷(medical coping modes questionnaire,MCMQ)由Feifel等于1991年编制,用于评定患者对于疾病这种"特定"生活事件的应对方式和应对特点。MCMQ包括"面对""回避""屈服"三方面的分量表,原量表包括19个条目,中文版修订为20个条目,由患者自行填写。问卷条目按4级(1、2、3、4分)计分。

4. **世界卫生组织情绪状态问卷** 世界卫生组织情绪状态问卷(profile of mood state,POMS)是由Mcnair等于1971年编制的一种心境状态评定量表,称为心境状态剖图,目前广泛应用于评估癌症患者心理干预前后的情绪变化。POMS包括6个分量表:紧张-焦虑(tension-anxiety,T)、抑郁-沮丧(depression-dejection,D)、愤怒-敌意(anger-hostility,A)、有力-好动(vigor-activity,V)、疲惫-惰性(fatigue-inertia,F)、困惑-迷茫(confusion-bewilderment,C)。每个分量表包括若干个描述不同情绪状态的形容词,共65个。量表采用5级计分,0~4分分别代表"一点没有""略有一点""中等程度""相当明显"和"非常明显"。此外,问卷还包括7个积极的情绪状态的"干扰题项"用于检测被试者诚实及合作程度。

5. **心理痛苦管理筛查工具** 心理痛苦管理筛查工具(distress management screening measure,DMSM)包括两个部分:心理痛苦温度计(distress thermometer,DT)和心理痛苦相关因素调查表(problem list,PL)。DT以0~10分刻度数字表示心理痛苦程度,0分代表无心理痛苦,10分代表极度心理痛苦。指导患者在近一周所经历的平均心理痛苦水平的数字上做标记。美国国立综合癌症网络(national comprehensive cancer network,NCCN)推荐DT的阳性截断值为4分,即DT≥4表示患者存在显著心理痛苦,我国学者唐丽丽等通过本土化研究认为取DT≥4同样适用于我国临床应用与研究。PL包括5个方面问题:实际问题、家庭问题、情感问题、躯体方面问题及精神/宗教信仰问题,共36项相关因素。近年来,DMSM越来越多地应用于癌症患者心理痛苦的筛查和评估工具,也有研究者将其用到 HSCT 患者心理痛苦影响因素研究中。

6. **创伤后成长评定量表**　创伤后成长评定量表（posttraumatic growth inventory，PTGI）由 Tedeschi 等于 1996 年编制，我国学者汪际等汉化，包括 21 个条目，5 个维度：人生感悟（appreciation of life）、个人力量（personal strength）、新的可能性（new possibilities）、与他人关系（relating to others）和精神转变（spiritual change）。量表采用 Likert 6 级评分法，从"创伤后完全没有经历这种改变"到"创伤后这种改变非常多"依次计 0~5 分，总分 0~105 分，分值越高预示创伤后成长越多。中文版 PTGI 量表由 5 个维度 20 个条目组成，总 Cronbach's α 系数为 0.874，各维度 α 系数为 0.611~0.796。在 HSCT 患者的研究中，该量表总 Cronbach's α 系数为 0.928，5 个维度的 Cronbach's α 系数为 0.752~0.850，具有良好的信、效度。

▶ 第二节　造血干细胞移植患者心理干预措施

国外很多 HSCT 中心非常重视患者的精神心理健康，在移植前，就会有心理学家或社会工作者对其进行访视，给予心理评估和指导，从而让患者在精神上接受移植，心理上适应移植。在移植过程中和移植后，患者也能接受到来自各层面的精神、心理干预，以维护患者心理健康。近年来，我国也有越来越多的学者认识到个体的心理状态在疾病康复中的重要作用，采用不同的心理辅导策略为患者及其家属提供心理护理服务。

一、教育性干预

1. **教育性干预的内容**　教育性干预是指通过健康教育提供信息来进行干预的方法，内容包括疾病及治疗相关信息、行为训练、应对策略及沟通技巧以及可利用资源等。

（1）疾病及治疗健康教育：健康教育要根据患者疾病阶段、患者及家属文化知识水平、习惯和学习意愿等，为其提供疾病及健康相关知识，从而提升患者疾病知识水平，纠正不良认知和观念，提高患者疾病的自我照护能力和管理疾病的自我效能感。HSCT 患者的健康教育需要贯彻移植的整个过程，如进入空气层流无菌病房前的医患谈话和知情同意、隔离期的治疗操作流程、移植后并发症的管理、出院的注意事项、康复期疾病自我管理和复查等，均需要医务人员运用通俗易懂的语言和亲切的态度与患者及家属进行沟通，满足其信息需求的同时也接受可能发生的各种应激事件。

（2）行为训练：通过催眠、引导想象、冥想和生物反馈等，教授患者放松技巧。

（3）应对训练：通过指导患者积极应对和管理压力的技巧，提高患者对应激事件的应对能力。

（4）可利用资源：告知患者一些社会支持团体和志愿者协会等机构，以及遇到困难时如何通过正确途径寻求支持和帮助。

2. 教育性干预的途径 包括面对面谈话、互联网在线教育、电话随访、发放健康教育手册以及网络课程等。相比单一的传统口授式健康教育，多种方式相结合的传播途径能够获得更佳干预效果。

二、支持性心理干预

支持性心理干预是一种间断或持续进行的治疗性干预，旨在帮助患者处理痛苦情绪，强化自身存在的优势，促进其对疾病的适应性。常用的支持性心理干预主要以团体方式进行，一对一的心理干预也能起到良好效果。

1. 团体心理干预 是适合我国国情的一种心理干预策略，《中国肿瘤心理临床实践指南 2020》中建议干预频率为一周一次，每次 90~120min。团体活动中重点关注患者遭遇的困难、患病感受、情绪状态以及与家庭成员的关系。疾病晚期患者的团体心理干预还需要涉及患者对死亡的感受、将来的丧失以及对生存的担忧等。常用的方法包括团体生命意义心理疗法（meaning-centered group psychotherapy，MGP）和夫妻团体治疗。

2. 个体化心理干预 针对一些特殊的个体，需要医务人员或心理咨询师采取个体化的支持心理干预策略，并且需要根据患者的具体情况选择良好的干预方式、地点、时间和频次，干预过程中也需要注意患者的精力、体力和需求。具体干预方法可以包括支持治疗、正念减压、叙事疗法、意义中心疗法和艺术治疗等。

三、特殊心理治疗方法

1. 认知行为治疗 认知行为治疗（cognitive behavioral therapy，CBT）是通过帮助来访者识别他们自己的歪曲信念和负性自动思维，并用他们自己或他人的实际行为来挑战这些歪曲信念和负性自动思维，以改善情绪并减少抑郁症状的心理治疗方法。CBT 是重度抑郁患者首选的心理治疗方法，也是减少 HSCT 患者 PTSD 症状的重要方法之一。

2. 正念减压 正念（mindfulness）是指自我调整注意力到即刻的体验中，更好地觉察当下的精神活动，并对当下的体验保持好奇心并怀有开放和接纳的态度。正念减压训练（mindfulness-based stress reduction，MBSR）能够帮助患者舒缓内心压力，让患者从认知上完完全全地接纳自己。MBSR 是目前临床较为常用的一种心理压力治疗方法，适用于各种患病人群，能够有效地改善患者内心的焦虑、抑郁水平。

3. **艺术疗法**　艺术是个体自我情绪调节的重要工具之一,在满足人类对美好及完美事物的追求的同时,也用于缓解生活中的艰辛与不适、内心的焦灼与愤慨。目前用于疾病治疗的主要艺术疗法包括音乐疗法、绘画疗法、游戏疗法以及园艺疗法等。

(1)音乐疗法:是科学且系统地运用音乐的特性,通过音乐的特质对人的影响,协助个人在疾病或残障的治疗过程中达到生理、心理、情绪的整合,并通过和谐的节奏刺激身体神经、肌肉,使人产生愉快的情绪,使患者在疾病或医疗过程中身心改变的一种治疗方式。音乐可以转移患者对躯体不适感的注意力,放松心灵,提供躯体舒适感。研究表明,音乐疗法和心理护理的结合,能够改善 HSCT 患者的情绪状态,增加其疾病适应性。作为一种无创伤性的治疗方法,音乐疗法方便、经济、易于推广,适合在移植各个时期使用。

(2)绘画疗法:在国外广泛应用,是心理咨询与治疗的主要技术之一,近年来也逐渐被引入我国临床疾病的治疗与康复中。

4. **叙事疗法**　叙事意为对故事的描述,是人们将经验组织成具有现实意义事件的基本方式。叙事疗法(narrative therapy)是在叙事理论的基础上形成的,重点关注叙事者带到治疗过程中的故事、观点和词汇以及这些故事、词汇和观点对患者本人及周围人的影响。叙事护理是在叙事医疗基础上发展而来的一种护士主导的心理干预方法,也是目前患者健康教育新方法。叙事护理步骤包括进入患者故事、正向回馈以及总结反思。叙事护理可以用在个体、夫妻和团体的心理干预中,强调以倾听、回应的姿态进入叙事者的故事中,了解其内心体验和经历,引导患者宣泄情绪、感受关怀。

5. **积极心理治疗**　移植过程中,患者会产生一系列的积极心理情感,如感恩、坚强、成长、毅力和乐观等。家庭支持和主动参与被认为是积极心理的重要来源。越来越多的医务人员和研究者也意识到积极心理促进在 HSCT 患者中的重要作用,并开展了一系列干预实践。

(1)生命意义疗法:奥地利著名的精神、心理学家维克多·埃米尔·弗兰克尔(Viktor Emil Frankl)于 20 世纪 30 年代创立了"意义治疗法(logotherapy)",即为失去目标和意义的人寻找和发现生命意义,树立生活目标,以积极心态面对生活的心理治疗方法。研究表明,个体的生命意义感与其心理功能密切相关,更多的生命意义感意味着较高的创伤后成长水平、生活满意度和更多的幸福感;生命意义缺失与精神疾病和个体自杀态度密切相关。当个体积极探索生命存在的意义时,能够降低其疾病相关压力水平,提升自尊感、幸福感、生活满意度和希望感,获得一定的心灵成长。以生命意义理论为基础的干预或生命意义重建研究,旨在激励患者寻求生活动力和目标,积极面对生命,甚至是死亡。目前,与生命意义疗法相关的心理干预方法包括团体生命意义心理疗法(meaning-centered group psychotherapy,MGP)和个体生命意义干预,后者又包括意义构建干预(meaning making interventions,MMI)和生命意义为中心的个体意义治疗(individual meaning-centered psychotherapy,IMCP)等。

(2)人生回顾干预:人生回顾主要让受试者在干预者的结构式问题引导下回顾自己童年、青少年、成年和成年至今4个人生阶段的有意义的故事。人生回顾干预从正向层面重新诠释患者的生活经历,通过整理、分析和评估过去的岁月,达到生命的整合,为即将到来的生命阶段做准备。人生回顾干预被证实能够改善个体的心理应激状态和生活质量,降低晚期癌症患者死亡相关的焦虑症状。

(3)接纳与承诺护理疗法:是一种将功能情景主义和关系框架理论相结合的行为治疗方法,其以关注当下、认知解离、接纳、以己为景、明确价值、承诺行动为流程,通过相互联系、相互促进的方法提高患者心理灵活性。接纳与承诺护理疗法协助患者正视接受疾病,体验当下,引导患者树立正向的价值观,积极采纳和践行有益于疾病康复的行动。通过接纳与承诺护理疗法,可以提高 HSCT 患者的心理弹性、创伤后成长水平,改善其生活质量。

6. 尊严疗法　尊严疗法(dignity therapy)是对生存期短暂的人们所面临的现实困难和心理社会痛苦施予的帮助,其独特性在于鼓励患者追忆生命中重要的、难忘的事件,并以此提高他们的生活质量,多在接受姑息治疗的晚期癌症患者中进行。尊严疗法能够让患者更加深刻地感受到生命的目标和意义,缓解其内心痛苦。对于处于生命末期(生存周期小于 6 个月),但意识清楚的患者,推荐使用。

▶第三节　造血干细胞移植患者的缓和医疗和临终关怀

NCCN 将缓和医疗(palliative care)定义为:一种以患者、家属、照料者为中心的照护体系,重点关注患者痛苦症状的管理,并根据患者、家属、照料者的需求、理念、信仰、文化背景将心理社会照护和灵性照护、精神关怀整合其中。缓和医疗适用于疾病全程,疾病后期治疗难以延长生存时,缓和医疗成为主要的治疗手段,此阶段(预计生存 3~6 个月)的缓和医疗又称为安宁疗护或临终关怀。HSCT 患者在治疗的不同阶段,均会经历各种各样的躯体和心理痛苦,但是目前我国对于满足疾病早期和终末期的 HSCT 患者姑息护理需求的干预策略较少,其主要原因与避讳谈及死亡的文化背景、疾病预后的不确定性、缺乏姑息护理知识以及复杂的医疗体系等有关。早期、持续为 HSCT 患者提供缓和医疗服务,有助于加深患者及其家属对疾病转归的认知和理解,减轻患者痛苦,使患者获得"善终",同时减轻家庭负担,节约社会和医疗资源。但考虑我国特殊文化和医疗背景,在 HSCT 患者中开展该项服务也是一项具有挑战性的工作。

一、造血干细胞移植患者缓和医疗

1. **缓和医疗的时机** 由于 HSCT 患者疾病发展的轨迹较为复杂,生存周期存在不确定性,每一位患者的预后难以清晰界定,因此缓和医疗开始实施的时机尚不明确。针对生命威胁性疾病的一般进展情况以及 HSCT 患者特殊的疾病状态,可通过以下两个方式确定缓和医疗时机。

(1)疾病进展阶段:医务人员可以对每位患者进行缓和医疗需求筛查,在治疗初期就可以考虑将积极缓和医疗介入整体治疗方案中,具体可分为三个阶段实施。

1)早期:患者配型成功,拟行 HSCT 时。此阶段应了解患者及家属的照护需求,建立初级支持性照护计划,重点关注患者移植后的长期康复。

2)中期:移植后 100d 内或患者出现影响日常生活的症状时。此阶段可以为患者制订姑息护理计划,重点关注患者症状的缓解。

3)晚期:患者疾病复发或出现重要脏器衰竭症状时,预计生存周期小于6个月。此阶段需建立具体的姑息护理计划,开展临终关怀项目,重点关注患者的基本需求。

(2)临床症状和特征:当 HSCT 患者具有躯体承受严重的症状负担、中重度 GVHD、家庭有着复杂的社会心理需求、预后不佳、合并多项严重并发症、心理负担沉重、复发、多器官功能衰竭等特征时,均可以考虑开展缓和医疗服务。

2. **缓和医疗照护实施者** 通常由包括血液科/移植中心的临床医师、高级护士、临床药师、康复医师以及心理咨询师等在内的多学科协作组主导。

3. **缓和医疗的内容** 缓和医疗的内容一般包括生理、心理、社会和精神需求方面,其组成部分见表 13-1。

表 13-1 缓和医疗的组成部分

项目	具体内容
服务对象	面临生命威胁性疾病的患者及家属
介入时机	疾病早期
服务目的	改善患者及家属生活质量,协助患者获得"善终"
服务内容	缓解患者躯体痛苦症状 无加速或推迟死亡的意图

续表

项目	具体内容
服务内容	为患者提供精神和心理护理 满足患者和家属的需要 提供支持系统,使患者积极地生活直至死亡 提供支持系统,帮助家属应对患者的疾病和丧亲之痛 提供丧亲咨询服务 协助患者和家属正视生命和死亡 尽可能提供改善患者及家属生活质量的措施
服务层次	基础水平的缓和医疗服务 中等水平的缓和医疗服务 专业水平的缓和医疗服务

（1）躯体症状管理

1）移植物抗宿主病:急、慢性 GVHD 是 HSCT 患者常见的移植后并发症,GVHD 尚无特异性治疗手段,主要依靠免疫抑制剂的使用及支持性治疗来缓解患者躯体症状。GVHD 的伴随症状包括皮肤瘙痒、恶心、呕吐、腹痛、腹泻和肝区疼痛。具体护理策略可见第七章第二节移植物抗宿主病。

2）疼痛:HSCT 患者疼痛主要源于黏膜炎和 GVHD,其他还包括药物因素引起的神经源性疼痛、集落刺激因子引起的骨性疼痛,以及疾病晚期发生的不明原因的全身性疼痛。疼痛的发生、发展不仅影响患者进食、睡眠和活动,还会让患者和家属感到不安和恐惧,有的患者甚至会情绪失控。在实施疼痛干预前,需要评估患者疼痛的病情、机制、强度和特点、诱因等。疼痛的干预方法包括非药物疗法和药物治疗。非药物疗法主要通过分散注意力和心理治疗的策略来提高患者的抗病能力和痛阈。常用的方法:①认知疗法,向患者及家属传递疼痛发生的原因和机制,教会患者正确评估自身疼痛程度,正确认识疼痛,合理应对躯体的各种不适感受;②行为疗法,通过分散注意力、放松疗法、生物反馈、音乐疗法、催眠以及支持疗法等来改变躯体疼痛的反应,提高自身对疼痛的控制感。药物治疗是按照"三阶梯"止痛疗法,根据患者疾病和疼痛情况给予镇痛药。但考虑到阿片类药物对肝肾功能和肠道功能的损害作用,在 HSCT 患者中使用非甾体抗炎药时需谨慎。

3）恶心呕吐:主要与胃肠道和大脑两个组织器官受累有关,发生机制较为复杂。恶心呕吐需要在镇吐治疗的同时,积极纠正病因。根据患者呕吐严重程度给予不同强度的镇吐药,同时注意避免引起呕吐的诱因以及预防电解质紊乱等。具体护理策略详见第五章第二节预处理常用药物中消化系统的不良反应及护理要点。

4）发热：HSCT患者发热原因主要为感染，反复高热是影响患者舒适，导致其发生抑郁情绪的重要因素。具体内容详见第七章第三节感染性疾病中发热的护理。

5）疲乏：NCCN将疲乏定义为一种痛苦而持续的主观感受，为肿瘤本身或抗肿瘤治疗所致的躯体、情感和/或认知上的疲乏或耗竭感，且与近期活动量不符，并影响患者日常功能。疲乏是HSCT幸存者常见的症状之一，可长期伴随患者，影响患者的日常生活状态和情绪状态。疲乏的治疗包括非药物治疗和药物治疗，前者为首选的治疗策略。行为干预是缓解疲乏的主要治疗方式，包括协助患者建立积极健康的生活方式、培养兴趣爱好、鼓励患者做力所能及的事情、根据自身疾病情况有计划地进行身体活动和锻炼等。

（2）心理症状管理：包括焦虑、抑郁、担忧、不确定感、悲伤、失落、精神萎靡、愤怒、恐惧、治疗相关经济负担、认识功能损害等。长时间的严密隔离使HSCT患者产生各种心理问题，即使在出院后很长一段时间，PTSD和抑郁仍是其较为常见的严重心理问题，需要医务人员及家属给予充分的心理支持。精神心理护理是姑息护理的重要内容，移植不同阶段，个体心理社会需求不同，需要医务人员给予关注和支持。对于症状较轻的患者，可及时疏导其不良情绪，鼓励其积极应对疾病和治疗；症状较重的患者，则可能需要包括移植医师、康复师、心理学家、营养学家和社会志愿者等的共同参与，给予患者心理支持，也可采用补充和替代医学疗法（complementary and alternative medicine，CAM）如音乐治疗、冥想等，来缓解患者的内心压力。对于临终阶段的患者，需重视患者的基本需求，维护其尊严，给予亲朋好友陪伴的时间和空间。

（3）基础护理

1）病房环境：为患者提供良好的病房环境，保持病房内干净整洁，通风良好，光线明亮，温、湿度适宜。定期为患者更换床单被套，保持床单位舒适。

2）饮食护理：根据患者疾病情况和喜好制订富营养饮食食谱，做好患者及家属的饮食与营养宣教，强调补充机体营养的重要性。

3）生活护理：根据患者生活自理能力和护理级别给予生活护理。①注意保持口腔卫生。合并口腔溃疡者，保持口腔清洁湿润，三餐及进食前后及时漱口。进食或吞咽困难者，定时给予口腔护理。②皮肤护理。HSCT患者皮肤组织脆弱，需要及时做好清洁和护理工作。注意观察皮肤情况，保持皮肤清洁及完整性。长期卧床和腹泻者，注意防止压力性损伤，定时翻身，使用气垫床。保持床单位清洁、干净、干燥，床上无碎屑、皱褶。为患者行中心静脉导管维护时，尤其注意预防医用黏胶相关性皮肤损伤。③毛发的护理。选择适合患者发质的洗发水给患者洗头，避免使用刺激性强的洗发水。男性患者注意修剪胡须,女性患者留适宜长度的短发,便于护理。④排便的护理。合并肠道GVHD的患者,注意保持肛门和会阴部的清洁,每次排便后要及时清洗,使用皮肤保护剂以预防失禁性皮炎。

(4)家属的心理支持:亲人、家属是患者的主要照护者,是患者最大的社会支持力量,也是舒缓医疗和姑息疗护的主要参与者。但是在长期疾病治疗的过程中,家属承担着各种照护责任的同时,心理也会有各种各样的压力和负担。因此,医务人员在为患者提供护理的同时,也要重视家属的需求和关怀。在为患者提供照护信息支持的同时,尽可能多地与家属沟通交流,鼓励其适当释放自己的情绪,提升其应对患者病情改变的能力。同时,告知家属在照顾患者同时,也要注意维护自身健康和良好的情绪状态。

(5)预立医疗照护计划(advance care planning):是缓和医疗服务的核心内容,是为患者及其家庭提供可供选择的医疗信息、分享患者的照护目标、健康价值取向、医疗偏好,以及分享患者个人治疗决策、确定未来医疗照护优先级顺序的过程。预立医疗照护计划可以通过患者家庭会议来建立,目的是与患者及家属共同建立照护目标,让患者和家属充分表达对治疗的期望水平。

(6)死亡教育:处于疾病末期的患者,除了要经受躯体的痛苦外,还需要面对死亡的恐惧。对临终患者进行死亡教育,让其以顺应的态度接受生命的终结,协助其安详、舒适地离开,达到"善终"。死亡教育的对象不仅是患者,也可以是医务人员和患者家属。通过教育,改善其对濒死之人的生命意义的认知和态度,同时认识到自身价值以及当前的生活状态,更加珍惜生活,尊重生命。

1)死亡教育的定义:使人们正确对待他人及自己的死亡问题,教育人们如何面对死亡。

2)死亡教育的对象:医务人员、学生、社会团体、患者及其照护者。

3)死亡教育的方法:成立死亡教育课程、专题讲座、生死教育、角色扮演、情景模拟、网络宣传、个体心理辅导以及资料、书籍、影像宣传等。

4)死亡教育开展时机:主要为疾病早期、稳定期、疾病恶化期、濒死期和丧亲期。

5)死亡教育的目的:提高患者家属对死亡的认知,缓解其对死亡的焦虑和恐惧感,增加对生活的希望和信心。

6)死亡教育的内容:①评估患者生理状况、既往生活阅历和目前的心理状况。②理解患者的个人信仰及对死亡的态度。③选择合适的时机和方式告知患者疾病情况,引导其讨论死亡相关的问题,评估其接受程度。④根据患者的心理状况开展死亡教育,协助其理解生命与死亡,克服内心恐惧。⑤耐心解答患者及家属疑问,倾听其情感表述,陪伴及安抚患者。⑥帮助患者平静、有尊严地离开。

（7）临终决策：患者预计生存周期不超过6个月时，可确定患者及家属是否需要做出临终决策，如了解患者对死亡的态度、选择生命维持治疗方式、决定是否进行心肺复苏、死亡地点以及制订预先指示等。

二、造血干细胞移植患者临终关怀

临终关怀（hospice care）是由社会各层次人员如医师、护士、志愿者等组成的团队，向临终患者及其家属提供的生理、心理和社会等方面在内的整体护理，帮助患者安宁、舒适地走完人生的最后阶段，并使家属的身心健康得到维护和增强的一种全面照顾。HSCT患者疾病终末期的姑息护理可以以临终关怀的形式完成，在患者预计生存期≤6个月时进行。

1. 生命末期照护

（1）生命末期（end of life）预测：生命末期又称为濒死期，尚无统一定义，多指死亡前数日或数周。目前缺乏精准的方法来预估HSCT患者的预后情况，可以借助预后量表，如临床生存预测（clinical prediction of survival，CPS）、姑息功能量表（palliative performance scale，PPS）、卡氏功能状态（KPS）评分等，结合患者的临床征象来评估其预后情况，适时开展医患沟通和辅助治疗决策，与患者及家属讨论是否需要生命支持系统、药物维持治疗，并给予患者和家属交流、陪伴及告别的机会。

（2）生命末期沟通：生命末期患者的治疗重点以减轻痛苦、改善生活质量为主，医务人员需要了解患者及家属的生命末期需求，与其开展充分的医疗沟通，内容包括是否理解和接受死亡、未了心愿、预立医疗照护计划、后续治疗和护理目标、是否需要转诊至临终关怀机构、死亡场所的选择、维持生命医疗选择等。

（3）生命末期护理

1）缓解躯体疼痛。

2）改善呼吸功能。

3）缓解躯体疲劳，促进舒适。

4）增强家庭关系。

5）优化患者生活质量。

2. 居丧护理

失去亲人是人生的灾难性体验，几乎所有人都会有不同程度的居丧哀伤，因此，全面的姑息照护需要延续到患者死后，针对患者家庭尤其是主要照护者给予常规的居丧关怀。HSCT患者有较长时期的患病经历，且以中青年患者居多，因此患者离世后，其照护者会有更为强烈的关怀需求，但我国目前居丧服务资源有限，丧亲者需求往往被忽略。

（1）居丧家庭会议:临终患者居丧家庭会议的主要目的是满足家属照护患者的需求、了解家属的心理需求、让家属充分表达情感以及给予家属心理疏导。

（2）居丧哀伤干预

1）哀伤反应的 4 个阶段:麻木和不相信、分离痛苦、抑郁悲伤和恢复。多数人的痛苦期于 6 个月达到高峰,丧亲后 6 个月至 2 年,悲伤反应逐渐减轻,少数人会维持数年。

2）居丧护理内容:①做好尸体护理,可让家属一同参与整理逝者仪容。②丧亲者访视与心理辅导,安抚丧亲者面对和接受现实,鼓励其宣泄情绪,陪伴与倾听其主诉,采用哀伤治疗、身心干预、认知行为治疗、个体化心理治疗、家庭为中心的团体治疗以及药物干预等方法为丧亲者进行心理疏导。③鼓励家人之间相互安慰和鼓励,勇敢面对失去亲人的痛苦。④为丧亲家庭提供其他咨询服务,满足其合理需求,协助解决丧亲家庭的实际困难。

（3）协助居丧家庭重组:亲人离去后,居丧服务者需要帮助患者家庭重归正常生活,建立良好的生活方式,建立新的人际关系,培养新的兴趣爱好,寻求新的生活经历与感受。

（4）居丧家庭访视:临终关怀机构可以通过电话、微信、邮件等方式对丧亲家庭进行追踪和随访,让其感受来自医务人员和社会的持续性关爱和支持。

（刘敏杰）

附 录

▶附录一　手术同意书

姓名：　　性别：　　年龄：　　科室：　　床号：　　住院病历号：

术前诊断：

拟手术治疗名称：

　　根据患者目前的病情,需进行_____治疗。本医师已针对患者病情,向患者说明该治疗的必要性及优缺点。由于病情的关系及个体差异,在现有医学科学技术的条件下,施行该治疗可能出现无法预料或者不能防范的医疗风险和不良后果。本医师已充分向患者(患者亲属、代理人)交代并说明,一旦发生所述情况,可能加重原有病情、出现新的病变(损害)甚至危及生命,医疗人员将按医疗原则予以尽力抢救,但仍可能产生不良后果。是否同意治疗,请书面表明意愿并签字。

谈话医生签名：_____

年　月　日　时　分

　　本人系患者(代理人),患者因患_____,需行上述治疗。医师已告知实施此治疗的必要性、可能发生的医疗风险以及愿意承担相应的风险和后果,同意接受此治疗,并授权医师对治疗中提取标本或细胞进行合理的医学处理。治疗过程中如果出现预先告知或无法预测的危及生命的情况,医师可根据医疗抢救原则,实施抢救生命的一切措施,对可能产生的严重后果已知悉并理解。因系本人意愿,目前及以后不再对上述问题提出异议。

患者(代理人)签名：_____

年　月　日　时　分

本人系患者(代理人),患者因患＿＿＿＿＿＿,需行上述治疗。医师已告知实施此治疗的必要性、可能发生的医疗风险和不良后果,以及拒绝治疗的医疗风险。对医师以上说明及举例讲解的共　条告知内容,我已充分理解,且明确知道接受治疗和拒绝治疗应承担的风险,决定拒绝接受该治疗,由此导致的风险和不良后果由本人承担。因系本人意愿,目前及以后对此不提出异议。

签署意见(是否同意):＿＿＿＿＿＿

患者签名:＿＿＿＿＿＿

患者亲属(代理人)签名:＿＿＿＿＿＿

与患者的关系:＿＿＿＿＿＿

年　月　日　时　分

▶ 附录二　中心静脉导管置管知情同意书

姓名：　　性别：　　年龄：　　科室：　　床号：　　住院病历号：

　　患者因病情治疗的需要拟行中心静脉导管（PICC、PORT、CVC 等）置管，置管前需要患者或家属了解行置管术和术后可能发生的并发症，签字后方可进行操作。

一、适应证

1. 输注一些对外周静脉刺激性较大的药物（如化疗药、补钾、TPN 等）。
2. 需要长期静脉治疗或间歇性静脉治疗。
3. 需要维持静脉治疗超过一周以上者。
4. 危重患者抢救时，需要建立快速输液通道。
5. 以上情况同样适用于儿童患者。

二、优点

1. 保护患者的外周静脉，防止输注刺激性药物（如化疗药）和高渗性或黏稠性药（如 TPN、脂肪乳、白蛋白、血浆等）对静脉造成化学性静脉炎后失去静脉给药途径。
2. 静脉输注全程"一针治疗"，大大减少反复外周静脉直接穿刺的痛苦。
3. 建立并保留了患者的重要给药途径——生命线。
4. 治疗间歇期可带管回家，不限制臂部的正常活动和日常生活。
5. 插管并发症少，无严重的并发症。
6. 安全方便，维护简便。
7. 大大提高患者生活质量。

三、可能出现的并发症

1. 个体差异或血管变异，可能会出现穿刺失败或不能耐受植入性的器械。
2. 导管异位（置管时，患者要配合好护士）。
3. 穿刺点出血或血肿。
4. 导管栓塞。
5. 穿刺点感染。
6. 药液溢出。
7. 一过性的机械性静脉炎。
8. 血栓形成或血栓栓塞。

以上情况发生率较低，请患者或家属慎重考虑，如同意使用，请签字。

签署意见(是否同意):＿＿＿＿＿＿

患者签名:＿＿＿＿＿＿

患者亲属(代理人)签名:＿＿＿＿＿＿

与患者的关系:＿＿＿＿＿＿

谈话医生签名:＿＿＿＿＿＿

年　月　日　时　分

附录三　异基因造血干细胞移植知情同意书

姓名：　　性别：　　年龄：　　科室：　　床号：　　住院病历号：

　　造血系统恶性疾病(如白血病、淋巴瘤、多发性骨髓瘤、骨髓增生异常综合征、再生障碍性贫血等)发病凶险,预后差,常规治疗痊愈者很少。对有条件者采用异基因造血干细胞移植术(骨髓移植或外周血干细胞移植)治疗可使大部分患者病情控制且获得长期存活。这是治愈造血系统恶性疾病最理想的方法(5年以上无病生存率为50%~70%)。但需说明：

　　1. 该治疗方法有一定风险,其危及生命的主要并发症如下：

　　(1) 移植失败：未植活。

　　(2) 严重的系统性感染：如细菌、病毒、真菌、原虫等。

　　(3) 严重出血：如颅内出血、内脏出血等。

　　(4) 移植物抗宿主病(GVHD、排斥反应)。

　　(5) 肝脏 VOD 或其他器官损伤。

　　(6) 间质性肺炎。

　　(7) 出血性膀胱炎。

　　(8) 不孕及不育或其他远期并发症。

　　(9) 原发病复发。

　　(10) 药物副作用。

　　(11) 其他。

　　其中以感染、GVHD 及出血发生率较高。各种并发症经积极处理仍不能控制者,将导致患者病残或死亡。目前技术水平难以避免的死亡率为10%~40%。

　　2. 造血干细胞移植术后需半年至一年的康复与并发症防治时间。

　　3. 由于造血干细胞移植需要投入大量的人力、物力和财力,因此费用较高,根据患者病情,需要预交一定费用,且治疗过程中,根据病情需要可能会用到丙类药物(自费药物),故提前告知。如果为单倍体移植以及治疗过程中出现并发症,费用可能增加,以保证患者治疗得以顺利进行。

　　4. 对于非亲缘造血干细胞移植患者,由于少见因素可能造成移植无法完成。

　　(1) 由于骨髓库供者为自愿供髓,在捐献之前均有可能因为个人、家庭原因或意外无法捐赠。

　　(2) 造血干细胞在运输过程当中发生不可抗逆的因素,如自然灾害、交通事故等,可能造成无法或延迟获得造血干细胞。

以上情况,望家属、患者单位领导或保险公司人员理解。

签署意见(是否同意):＿＿＿＿＿＿

患者签名:＿＿＿＿＿＿

患者亲属(代理人)签名:＿＿＿＿＿＿

与患者的关系:＿＿＿＿＿＿

谈话医生签名:＿＿＿＿＿＿

年　月　日　时　分

▶ 附录四　自体造血干细胞移植知情同意书

姓名：　　性别：　　年龄：　　科室：　　床号：　　住院病历号：

造血系统恶性疾病（如白血病、淋巴瘤、多发性骨髓瘤、骨髓增生异常综合征、再生障碍性贫血等）发病凶险，部分疾病经常规治疗难以获得完全缓解。对有条件者采用自体造血干细胞移植术治疗可使更多患者病情得以控制，提高完全缓解率和长期生存率。但需说明：

1. 该治疗方法有一定风险，其危及生命的主要并发症如下：

（1）移植失败。

（2）严重的系统性感染：如细菌、病毒、真菌、原虫等。

（3）严重出血：如颅内出血、内脏出血等。

（4）自身免疫功能紊乱。

（5）肝脏 VOD 或其他器官损伤。

（6）间质性肺炎。

（7）出血性膀胱炎。

（8）不孕及不育或其他远期并发症。

（9）原发病复发。

（10）药物副作用。

（11）其他。

其中以移植失败、感染及出血发生率较高。各种并发症经积极处理仍不能控制者，将导致患者病残或死亡。目前技术水平难以避免的死亡率为 5%~10%。

2. 由于移植需要投入大量的人力、物力和财力，因此费用较高，根据患者病情，需要预交一定费用，以保证患者治疗得以顺利进行，且治疗过程中，根据病情需要可能会用到丙类药物（自费药物），故提前告知。

以上情况，望家属、患者单位领导或保险公司人员理解。

签署意见（是否同意）：＿＿＿＿＿＿

患者签名：＿＿＿＿＿＿

患者亲属（代理人）签名：＿＿＿＿＿＿

与患者的关系：＿＿＿＿＿＿

谈话医生签名：＿＿＿＿＿＿

年　月　日　时　分

▶附录五 自体造血干细胞采集知情同意书

姓名： 性别： 年龄： 科室： 床号： 住院病历号：

急性髓系白血病、多发性骨髓瘤、淋巴瘤等恶性血液病预后欠佳,通过自体造血干细胞移植可以使部分患者获得比常规化疗更好的疗效,此治疗方法需要在患者原发病得到控制后进行自体造血干细胞动员和采集。在自体造血干细胞动员采集前,对相关事项说明如下:

1. 造血干细胞动员常采用化疗联合刺激因子方法,由于患者的个体差异等多种原因,有少数患者最终采集失败,无法采集获得足够的造血干细胞,从而无法进行自体造血干细胞移植。

2. 根据采集的次数及所使用的动员方法的不同,大部分患者的整个采集过程所需费用为3万~10万元人民币,无论采集是否成功,均需收取此项费用。

3. 如果无法采集到足量外周血造血干细胞,可能需要根据患者实际情况调整为采集骨髓造血干细胞。

4. 一旦造血干细胞采集结束,需要马上进行超低温冻存备用,冻存过程使用的造血干细胞冻存剂(低温保护剂),每次使用3~5袋。冻存剂费用不属于医保报销目录范围,需要前往门诊缴纳(具体情况请咨询相关医保部门)。

5. 造血干细胞冻存于特殊的超低温冰箱,冻存费将会在患者转入移植病房并完成干细胞回输后计费。以上情况,望患者及家属理解。

签署意见(是否同意):_____

患者签名:_____

患者亲属(代理人)签名:_____

与患者的关系:_____

谈话医生签名:_____

年 月 日 时 分

▶ 附录六　放疗知情同意书

姓名：　　性别：　　年龄：　　科室：　　床号：　　住院病历号：

临床诊断：

病理诊断：

附属诊断：

　　放疗是治疗恶性肿瘤的主要有效手段之一,临床上大多数恶性肿瘤在其发生发展过程中有放疗适应证。经过放疗,部分肿瘤可获得治愈,大多数则可延长生存期及改善生存质量,也有部分患者对放疗不甚敏感。一般情况下,放疗是安全可靠的,但由于个体差异或因肿瘤治疗需要高剂量时,可能出现如下早期或后期的不良反应,甚至出现严重并发症。我们将根据您的病情,制订科学合理的放疗计划,积极预防和治疗放疗并发症,但某些不良反应和并发症的出现,现代医学水平尚无法杜绝,敬告如下：

　　1. 皮肤黏膜　充血、肿胀、糜烂、溃疡甚至形成窦道、纤维变性、萎缩、皮肤花斑样改变和色素沉着。

　　2. 软组织及肌肉　软组织红肿、疼痛、水肿、蜂窝织炎、坏死、肌肉萎缩、肌痉挛、纤维变、活动受限等。

　　3. 消化系统　口干、味觉减退、恶心、呕吐、食欲减退、便秘、放射性消化道炎、消化性溃疡、穿孔、出血、消化道狭窄、放射性肝功能损害、放射性龋齿等。

　　4. 呼吸系统　鼻塞、鼻干、鼻和鼻咽出血、咽喉水肿、咽痛、声哑、鼻窦炎、呼吸困难、放射性支气管炎和放射性肺炎、放射性肺纤维变和出血等。

　　5. 心血管系统　放射性心肌损伤、心包炎、放射性血管损伤等。

　　6. 造血系统　放射性骨髓抑制引起的白细胞降低、红细胞降低、血小板减少或全血象降低。

　　7. 泌尿系统　放射性输尿管炎、膀胱炎、放射性肾功能损伤等。

　　8. 骨骼系统　骨脱钙、骨髓炎、骨坏死、骨折、骨关节活动受限等。

　　9. 神经系统　头晕、头痛、癫痫、记忆力减退、肢体麻木、放射性脑病(放射性脑水肿甚至脑疝、脑坏死、脑萎缩等)、脊髓炎和放射性神经损伤等。

　　10. 内分泌系统　内分泌腺(丘脑、垂体、甲状腺、肾上腺、性腺等)功能减退或抑制等。

　　11. 其他。

　　以上情况,望患者及家属理解,如同意请签字。

签署意见（是否同意）：_____

患者签名：_____

患者亲属（代理人）签名：_____

与患者的关系：_____

谈话医生签名：_____

年　月　日　时　分

▶ 附录七　输血同意书

姓名：　　　性别：　　　年龄：　　　科室：　　　床号：　　　住院病历号：

输血目的：　　　　　　　　　　　输血成分：

输血史：　1. 有　2. 无　　　　　生育史：孕_____产_____

临床诊断：

输血前检查：ALT _____ U/L；HBsAg_____；Anti-HBs _____；

HBeAg _____；Anti-HBe _____；Anti-HBc _____；

Anti-HCV _____；Anti-HIV-1/2 _____；梅毒_____。

　　输血治疗包括输全血、成分血，是临床治疗的重要措施之一，是临床抢救急危重患者生命行之有效的手段。但输血存在一定风险，可能发生输血反应及感染、经血传播疾病。虽然我院使用的血液，均已按国家卫生健康委员会有关规定进行检测，但由于当前科技水平的限制，输血仍有某些不能预测或不能防范的输血反应和输血传染病。输血时可能发生的主要情况如下：

　　1. 变态反应。

　　2. 发热反应。

　　3. 感染肝炎（乙肝、丙肝等）。

　　4. 感染艾滋病、梅毒。

　　5. 感染疟疾。

　　6. 输血引起的其他疾病。

　　7. 此外，某些疾病（如戊肝、丙肝、丁肝、巨细胞病毒或 EB 病毒感染等）暂未列入法定检测项目，但也有一定的感染率。

　　　　　　　　　　　　　　　　　谈话医生签名：_____
　　　　　　　　　　　　　　　　　　年　　月　　日　　时　　分

　　本人系患者（或者患者委托的代理人），（患者）因患_____疾病，需行输血治疗。医师已告知可能发生的医疗风险和不良后果，本人已充分理解，同意接受输血治疗，并愿意承担相应的风险和后果。因系本人意愿，以后对此不提出异议。

　　　　　　　　　　　　　　　　签署意见（是否同意）：_____
　　　　　　　　　　　　　　　　　　　患者签名：_____

患者亲属（代理人）签名：＿＿＿＿＿＿

与患者的关系：＿＿＿＿＿＿

谈话医生签名：＿＿＿＿＿＿

年 月 日 时 分

　　本人系患者（或者患者委托的代理人），（患者）因患＿＿＿＿＿＿疾病，需行输血治疗。医师已告知可能发生的医疗风险和不良后果，本人拒绝接受输血治疗，由此导致的风险和不良后果由本人承担。因系本人意愿，以后对此不提出异议。

签署意见（是否同意）：＿＿＿＿＿＿

患者签名：＿＿＿＿＿＿

患者亲属（代理人）签名：＿＿＿＿＿＿

与患者的关系：＿＿＿＿＿＿

谈话医生签名：＿＿＿＿＿＿

年 月 日 时 分

▶ 附录八　异基因外周血造血干细胞采集知情同意书

姓名：　　性别：　　年龄：　　科室：　　床号：　　住院病历号：

造血干细胞移植是目前唯一可使白血病、再生障碍性贫血、淋巴瘤等疾病获得痊愈的治疗方法。外周血干细胞采集术是一种相当安全的采集方法，尽管如此，仍有少数患者在采集过程中会出现不良反应和并发症，严重者甚至可能导致死亡。常见的不良反应和并发症有以下几种：

1. 枸橼酸盐中毒。

2. 心血管反应　血压升高或降低，心律失常。

3. 出凝血异常。

4. 其他　如静脉穿刺部位的皮肤感染或血肿，分离机所致的轻度机械性溶血。

5. 不可预料的意外反应。

另外：

1. 由于所使用的管道为进口一次性全封闭管道系统，开启后无法保存，如因特殊情况导致操作无法正常进行，如机械故障、停电、患者血管原因等，其管道费用由患者承担。

2. 由于供者，尤其是自体移植患者的自身原因引起干细胞动员效果不佳、采集物中 CD34$^+$ 细胞采集量不足，导致采集失败，其管道及干细胞采集冻存费用请自理。

3. 自体造血干细胞移植患者在采集完成后，需要将干细胞进行体外冷冻保存，需要使用冻存剂。根据患者参加的医保类型不同，冻存剂可能未列入医保报销范围，部分患者需要到门诊支付冻存剂费用。

以上情况请予理解，如同意请签字。

签署意见(是否同意)：＿＿＿＿＿＿

患者签名：＿＿＿＿＿＿

患者亲属(代理人)签名：＿＿＿＿＿＿

与患者的关系：＿＿＿＿＿＿

谈话医生签名：＿＿＿＿＿＿

年　月　日　时　分

▶ 附录九　造血干细胞移植患者生活物品准备清单

序号	物品名称	数量	特殊要求	送入时间
1	大号不锈钢脸盆	2个	坐浴用,口径等于或略小于39cm(参考值)	入仓前2d送到
2	中号不锈钢脸盆	2个	洗脚用,大小介于大号、小号盆之间	入仓前2d送到
3	小号不锈钢脸盆	2个	洗脸用,内径>28cm(参考值)	入仓前2d送到
4	不锈钢盆	1个	接呕吐物用,内径23~24cm,深度15cm	入仓前2d送到
5	中号毛巾	9条	①三种花色各3条(分3套,洗脸、脚、坐浴用);②须在每条毛巾角绣上患者姓名;③毛巾不宜太厚重,否则不易拧干、晾干;④入院第一次送2套(6条),以后每日更换;⑤每日送早餐时(7:00至7:30)对换干净、脏毛巾,毛巾必须完全晾干,用塑料袋装好,袋面用标签写明患者姓名	入仓前2d送到。住院后需要每日更换,更换时间与送早餐时间同步
6	大号毛巾	数条	擦汗或隔汗用,按需备用,大小、颜色禁止与擦洗毛巾一样	入仓前2d送到
7	超细软毛牙刷	2把	长度必须<18cm,用成人专用的	入仓前2d送到
8	儿童牙膏	1管	牙膏必须完全封口	入仓前2d送到
9	不锈钢中号饮水杯	2个	饮水用,禁止保温杯(无法高温消毒)	入仓前2d送到
10	微波炉专用塑料杯	3个	高度<18cm,用于刷牙、漱口、进食备用食品	入仓前2d送到
11	塑料或陶瓷饭勺	2个	微波炉专用	入仓当日送饭时用
12	微波炉专用饭盒	4个	如使用陶瓷饭盒,必须带手把,餐具分成2套,提前清洗、煮沸消毒,患者专用	入仓当日送饭时用
13	棉袜	2双	宽松,比实际大1号(高温消毒后可能会缩小)	入仓前2d送到
14	全新塑料拖鞋	1双	质地软、无按摩功能、防滑、禁用人字拖	入仓前2d送到

续表

序号	物品名称	数量	特殊要求	送入时间
15	棉质前系扣睡衣(仅限睡衣,外套不可)		无须睡裤;无法使用病号服的患者,需另备棉质睡衣3~4套	入仓前2d送到
16	指甲刀	1把		入仓前2d送到
17	卷筒卫生纸	10卷	抽式卫生纸不能使用	入仓前2d送到
18	大包婴儿湿纸巾	1包	便后擦洗肛门	入仓前2d送到
19	一次性无菌成人看护垫	1包	真空包装,必须购买医用的	入仓前2d送到
20	新开水瓶	1个	常见规格,瓶塞必须全新,即从没使用过的	入仓前2d送到
21	新枕芯	1个	无须枕套,禁用乳胶或荞麦等枕芯	入仓前2d送到
22	大号背心塑料袋	200个	大号购物袋	入仓前2d送到
23	电动剃须刀(禁用手动剃须刀)	1个	男患者按需准备,使用过的电动剃须刀,必须拆开彻底清洁,方能使用	入仓前2d送到
24	整包卫生巾	1包	女患者按需准备	入仓前2d送到
25	内裤	2~3条	女患者按需备用,男患者无须备用	入仓前2d送到
26	维生素E尿素乳霜	1支	管状装,药店购买	入仓前2d送到
27	高锰酸钾片剂	30片	0.1g/片,药店购买	入仓前2d送到
28	马应龙痔疮膏	1支	患者既往无痔疮病史则无须准备	入仓前2d送到
29	免洗手消毒液(500mL)	1瓶	含氯己定或乙醇,患者手消毒用	入仓前2d送到
30	大包消毒湿巾	3包	含过氧化氢、乙醇或季铵盐均可	入仓前2d送到
31	PICC固定装置	6个	固定PICC导管,有PICC导管患者准备	入仓前2d送到
32	保鲜膜	1卷	用于药浴时保护PICC导管,用完即退还	入仓前2d送到

序号	物品名称	数量	特殊要求	送入时间
33	八宝粥	1~2 盒	按需备用,食用时呼叫护士	入仓前 2d 送到
34	帽子	2 个	无塑料帽檐的软帽或用毛巾做的软帽	入仓前 2d 送到
35	一次性医用外科口罩	60 个	真空包装(首选独立包装的)	入仓前 2d 送到
36	带底座马桶刷	1 个	仓内住院期间使用,出院即弃	入仓前 2d 送到
37	体温计	1 个	成人腋下	入仓前 2d 送到

附录十　抗癌药急性及亚急性毒性反应分级标准（WHO 标准）

项目	0 级	1 级	2 级	3 级	4 级
血液学（成人）					
白细胞 /（×10⁹·L⁻¹）	≥4.0	3.0~3.9	2.0~2.9	1.0~1.9	<1.0
血小板 /（×10⁹·L⁻¹）	100~300	75~99	50~74.9	25~49.9	<25
血红蛋白 /（g·L⁻¹）	≥110	95~109	80~94	65~79	<65
中性粒细胞（×10⁹·L⁻¹）	≥2	1.5~1.9	1.0~1.4	0.5~0.9	<0.5
出血	无	轻度，无须输血	明显，每次输血小板 1~2U	明显，每次输血小板 3~4U	大量，每次输血小板 4U
感染	无	轻度	中度	严重	危及生命
非感染性发热	无	37.1~38℃	38.1~40℃	>40℃且 24h	>40℃且 24h 或发热伴低血压
消化系统					
胆红素	≤1.25×N	（1.26~2.5）×N	（2.6~5）×N	（5.1~10）×N	>10×N
ALT/AST	≤1.25×N	（1.26~2.5）×N	（2.6~5）×N	（5.1~10）×N	>10×N
碱性磷酸酶	≤1.25×N	（1.26~2.5）×N	（2.6~5）×N	（5.1~10）×N	>10×N
口腔	无症状	红斑、疼痛	溃疡，可进食	溃疡，只进流食	溃疡不能进食
恶心、呕吐	无	恶心	暂时性呕吐	呕吐，需要治疗	难控制的呕吐

续表

项目	0 级	1 级	2 级	3 级	4 级
腹泻	无	暂时性(<2 次/d)	排便次数增加,4~6 次/d,或夜间排便或中度腹痛	排便次数增加,7~9 次/d,或大便失禁或严重腹痛	排便次数增加,>10 次/d,或明显血性腹泻或需要胃肠外支持治疗
泌尿系统					
尿素氮、尿酸	≤1.25×N	(1.26~2.5)×N	(2.6~5)×N	(5.1~10)×N	>10×N
肌酐	≤1.25×N	(1.26~2.5)×N	(2.6~5)×N	(5.1~10)×N	>10×N
蛋白尿	无变化	(+),<0.3g/100mL	(++)~(+++),0.3~1.0g/100mL	(++++),>1.0g/100mL	肾病综合征
血尿	阴性	镜下血尿	肉眼血尿无血块	严重血尿+血块	泌尿道梗阻
心血管系统					
心律失常	无	无症状,一过性,不需要治疗	经常发生或持久的,但不需要治疗	需要治疗	需要监护,低血压/室性心动过速
心功能	无	无症状,静息时左心射血分数(LVEF)比治疗前降低<20%	无症状,静息时 LVEF 比化疗前降低≥20%	轻度慢性心力衰竭,治疗有效	严重或难治性慢性心力衰竭
心肌缺血或心肌梗死	无	非持异性 T 波变平	无症状,ST 段及 T 波改变提示缺血	心绞痛但无心肌梗死证据	急性心肌梗死
高血压	无变化	无症状,舒张压呈一过性高 >20mmHg;既往性高升高 >	经常出现或持续出现或有症状,舒张压升高 >	需要治疗	高血压危象

续表

项目	0级	1级	2级	3级	4级
高血压	无变化	正常血压升高>150/100mmHg,不需要治疗	20mmHg或既往正常,血压升高>150/100mmHg,不需要治疗		
心包炎	无	无症状性积液,不需要治疗	有症状,需要抽水	心脏压塞,需要抽水	心脏压塞,需要手术治疗
低血压	无变化	血压降低不需要治疗(包括一次性直立性低血压)	需要扩容或其他治疗但不需要住院	需要治疗或需要住院但48h内好转	停药后需要治疗至住院>48h
肺脏					
肺	无症状	症状轻微	活动后呼吸困难	休息时呼吸困难	需要完全卧床
皮肤黏膜					
口腔黏膜炎	无	无痛性溃疡,红斑或有轻度疼痛	疼痛性红斑,水肿或溃疡,但能进食	疼痛性红斑,水肿或溃疡,不能进食	需要胃肠外或胃肠支持治疗
脱发	无	轻度	中度,斑状	完全脱发,可再生	脱发,不可再生
皮肤	无变化	散在斑疹,丘疹,红斑,但无症状	散在斑疹,丘疹,红斑,伴瘙痒或其他相关症状	有症状的全身性斑疹,丘疹或疱疹	剥脱性皮炎或溃疡性皮炎
注射部位	无	疼痛	疼痛,肿胀或静脉炎	溃疡	需要整形
指、趾	无	变色或凹甲	部分或完全缺失甲床或疼痛	—	—

续表

神经功能异常分级

项目	0级	1级	2级	3级	4级
感觉	无变化	轻度,深腱反射消失	轻度或中度客观感觉消失或中度感觉异常	严重客观感觉消失或感觉异常,影响功能	—
运动	无变化	主观感觉异常但常规检查无异常	轻度无力,无明显功能障碍	检查肌无力伴功能障碍	麻痹
皮质	无	轻度嗜睡或躁动	中度嗜睡或躁动	严重嗜睡、躁动,定位障碍,幻觉	昏迷,发作性精神失常
小脑	无变化	轻度共济运动失调或轮替运动障碍	意向性震颤,辨距障碍,口齿不清,眼球震颤	共济失调	小脑坏死
情绪	无变化	轻度焦虑或抑郁	中度焦虑或抑郁	严重焦虑或抑郁	自杀倾向
神经性头痛	无	轻度	中度或严重但一过性	严重且持续	—
神经性便秘	无变化	轻度	中度	严重	肠绞痛>96h
听力	无变化	无症状,听力测定时有丧失	耳鸣	听力下降需要助听器	耳聋,不可能纠正
视力	无变化	—	—	有症状,视力不全丧失	失明

注:N 为正常上限。

▶ 附录十一　RTOG 急性放射损伤分级标准

器官组织	0级	1级	2级	3级	4级
皮肤	无变化	滤泡样暗红色色斑,干性脱皮,出汗减少	触痛性或鲜红色色斑,片状湿性脱皮或中度水肿	皮肤皱褶以外部位的融合性湿性脱皮,凹陷性水肿	溃疡,出血,坏死
黏膜	无变化	充血,可有轻度疼痛,无须镇痛药	片状黏膜炎,或有炎性分泌物或有中度疼痛,需要镇痛药	融合的纤维性黏膜炎,可伴重度黏膜炎,需要麻醉药	溃疡,出血,坏死
眼	无变化	轻度黏膜炎,有或无巩膜出血,泪液增多	轻度黏膜炎或不伴角膜炎,需要激素和抗生素治疗;干眼,需要人工泪液,虹膜炎,畏光	严重角膜炎伴角膜溃疡,视敏度或视视野有客观性的减退,或急性青光眼,全眼球炎	失明(同侧或对侧的)
耳	无变化	轻度外耳炎伴红斑,瘙痒,继发干性脱皮,不需要药疗,听力与放疗前相比无变化	中度外耳炎(需要外用药物治疗),或浆液性中耳炎,仅测试时听力减退	严重外耳炎,伴溢液或湿性脱皮,有症状的听觉减退,与药物无关	耳聋
唾液腺	无变化	轻度口干,唾液稍稠,可有味觉的轻度改变,如金属味,这些变化不会引起进食行为的改变,如进食时需要量的增加	轻度到完全口干,唾液变黏稠,味觉发生明显改变	—	急性唾液腺坏死
咽和食管	无变化	轻度吞咽困难或吞咽疼痛,需要麻醉性镇痛药,需流食	持续的声音嘶哑但能发声,牵涉性耳痛或咽喉痛,片状纤维性渗出或轻度喉水肿,无须麻醉药,咳嗽,需要镇咳药	讲话声音低微,牵涉性耳痛,咽喉痛,需要麻醉剂,融合的纤维性渗出,明显的喉水肿	明显的呼吸困难,喘鸣,咯血,或气管切开或需要插管

续表

器官组织	0级	1级	2级	3级	4级
上消化道	无变化	厌食伴体重下降≤5%，恶心，无须镇吐药，腹部不适，无须抗副交感神经药或镇痛药	厌食伴体重下降≤5%，恶心或呕吐，需要镇吐药，腹部不适，需要镇痛药	厌食伴体重下降≥5%，需要胃肠或胃肠外支持，恶心或呕吐，需要插管或胃肠外支持，腹痛，用药后仍较重，呕血或黑便/腹部膨胀，平片示肠管扩张	亚急性或急性肠梗阻，胃肠道出血需要输血，腹痛需要置管减压或肠扭转
下消化道包括盆腔	无变化	排便次数增多或排便习惯改变，无须用药，直肠不适，无须镇痛治疗	腹泻，需要抗副交感神经药，黏液分泌物增多，无须卫生垫，直肠或腹部疼痛，需要镇痛药	腹泻，需要胃肠外支持，重度黏液或血性分泌物增多，需要卫生垫，腹部膨胀，平片示肠管扩张	急性或亚急性肠梗阻，肠瘘或肠穿孔，胃肠道出血需要输血，腹痛或里急后重，需要置管减压或肠扭转
肺	无变化	轻度干咳或劳累时呼吸困难	持续咳嗽需要麻醉性镇咳药，活动即呼吸困难，但休息时无呼吸困难	重度咳嗽，对麻醉性镇咳药无效，或休息时呼吸困难，临床或影像有急性放射性肺炎的证据	严重呼吸功能不全，持续吸氧或辅助通气治疗
泌尿生殖道	无变化	排尿频率或夜尿为放疗前的2倍，排尿困难，尿急，无须用药	排尿困难或夜尿少于每小时1次，排尿困难，尿急，膀胱痉挛，需要局部用麻醉药（如非那吡啶）	尿频伴尿急和夜尿，每小时1次或更频，或排尿困难，盆腔痛或膀胱痉挛，需要定时，频繁地给予麻醉药，肉眼血尿伴或不伴血块	血尿需要输血，急性膀胱梗阻，非发性血块，溃疡或坏死

续表

器官组织	0级	1级	2级	3级	4级
心脏	无变化	无症状但有客观的心电图变化证据,或心包异常,无其他心脏病证据	有症状,伴心电图改变和影像学上充血性心力衰竭的表现,或心包疾病,无须特殊治疗	充血性心力衰竭,心绞痛,心包病,可能需要抗癫痫药物	充血性心力衰竭,心绞痛,心律失常,对非手术治疗无效
中枢神经系统	无变化	功能完全正常(如能工作),有轻微的神经体征无须用药	出现神经体征,需要家庭照顾或需要护士帮助,包括类固醇药物的使用,可能需要抗癫痫药物	有神经体征,需要住院治疗	严重的神经损害,包括瘫痪,昏迷,即癫痫发作,即使用药仍每周发作>3次/需要住院治疗

▶附录十二　造血干细胞移植患者出院评估单

Ⅰ 患者一般信息

姓名：　　　　性别：①男　②女　　　年龄：_____岁　　　住院号：

家庭住址：

联系电话：

身高：_____ cm　　体重：_____ kg　　BMI：_____ kg/m²　　体表面积：_____ m²

吸烟史：①有(_____年)　②无　　　饮酒史：①有(_____年)　②无

文化程度：①文盲　②小学及以下　③中学/中专　④大专/本科　⑤硕士及以上

婚姻状况：①未婚　②已婚　③离异　④丧偶

职业：①就业　②务农　③待业中　④退休　⑤上学　⑥其他

医疗费用来源：①居民医保　②职工医保　③公费医疗　④新农合　⑤商业保险　⑥自费

Ⅱ 照护者基本信息

主要照护者：①父母　②儿女　③兄弟姐妹　④配偶　⑤其他(请注明：　　　　　)

主要照护者年龄：_____岁

主要照护者的文化程度：①文盲　②小学及以下　③中学/中专　④大专/本科　⑤硕士及以上

Ⅲ 疾病及治疗信息

原发疾病诊断(时间：_____年_____月_____日)：

门诊诊断时间(时间：_____年_____月_____日)：

合并症：①高血压　②糖尿病　③心脏病　④脑卒中　⑤其他：_____

既往史：①无　②有：_____

家族史：①无　②有：_____

移植类型：①亲缘　②非亲缘(供者来源：　　　　　)

HLA 配型：①全相合　②不全相合(_____/_____相合)

预处理方案：

预处理时间：_____年_____月_____日—_____年_____月_____日；

干细胞来源：①外周血　②骨髓血　③外周血+骨髓血　④脐血　⑤其他

干细胞输注时间：_____年_____月_____日—_____年_____月_____日

是否发生移植物抗宿主病：①是(部位：_____)　②否

是否发生其他并发症：①是(类型：_____)　②否

是否复发：①是　②否

Ⅳ 日常生活自理能力和身体功能评估

日常生活自理能力评定[1]：_____分

身体功能状态评分[2]：_____分

Ⅴ 患者营养状态评估

身高：_____ cm	体重：_____ kg	BMI 指数：_____ kg/m²	白蛋白：_____ g/L

营养风险筛查评分[3]：_____分

续表

VI患者出院照护需求评估

项目		非常需要	比较需要	不确定	不太需要	完全不需要	备注
健康教育需求	疾病监测与症状管理	☐	☐	☐	☐	☐	
	居家环境安全管理	☐	☐	☐	☐	☐	
	日常生活管理	☐	☐	☐	☐	☐	
	饮食与营养	☐	☐	☐	☐	☐	
	运动锻炼	☐	☐	☐	☐	☐	
	用药指导	☐	☐	☐	☐	☐	
	管道护理	☐	☐	☐	☐	☐	
	性生活指导	☐	☐	☐	☐	☐	
	心理护理	☐	☐	☐	☐	☐	
	疫苗接种	☐	☐	☐	☐	☐	
	其他	☐	☐	☐	☐	☐	
医疗服务需求	专业照护技能指导	☐	☐	☐	☐	☐	
	多学科沟通与协调	☐	☐	☐	☐	☐	
	定期随访	☐	☐	☐	☐	☐	
	转诊或转介协助	☐	☐	☐	☐	☐	
	生育指导	☐	☐	☐	☐	☐	
	陪护服务	☐	☐	☐	☐	☐	
	学习与就业	☐	☐	☐	☐	☐	
	协调社会关系	☐	☐	☐	☐	☐	
	其他	☐	☐	☐	☐	☐	

出院照护服务形式	☐ 电话随访　　　　　☐ 家庭访视
	☐ 网络平台　　　　　☐ 门诊复诊
	☐ 健康教育手册　　　☐ 病友俱乐部
	☐ 其他：_____

注：[1] 日常生活自理能力评定采用 Barthel 指数计分法；[2] 身体功能状态评分采用东方肿瘤合作组（Eastern Cooperative Oncology Group，ECOG）评级；[3] 营养风险筛查评分采用营养风险筛查 2002（nutritional risk screening 2002，NRS 2002）。

（一）Barthel 指数计分法

日常活动项目	独立	需要部分帮助	需要极大帮助	完全依赖
进食	10	5	0	
洗澡	5	0		
修饰	5	0		
穿衣	10	5		
控制大便	10	5（偶尔失控）	0（失控）	
控制小便	10	5（偶尔失控）	0（失控）	
如厕	10	5	0	
床椅转移	15	10	5	0
平地行走 45m	15	10	5	0
上下楼梯	10	0	0	

说明：根据 Barthel 指数计分，将日常生活活动能力分成良、中、差三级。①>60 分为良，有轻度功能障碍，能独立完成部分日常活动，需要部分帮助；② 60~41 分为中，有中度功能障碍，需要极大的帮助方能完成日常生活活动；③≤40 分为差，有重度功能障碍，大部分日常生活活动不能完成或需他人服侍。

（二）东方肿瘤合作组（Eastern Cooperative Oncology Group，ECOG）评级

分级	活动能力水平
0 级	完全正常活动，能够进行患病前的所有活动
1 级	繁重体力活动受到限制，但能够走动，能进行轻微或需要坐着做的工作，如轻微的家务劳动和办公室工作
2 级	能够走动和自理，但不能进行任何工作，醒时卧床时间少于 50%
3 级	有限的生活自理能力，醒时 50% 以上的时间必须在床上或椅子上
4 级	完全失去生活能力，生活不能自理，只能躺在床上或椅子上

（三）营养风险筛查 2002（nutritional risk screening 2002，NRS 2002）

第一部分：初筛

项目	是	否
1. BMI<18.5kg/m^2 或血清白蛋白≤30g/L	☐	☐
2. 患者在过去 3 个月有体重下降	☐	☐

续表

项目	是	否
3. 患者在过去 1 周有摄食减少	□	□
4. 患者有严重疾病（如 ICU 治疗）	□	□

说明：以上任意一项为"是"，则进入第二部分的筛查；若均回答为"否"，则表明目前无营养不良风险，无须进入第二部分的筛查，但需一周后复评。

第二部分：最终筛查

项目	得分 / 分
1. 疾病严重程度（0~3 分） （1）评 1 分：□ 髋骨骨折；□ 慢性疾病急性发作或有并发症者；□ COPD； 　　　　　□ 血液透析；□ 肝硬化；□ 一般恶性肿瘤患者 （2）评 2 分：□ 腹部大手术；□ 脑卒中；□ 重度肺炎；□ 血液恶性肿瘤 （3）评 3 分：□ 颅脑损伤；□ 骨髓移植；□ 大于 APACHE 10 分的 ICU 患者	
2. 营养状况受损（0~3 分） （1）人体测量：身高_____ m；体重_____ kg；BMI _____ kg/m² 　　　□ 小于 18.5kg/m²（3 分） （2）近期（1~3 个月）体重是否下降：□ 是　□ 否 若为"是"，体重下降_____ kg 体重下降>5% 是在：□ 3 个月内（1 分）；□ 2 个月内（2 分）；□ 1 个月内（3 分） （3）一周内进食量是否减少：□ 是　□ 否 若为"是"，较从前减少：□ 25%~50%（1 分）；□ 51%~75%（2 分）；□ 76%~ 100%（3 分）	
3. 年龄（0~1 分）：□ <70 岁（0 分）；□ ≥70 岁（1 分）	
4. 总分	

说明：NRS 2002 总评分为 3 项（疾病严重程度 + 营养状况受损 + 年龄）评分相加：总分值≥3 分，患者存在营养风险，需制订营养计划；总分值 <3 分，每周复评。

▶附录十三 造血干细胞移植患者出院计划清单

基本信息

入院日期：_____年_____月_____日	出院日期：_____年_____月_____日
住院天数：_____天	住院费用：_____元

出院方式：

出院小结：

┃出院症状

皮肤：

口腔：

眼睛：

胃肠道：

其他备注：

‖出院用药清单

药物	剂量	用法	备注

续表

药物	剂量	用法	备注

出院后护理计划：

Ⅲ 出院后护理服务

项目	服务时间	服务者	服务时间	服务者
居家环境安全管理	_____年___月___日		_____年___月___日	
疾病症状管理及并发症管理	_____年___月___日		_____年___月___日	
日常生活管理	_____年___月___日		_____年___月___日	
性生活指导	_____年___月___日		_____年___月___日	
饮食与营养	_____年___月___日		_____年___月___日	
运动锻炼	_____年___月___日		_____年___月___日	
用药指导	_____年___月___日		_____年___月___日	
管道护理	_____年___月___日		_____年___月___日	
心理护理	_____年___月___日		_____年___月___日	
疫苗接种	_____年___月___日		_____年___月___日	
专业照护技能指导	_____年___月___日		_____年___月___日	
转诊或转介协助	_____年___月___日		_____年___月___日	
多学科沟通与协调	_____年___月___日		_____年___月___日	
定期随访	_____年___月___日		_____年___月___日	
陪护服务	_____年___月___日		_____年___月___日	
学习与就业	_____年___月___日		_____年___月___日	

续表

其他：

	____年__月__日	____年__月__日
	____年__月__日	____年__月__日
	____年__月__日	____年__月__日
	____年__月__日	____年__月__日

Ⅳ随访

下次随访时间	____年__月__日	____年__月__日
下次随访方式	□ 门诊 □ 电话 □ 微信 □ QQ □ 其他	□ 门诊 □ 电话 □ 微信 □ QQ □ 其他
下次随访的重点内容		
随访者		

备注：

Ⅴ实验室检验项目监测 -1

项目	参考值	日期			
血常规					
白细胞 /（$\times 10^9 \cdot L^{-1}$）					
红细胞 /（$\times 10^{12} \cdot L^{-1}$）					
血红蛋白 /（$g \cdot L^{-1}$）					
血小板 /（$\times 10^9 \cdot L^{-1}$）					
中性粒细胞 /（$\times 10^9 \cdot L^{-1}$）					
淋巴细胞 /%					
单核细胞 /%					
嗜酸性粒细胞 /%					
嗜碱性粒细胞 /%					

续表

项目	参考值	日期			
肝功能					
白蛋白 /(g·L^{-1})					
总胆红素 /(μmol·L^{-1})					
直接胆红素 /(μmol·L^{-1})					
丙氨酸转氨酶（ALT）/(U·L^{-1})					
天冬氨酸转氨酶（AST）/(U·L^{-1})					
碱性磷酸酶（ALP）/(U·L^{-1})					
γ- 谷氨酰转移酶（GGT）/(U·L^{-1})					
肾功能					
尿素氮 /(mmol·L^{-1})					
肌酐 /(μmol·L^{-1})					
尿酸 /(μmol·L^{-1})					
电解质					
钠 /(mmol·L^{-1})					
钾 /(mmol·L^{-1})					
钙 /(mmol·L^{-1})					

V 实验室检验项目监测 -2

项目	参考值	日期			
生命体征					
血压 /mmHg					
心率 /(次·min^{-1})					
血氧饱和度 /%					

续表

项目	参考值	日期				
巨细胞病毒（CMV-DNA）/Copies						
EB 病毒（EB-DNA 内）/（IU·mL^{-1}）						
EB 病毒（EB-DNA 外）/（IU·mL^{-1}）						
HBV–DNA/（IU·mL^{-1}）						
骨髓检查						
细胞学						
流式 -MRD						
基因						
FISH						
法医						
脑脊液检查						
细胞学						
法医						
CRP/（mg·L^{-1}）						
凝血功能						
D- 二聚体 /（mg·L^{-1}）						
PT/s						
INR						
APTT/s						
FIB/（g·L^{-1}）						
TT/s						
其他项目						

续表

VI服药记录

药品名称		日期				
□ 环孢素	早					
	晚					
环孢素浓度						
□ 他克莫司	早					
	晚					
他克莫司浓度						
□ 吗替麦考酚酯	早					
	晚					
□ 伏立康唑 □ 伊曲康唑 □ 泊沙康唑	早					
	中					
	晚					
□ 牛磺熊去氧胆酸胶囊 □ 熊去氧胆酸胶囊	早					
	中					
	晚					
□ 伐昔洛韦 □ 缬更昔洛韦	早					
	晚					
□ 甲氧苄啶／磺胺甲噁唑	早					
	晚					
□ 氯化钾片	早					
	中					
	晚					
□ 磷酸芦可替尼	早					
	晚					
□ 乌苯美司胶囊 □ 胸腺肽肠溶片	早					
	中					
	晚					
□ 恩替卡韦	晚					

续表

药品名称		日期				
其他						

参考文献

［1］黄晓军.中国造血干细胞移植登记工作现状和展望［J］.内科理论与实践,2018,13(2): 69-72.

［2］姚希,张冰丽,巩玉秀,等.《医院空气净化管理规范 WS/T 368—2012》实施情况调查 ［J］.中国感染控制杂志,2019,18(11):1032-1037.

［3］章建丽,周晓瑜,金爱云.造血干细胞移植患者心理状况及干预进展［J］.中国实用护 理杂志,2019,35(20):1595-1601.

［4］姜姗,李忠,路桂军,等.安宁疗护与缓和医疗:相关概念辨析、关键要素及实践应用 ［J］.医学与哲学,2019,40(2):37-42.

［5］中华医学会血液学分会,中国临床肿瘤学会(CSCO)抗淋巴瘤联盟.淋巴瘤自体造血 干细胞动员和采集中国专家共识(2020 年版)［J］.中华血液学杂志,2020,41(12): 979-983.

［6］赵晓艳,王华芳.含全骨髓照射预处理方案在白血病造血干细胞移植中的应用［J］.中 华血液学杂志,2020,41(6):525-528.

［7］中国抗癌协会肿瘤临床化疗专业委员会,中国抗癌协会肿瘤支持治疗专业委员会.中 国肿瘤化疗相关贫血诊治专家共识(2019 年版)［J］.中国肿瘤临床,2019,46(17): 869-875.

［8］中国抗癌协会肿瘤临床化疗专业委员会,中国抗癌协会肿瘤支持治疗专业委员会.肿 瘤化疗导致的中性粒细胞减少诊治专家共识(2019 年版)［J］.中国医学前沿杂志(电 子版),2019,11(12):86-92.

［9］中国抗癌协会肿瘤临床化疗专业委员会,中国抗癌协会肿瘤支持治疗专业委员会.中 国肿瘤化疗相关性血小板减少症专家诊疗共识(2019 版)［J］.中国肿瘤临床,2019,46 (18):923-929.

［10］中国抗癌协会肿瘤临床化疗专业委员会,中国抗癌协会肿瘤支持治疗专业委员会.肿 瘤药物治疗相关恶心呕吐防治中国专家共识(2019 年版)［J］.中国医学前沿杂志(电 子版),2019,11(11):16-26.

［11］中国抗癌协会肿瘤护理专业委员会.中国癌症症状管理实践指南:厌食［J］.护理研 究,2019,33(15):2549-2556.

［12］中国抗癌协会肿瘤护理专业委员会.中国癌症症状管理实践指南:口腔黏膜炎［J］.

护士进修杂志,2020,35(20):1871-1878.

[13] 中国便秘联谊会,中国医师协会肛肠分会,中国民族医药学会肛肠分会,等.2017版便秘的分度与临床策略专家共识[J].中华胃肠外科杂志,2018,21(3):345-346.

[14] 姚小云,陈红宇,胡君娥,等.癌症患者化疗相关性便秘评估与管理最佳证据总结[J].护理学报,2020,27(2):48-52.

[15] 中华医学会血液学分会干细胞应用学组.中国异基因造血干细胞移植治疗血液系统疾病专家共识(Ⅲ):急性移植物抗宿主病(2020年版)[J].中华血液学杂志,2020,41(7):529-536.

[16] 中国抗癌协会肿瘤与微生态专业委员会.肠道微生态与造血干细胞移植相关性中国专家共识[J].国际肿瘤学杂志,2021,48(3):129-135.

[17] 李芹,朱霞明,陆茵,等.10例粪菌移植治疗重度肠道急性移植物抗宿主病患者的护理[J].中华护理杂志,2019,54(8):1229-1231.

[18] 王栋,张帆,范晓辉,等.造血干细胞移植后早期细菌感染的临床分析[J].临床血液学杂志,2019,32(5):348-352.

[19] 中国医师协会血液科医师分会,中国侵袭性真菌感染工作组.血液病/恶性肿瘤患者侵袭性真菌病的诊断标准与治疗原则(第六次修订版)[J].中华内科杂志,2020,59(10):754-763.

[20] 陈娟,冯四洲.异基因造血干细胞移植后巨细胞病毒感染的研究现状[J].国际输血及血液学杂志,2020,43(5):374-382.

[21] 王卓,何岳林,廖建云,等.异基因造血干细胞移植术后患儿带状疱疹病毒感染的临床研究[J].中华实用儿科临床杂志,2019,34(12):930-933.

[22] 徐丽,陈琳,丁迎春.异基因造血干细胞移植治疗慢性活动性EB病毒感染患者的护理[J].护理学杂志,2019,34(14):28-30.

[23] 倪梦凡,左力,燕宇,等.造血干细胞移植后相关肾脏损伤的研究进展[J].中国血液净化,2019,18(8):560-563.

[24] 朱搏宇,张晓辉,张志芳,等.造血干细胞移植术后出血性膀胱炎的分级护理[J].现代临床护理,2019,18(7):6-10.

[25] 中华医学会血液学分会.造血干细胞移植后出血并发症管理中国专家共识(2021年版)[J].中华血液学杂志,2021,42(4):276-280.

[26] 廖娜,张慈婵,林晓芬,等.异基因造血干细胞移植患者预处理后并发毛细血管渗漏综合征的护理[J].中华护理杂志,2019,54(10):1498-1500.

[27] 中华医学会血液学分会造血干细胞应用学组.造血干细胞移植相关血栓性微血管病诊断和治疗中国专家共识(2021年版)[J].中华血液学杂志,2021,42(3):177-184.

[28] 颜霞,杨子樱,王婷,等.癌症治疗功能评价-骨髓移植分量表的汉化及信效度检验[J].中华护理杂志,2019,54(1):151-154.

［29］章建丽,周晓瑜,金爱云.异基因造血干细胞移植相关血栓性微血管病患者的病情观察及护理[J].现代临床护理,2019,18(7):37-42.

［30］刘岑鸟,刘林,陈建斌,等.多参数流式细胞术检测移植前微小残留病灶在急性白血病患者异体造血干细胞移植治疗中的意义[J].中国实验血液学杂志,2020,28(1):262-266.

［31］赵文华,李可基.2018美国身体活动指南科学证据报告[M].北京:人民卫生出版社,2020.

［32］中华护理学会静脉输液治疗专业委员会.临床静脉导管维护操作专家共识[J].中华护理杂志,2019,54(9):1334-1342.

［33］华威,黄辉,李成媛,等.造血干细胞移植后长期幸存者生活质量研究进展[J].解放军护理杂志,2020,37(4):59-62.

［34］中华人民共和国卫生部疾病预防控制局.中国成人身体活动指南:试行[M].北京:人民卫生出版社,2011.

［35］成芳,傅麒宁,何佩仪,等.输液导管相关静脉血栓形成防治中国专家共识(2020版)[J].中国实用外科杂志,2020,40(4):377-383.

［36］王冰花,汪晖,王成爽.出院准备服务评估工具的研究进展[J].护士进修杂志,2020,35(4):330-333.

［37］石汉平,王晓琳,杨韵.临床营养若干名词解析[J].肿瘤代谢与营养电子杂志,2019,6(2):155-160.

［38］中国营养学会.中国居民膳食指南[M].北京:人民卫生出版社,2022.

［39］中国营养学会.中国居民膳食指南(科普版)[M].北京:人民卫生出版社,2022.

［40］孙超,奚桓,李峥,等.老年患者出院准备服务专家共识(2019版)[J].中华护理杂志,2020,55(2):220-227.

［41］刘树佳,韩金金,董霜,等.造血干细胞移植患者运动干预的研究进展[J].护理学杂志,2018,33(15):109-112.

［42］《中国人群身体活动指南》编写委员会.中国人群身体活动指南(2021)[M].北京:人民卫生出版社,2021.

［43］ZHENG L Y,YUAN H,ZHOU Z J,et al. The role of spirituality in patients undergoing hematopoietic stem cell transplantation:a systematic mixed studies review[J]. J Gen Intern Med,2020,35(7):2146-2161.

［44］MORISHITA S,TSUBAKI A,HOTTA K,et al. The benefit of exercise in patients who undergo allogeneic hematopoietic stem cell transplantation[J]. J Int Soc Phys Rehabil Med,2019,2(1):54-61.

［45］GALVIN E C,WILLS T,COFFEY A. Readiness for hospital discharge:a concept analysis[J]. J Adv Nurs,2017,73(11):2547-2557.

［46］FAUER A J,HOODIN F,LALONDE L,et al. Impact of a health information technology tool addressing information needs of caregivers of adult and pediatric hematopoietic stem cell transplantation patients［J］. Support Care Cancer,2019,27（6）:2103-2112.

［47］KISCH A M,BERGKVIST K,ALVARIZA A,et al. Family caregivers' support needs during allo-HSCT-a longitudinal study［J］. Support Care Cancer,2021,29（6）:3347-3356.

［48］JACOBS J M,NELSON A M,TRAEGER L,et al. Enhanced coping and self-efficacy in caregivers of stem cell transplant recipients:identifying mechanisms of a multimodal psychosocial intervention［J］. Cancer,2020,126（24）:5337-5346.

［49］VINCI C,PIDALA J,LAU P,et al. A mindfulness-based intervention for caregivers of allogeneic hematopoietic stem cell transplant patients:pilot results［J］. Psychooncology,2020,29（5）:934-937.

［50］SANTACATALINA-ROIG E,ESPINAR-DE LAS HERAS E,BALLESTEROS-LIZONDO J M,et al. Peripherally inserted central catheter in haematopoietic stem cell transplantation:infusion of haematopoietic cells and complications［J］. Enferm Clin（Engl Ed）,2020,30（5）:295-301.

［51］SARTAIN S,SHUBERT S,WU M F,et al. Therapeutic plasma exchange does not improve renal function in hematopoietic stem cell transplantation-associated thrombotic microangiopathy:an institutional experience［J］. Biol Blood Marrow Transplant,2019,25（1）:157-162.

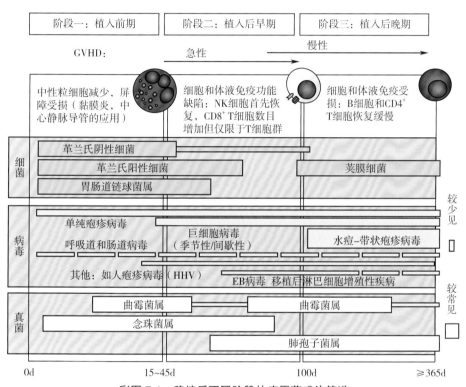

彩图 7-1　移植后不同阶段的病原菌感染简谱